外治秘方 祛百病

中华名医养生宝典

WAIZHIMIFANG QUBAIBING

高景华/编著

深入探索中医养生的奥秘
轻松掌握祛病延年的智慧

陕西出版传媒集团
陕西科学技术出版社

图书在版编目（CIP）数据

外治秘方祛百病/高景华编著. —西安：陕西科学技术出版社，2012.7
ISBN 978-7-5369-5436-6

Ⅰ.①外… Ⅱ.①高… Ⅲ.①外治方—汇编 Ⅳ.①R289.6

中国版本图书馆 CIP 数据核字（2012）第 112653 号

外治秘方祛百病

出 版 者	陕西出版传媒集团　陕西科学技术出版社
	西安北大街 131 号　邮编　710003
	电话（029）87211894　传真（029）87218236
	http://www.snstp.com
发 行 者	陕西出版传媒集团　陕西科学技术出版社
	电话（029）87212206　87260001
印　　刷	北京建泰印刷有限公司
规　　格	710×1000 毫米　　16 开本
印　　张	20.25
字　　数	290 千字
版　　次	2013 年 5 月第 1 版
	2013 年 5 月第 1 次印刷
书　　号	ISBN 978-7-5369-5436-6
定　　价	26.80 元

版权所有　翻印必究

（如有印装质量问题，请与我社发行部联系调换）

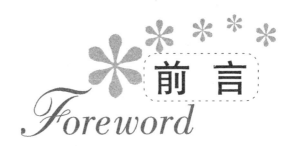

前言

中医的外治法与内治法一样，在民间流传的几千年，很受广大人民群众的喜爱，为防病治病发挥了巨大作用。外治法以中医的整体观念和辨证论治为原则，通过将药物以敷、贴、涂、搽、洗、熏、熨、撒、点等方式，作用于人的皮肤、孔窍、穴位等部位，使药物通过局部透皮吸收，达到防治疾病或养生保健的目的。

据有关史料的记载，外治法的起源远远早于内治法。《黄帝内经》有"桂心渍酒，以熨寒痹"、"白酒和桂以涂风中血脉"。张仲景以赤豆纳鼻，猪胆汁蜜煎导滞等都是临床运用外治法治疗内科疾病的先例。清代吴师机最早倡导外治法可治内科疾病，列举叶天士用平胃散炒熨治痢，用常山饮炒嗅治疟的例子。说"变汤剂为外治，实开后人无限法门"。他从理论上阐述了"外治之理即内治之理，外治之药亦即内治之药"，并以亲身经历，证明"膏药可治百病"。故有"良工（好的医生）不废外治"之说。

和内治法相比，外治法有着非常明显的优势。对于儿童和重病患者等不易服药的患者来说外治法的好处不言而喻，而当某些患病部位无法实施手术时，外治法的优势更加显著。况且外治法简便易操作，药价低廉，没有不良反应，因此在民间颇受欢迎。

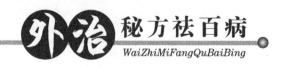

  本书精选了历代疗效显著的外用秘方 2000 余首，涵盖内科、外科、骨科、皮肤科、五官科、妇科、儿科、男科近 140 种常见疾病。一病多方，每首秘方均按照处方、用法、说明介绍，方便读者操作及了解相关注意事项。全书条理清晰，实用性强，是每个家庭的必备书籍。

  真诚的希望广大读者都能拥有健康的身体，享受灿烂的人生！

编　者

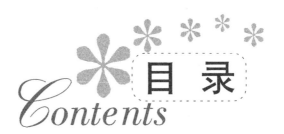

第一章　内科疾病

第一节　呼吸系统疾病 …………………… *001*
　　感　冒 …………………………………… *001*
　　咳　嗽 …………………………………… *005*
　　哮　喘 …………………………………… *009*
　　肺　炎 …………………………………… *013*
　　支气管炎 ………………………………… *015*
　　肺气肿 …………………………………… *018*
　　肺结核 …………………………………… *020*

第二节　消化系统疾病 …………………… *024*
　　消化不良 ………………………………… *024*
　　呕　吐 …………………………………… *026*
　　呃　逆 …………………………………… *028*
　　急性胃炎 ………………………………… *031*

慢性胃炎 ……………………………………… 032
胃下垂 ………………………………………… 034
胃及十二指肠溃疡 …………………………… 036
胃　痛 ………………………………………… 038
腹　胀 ………………………………………… 042
腹　痛 ………………………………………… 045
腹　泻 ………………………………………… 048
便　秘 ………………………………………… 051
肝胆疾病 ……………………………………… 054

第三节　心血管系统疾病 …………………… 058

心　悸 ………………………………………… 058
心绞痛 ………………………………………… 059
高血压 ………………………………………… 062
冠心病 ………………………………………… 066

第四节　泌尿系统疾病 ……………………… 068

水　肿 ………………………………………… 068
尿路感染 ……………………………………… 072
肾　炎 ………………………………………… 074
尿路结石 ……………………………………… 075
尿潴留 ………………………………………… 076
尿　频 ………………………………………… 079
遗　尿 ………………………………………… 081

第五节　神经系统疾病 ……………………… 083

头　痛 ………………………………………… 083
中　风 ………………………………………… 087
眩　晕 ………………………………………… 090
失　眠 ………………………………………… 093

癫痫 …………………………………… 096
面肌痉挛 ………………………………… 099
面神经麻痹 ……………………………… 101
三叉神经痛 ……………………………… 104
神经衰弱 ………………………………… 106

第六节 杂病 …………………………… 108
自汗 ……………………………………… 108
盗汗 ……………………………………… 111
中暑 ……………………………………… 113
脚气 ……………………………………… 115

第二章 外科疾病

疖 ………………………………………… 117
痈 ………………………………………… 120
丹毒 ……………………………………… 124
痔疮 ……………………………………… 127
静脉炎 …………………………………… 132
疝气 ……………………………………… 134
脱肛 ……………………………………… 135
肛裂 ……………………………………… 137
跌打损伤 ………………………………… 140
烧伤 ……………………………………… 142

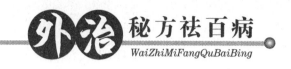

第三章　骨科疾病

腰肌劳损 …………………………………………… *147*

软组织损伤 ………………………………………… *148*

扭挫伤 ……………………………………………… *151*

腰椎间盘突出症 …………………………………… *152*

骨　折 ……………………………………………… *155*

肩周炎 ……………………………………………… *157*

骨质增生症 ………………………………………… *160*

落　枕 ……………………………………………… *163*

颈椎病 ……………………………………………… *165*

足跟痛 ……………………………………………… *168*

第四章　皮肤科疾病

带状疱疹 …………………………………………… *171*

寻常疣 ……………………………………………… *175*

扁平疣 ……………………………………………… *176*

手　癣 ……………………………………………… *179*

足　癣 ……………………………………………… *181*

疥　疮 ……………………………………………… *183*

冻　疮	185
湿　疹	188
荨麻疹	191
神经性皮炎	194
皮肤瘙痒症	196
痱　子	198
银屑病	199
黄褐斑	201
白癜风	202
痤　疮	204
狐　臭	206
脱　发	207
斑　秃	209

第五章　五官科疾病

结膜炎	211
麦粒肿	213
近　视	215
夜盲症	216
白内障	217
中耳炎	218
耳聋、耳鸣	221
鼻　炎	223

鼻窦炎 ………………………………………………… 225
鼻出血 ………………………………………………… 227
咽喉炎 ………………………………………………… 230
扁桃体炎 ……………………………………………… 232
牙　痛 ………………………………………………… 234
牙出血 ………………………………………………… 236
口　疮 ………………………………………………… 237
口　臭 ………………………………………………… 239

第六章　妇科疾病

月经不调 ……………………………………………… 241
痛　经 ………………………………………………… 243
闭　经 ………………………………………………… 247
外阴瘙痒 ……………………………………………… 249
阴道炎 ………………………………………………… 251
宫颈炎 ………………………………………………… 254
盆腔炎 ………………………………………………… 257
子宫脱垂 ……………………………………………… 260
乳腺炎 ………………………………………………… 262
乳腺增生 ……………………………………………… 264
更年期综合征 ………………………………………… 266
不孕症 ………………………………………………… 268
妊娠呕吐 ……………………………………………… 271
产后缺乳 ……………………………………………… 273

第七章　儿科疾病

小儿厌食症	275
小儿腹泻	277
小儿疳积	279
腮腺炎	282
百日咳	284
麻　疹	286
水　痘	288
鹅口疮	290
佝偻病	291
流　涎	293
夜啼症	294
遗尿症	296

第八章　男科疾病

前列腺炎	299
睾丸炎	301
早　泄	303

遗　精 …………………………………………… 305
阳　痿 …………………………………………… 307
男性不育症 ……………………………………… 310

第一章　内科疾病

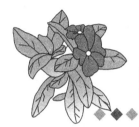

第一节　呼吸系统疾病

感　冒

病症介绍

感冒分普通感冒和流行性感冒。普通感冒又称"伤风"，四季均可发生，是由鼻病毒、副流感病毒、呼吸道融合病毒、腺病毒等多种病毒引起的上呼吸道感染。其起病较急，局部症状重，一般表现为头痛，发热，怕风，鼻塞、流清涕，喷嚏，咽部干痒疼痛，声音嘶哑或咳嗽。流行性感冒，简称"流感"，是由流感病毒引起的一种急性呼吸道传染病，每因病毒变异，人群抵抗力低下而发生流行或大流行，起病急骤，局部症状一般较轻，全身中毒症状明显，常有高热、畏寒、头痛、全身酸痛、乏力等，中医称为"时行感冒"。

秘方选用

处方1　胡椒 15 克，丁香 9 克，葱白适量。

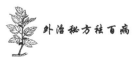

【用法】前2味研末，入葱白混捣如膏状，取适量敷于大椎穴，胶布固定；另取药膏涂于双劳宫穴，合掌放于两大腿内侧，夹定，屈膝侧卧，盖被取汗，早晚各1次，每次45~60分钟，连用2~3日或病愈为止。

【说明】外感风寒，恶寒发热，头痛，皆因风寒袭表而成。胡椒、丁香外用均有祛风散寒止痛之效，再辅以辛温解表之葱白，其发汗力尤胜。

处方2 老生姜30克，朱砂0.3克，玄明粉10克。

【用法】上药共捣烂如泥，以鸡蛋清1枚调和成糊状，每取药糊适量涂胸部，每次涂擦1~5分钟，每日涂2次。

【说明】伤寒高热发狂，方中老姜发汗解表、开痰；朱砂镇心安神、清热解毒；玄明粉镇惊安神。全方有退热解表、镇惊安神之功，故治伤寒高热发狂效佳。

处方3 金银花15克，羌荽15克，白芷15克，鱼腥草（鲜）50克。

【用法】上述各药混合加水250毫升，蒸馏成药液50毫升，每毫升含以上各生药共1.12克，作为3个月内4个人的滴鼻用量。预防感冒者每人每月滴鼻5天，上半月滴鼻3天，下半月滴鼻2天，均每天滴鼻1次，每次每侧鼻腔滴10滴，共滴20滴。

【说明】清热解毒，散风除湿。适用于防治感冒。

处方4 葱白1根。

【用法】剪成3厘米长的葱白1节，去外边老皮，以中心有黄茎者为佳。然后稍加搓揉，待有汁欲出、辛味发散时，塞入鼻孔。单流单塞，双流双塞。约半小时换1次。用药后感冒流涕即可消除。

【说明】本法对感冒鼻流清涕者尤宜，用药数次后即涕止痒绝。初塞时有辛味上窜感，片刻即可适应。

处方5 水浸法。

【用法】将热水倒入小木桶内，待温时放进双脚，水浸没至踝关节以上，尽量保持水温。约半小时后，人体会微微出汗，体温即可逐渐下降，症状迅即消退。准备好2只小木桶；1只木桶倒入热水，

第一章 内科疾病

另1只木桶倒入冷水。热水桶的热水待温时即放进双脚,水温下降时可加入热水。浸3分钟后,双脚浸入另一只冷水桶中,3秒钟后再浸入热水中。如此交替5次(脚从冷水桶中提起后,要用毛巾擦干后再浸入热水桶中,以免热水降温)。约10分钟后,全身会出汗,出汗后症状减轻。

【说明】本法尤宜于小儿感冒发热。热水浸足可使周围血管扩张,血流量增加,加速汗腺的分泌功能,通过出微汗而退热。如汗出过多,应及时擦干,更换衣服,以防再次受凉。

处方6 麻黄、艾叶各等量(民间方)。

【用法】开水浸渍,须臾热浴,并敷头项背部,少顷全身汗出体温下降。

【说明】本方具有达表通里、祛风燥湿、温经止痛之功,适用于治疗风寒感冒,诚如经云"体若燔炭,汗出而散"。

处方7 生麻黄、北细辛各等份。

【用法】上药晒干,研成细粉,装瓶备用。选取大椎、肺俞穴(两侧),用药粉0.5~1克撒在7厘米×10厘米大小的橡皮膏上,将药粉固定。也可用麝香虎骨膏。如用橡皮膏必须加温,以增加橡皮膏黏度,一般48小时取下。

【说明】用本方治疗风寒感冒咳嗽95例,总有效率为97.9%。

处方8 麻黄、荆芥、防风各10克,葱白3段,细辛5克。

【用法】将上药煎汤,熏洗头面,汽雾吸入。

【说明】辛温解表,疏风散寒。治风寒感冒,鼻塞,无汗,头痛。

处方9 白矾、小麦各适量。

【用法】将上药研为细末,用醋或开水调成膏,贴双侧涌泉穴。每日1剂。

【说明】退热,止咳。治普通感冒,发热,头痛,咳嗽,周身酸楚。

处方10 胡椒15克,淡豆豉30克,丁香10克,葱白适量。

【用法】先将前3味药研为细末,然后再加入葱白捣烂调匀成膏即可。贴敷时,每穴用药膏约5克,先贴大椎、神阙穴,用纱布覆盖胶布固定,嘱患者脱衣而卧。再取药膏10克,敷于手心劳宫穴处,两手合掌放于两大腿内侧,侧位屈腿夹好,蜷卧将被盖严,取其汗出。

【说明】采用椒豉膏贴敷治疗流行性感冒112例,3日以内全部获得治愈。其中贴敷1次治愈104例。

处方11 柴胡9克,当归、川芎、白芍、桂枝各6克,葱白适量。若寒凝血脉,小腹胀痛者,加桃仁、制香附各6克。

【用法】上药除葱白外,其余药物共碾成细末,装瓶备用。用时取药末15克同葱白适量共捣烂如膏状,敷于脐孔上,外盖纱布,胶布固定。每日换药1次。

【说明】适用于经期感冒。妇女月经期间感冒,症见寒热往来,胸胁满闷,恶心呕吐,头痛,腰痛,苔薄白,脉浮数。

处方12 大蒜、薄荷、生姜各等量。

【用法】将上3味药共捣烂,制成稠膏状,取适量敷贴于患者脐孔上。外用纱布覆盖,胶布固定。每日换药1次。

【说明】适用于流行性感冒。敷药后患者吃热粥,以助药力,得微汗出则疗效佳。

健康生活提示

(1) 感冒时应充分的休息,增强抵抗力。

(2) 饮食应以清淡为宜,不吃油腻,可吃生大蒜。因为清淡的饮食较容易消化,大蒜又有杀菌功能。

(3) 感冒流行期间,可在居室内熏些醋,杀菌杀病毒,有预防作用。

(4) 体温升高时,喝清茶或果汁即可,因为吃饭会增加内脏负荷,增强抵抗力。

(5) 病中保持身心愉快,有助病情迅速恢复。

第一章 内科疾病

咳 嗽

病症介绍

咳嗽是呼吸道对外界刺激的一种反应，它本身和发烧、呕吐一样，对人体具有一定的保护作用。但是这种保护作用有一定限度，超过一定限度对人体不但起不到保护作用，反而会有害，因此要加以控制。咳嗽不仅仅是感冒的表现，许多呼吸系统疾病，如急慢性支气管炎、肺炎、支气管扩张、肺结核、肺癌等疾病都能引起咳嗽。中医认为其病因有内外之分。内因多为肝火、脾虚、痰湿所致，外因以六淫外袭所致。内因所致，多属内伤咳嗽，属慢性病。外因所致者，多属外感咳嗽。无论内因和外因，皆与肺有关，临床均以咳嗽为主症。兼表证者，多为外感咳嗽；无表证者，多为内伤咳嗽。痰多清稀色白为寒，痰多黏稠色黄为热。无论何种咳嗽，都可能互相转化，急性咳嗽失治迁延可转化成慢性咳嗽；慢性咳嗽复受诱因所致又可急性发作。

秘方选用

处方1 石菖蒲20克，葱白20克，生姜20克，艾叶10克。

【用法】所有药材料切碎擦烂，炒热，沙布包裹，从胸背向上熨（按擦），凉后炒热再熨，1日3次。

【说明】适用于风寒所致的咳嗽气促。

处方2 桃仁7枚，杏仁7枚，栀子7枚，白胡椒7粒，糯米15粒。

【用法】上药共捣碎，外敷双侧涌泉穴，胶布固定，晚敷晨揭。每日1次，一般3~5日可愈。

【说明】本方应现捣现用。

处方3 六君子丸加胆南星、香附、黄芩、黄连、麦冬、枳壳、石菖蒲、生姜、竹茹各等份。

【用法】上药用香油煎熬，去渣、入黄丹收膏。每取适量，贴肺俞穴（双），外加固定。

【说明】健脾清肺，化痰止咳。主治咳嗽（脾虚痰热型）。临床证明，本方有良好的治疗和预防作用。

处方4 黄芩、桑叶、连翘、半夏、茯苓各40克，陈皮30克，甘草、杏仁各20克，白芥子10克。

【用法】上药共研细末，装瓶备用。取药末适量，用清水少许调为稀糊状，外敷于肚脐处。敷料覆盖，胶布固定。每日换药1次，7次为1个疗程。

【说明】疏风清热，宣肺止咳。主治急性支气管炎（咳嗽）。

处方5 生白矾30克。

【用法】用酸醋调匀，敷双侧足心，外用纱布固定。24小时更换。

【说明】本方适用于久咳不愈者。可连用3次，3次无效者改用其他方法治疗。

处方6 蜈蚣1克，全蝎1克，古月1.5克。

【用法】上药烤干共研细末，摊在普通膏药上面，贴背部肺俞穴。每日换药1次，直至咳嗽好转或停止。

【说明】用药期间忌食酸、冷、辛、热燥之食物。

处方7 党参、白术、茯苓、甘草、生地黄、白芍、当归、川芎、黄连、瓜蒌、半夏、沉香、朱砂、栀子各适量。

【用法】上药用麻油熬，黄丹收，贴膻中。

【说明】心虚有痰火之咳嗽。此病属虚实夹杂，治疗需寒温并投。虚者补之，方中用八珍汤补益气血以养心；热者寒之，用黄连、栀子以清心；瓜蒌、半夏以化痰；沉香降气；朱砂安神。诸药合用，共奏益气养血、化痰清心之功效。故用于心虚有痰火之咳嗽者为宜。

处方8 川乌、草乌、麻黄、桂枝各200克，白芥子100克，干姜200克。

【用法】上药用麻油煎熬、去渣，收膏加黄丹摊成黑膏药，每张15克，即成"安咳膏"。单纯型咳

第一章 内科疾病

嗽：贴敷膻中穴、肺俞穴（双）；喘息型咳嗽：贴敷膻中穴、定喘穴（双）。每次贴2天，持续换药，10天为1个疗程。

处方9 生半夏、生天南星、甘遂、冬虫夏草、麻黄、地龙、百部各100克，肉桂、沉香、冰片、铅粉各适量。

【用法】上药按传统黑膏药熬制方法制作，每贴重7克（含生药3克），收贮备用。用时取药膏，先用小火将膏药烤软，分别贴于膻中、风门、肺俞穴，每7日换药1次，2次为1个疗程。

【说明】宣肺平喘，止咳化痰。主治慢性支气管炎，兼治咳喘。

处方10 大戟160克，芫花、甘遂、细辛、白芥子、干姜、地肤子各100克，麻黄344克，松香1000克，洋金花200克。

【用法】将大戟、芫花、干姜、地肤子、洋金花加水煎煮3次，合并3次所得滤液，浓缩成稠膏状。再将甘遂、细辛、白芥子共同粉碎，过80目筛，加入上述冷后浓缩膏中，搅拌均匀，烘干，粉碎，过80目筛。将香油适当熬炼后，加入松香（粉碎过80目筛），炼至滴水成珠，待温度降低后（以不烧焦药粉为度），掺入上述药粉，搅匀即得，摊成4厘米×4厘米大小的膏药。贴于1、3、5胸椎棘突旁两侧，每侧3张，小儿每侧2张，每张贴4日；如需再贴要隔3～5日，若出现痒疹，待消退后再贴。

【说明】止咳平喘。适用于慢性气管炎、百日咳。

处方11 贝母50克，青黛15克，大瓜蒌1枚，蜂蜜适量。

【用法】先将贝母、青黛混合碾为细末，再将大瓜蒌捣绒。放蜂蜜入锅内加热，炼去浮沫，入以上3味药，调和如膏。治疗时取药膏分别摊贴肺俞、大杼、后溪穴位，盖以纱布，胶布固定，每日1换，或2日1换。

【说明】方中贝母清热化痰、润肺止咳；青黛清热解毒；瓜蒌清热化痰、宽胸散结。三味配伍共奏润肺化痰止咳之功。

处方12 杏仁10克，木通10克，桃仁10克，白胡椒25个，炒白扁豆30个，黑木耳6克，鸡

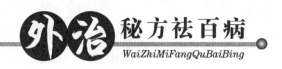

血藤6克,柴胡6克,木香4克,木鳖子15克,沉香3克,巴豆3克,陈皮3克,甘草3克。

【用法】上药共研细末。取6克用鸡蛋清或凡士林调成糊状,贴敷双侧涌泉穴(足掌心,第2跖骨间隙的中点凹陷处),胶布固定。每日1次,7次为1个疗程。一般2个疗程痊愈。

【说明】本方宜于慢性支气管炎,坚持用药,其效必著。方中木鳖子、巴豆2味有毒,严禁入口。

处方13 红参2克,海龙0.5条,白芥子30克,吴茱萸5克,青木香5克,细辛20克,甘遂20克,苍术20克,川芎20克,麝香0.2克,冰片1克。

【用法】上药共研细末。取准天突穴(胸骨切迹上方正中凹陷处)、膻中穴(胸骨中线上,平第4肋间隙,两乳头之间的中点处)、神阙穴(脐)、中府穴(胸壁外上方,平第1肋间隙,距前正中线6寸处)、肺俞穴(第3胸椎棘突下旁开1.5寸)、心俞穴(第5胸椎棘突下旁开1.5寸)、膈俞穴(第7胸椎棘突下旁开1.5寸),先在各穴位拔罐5~10分钟(7岁以下只拔神阙)。然后取药末少许,用鲜姜汁调成糊状,做成直径1~1.5厘米圆饼,贴敷在穴上,胶布固定。一般20小时后取下,个别皮肤痒甚者可以在3小时后取下。隔日1次,个别人每日1次,直至痊愈。

【说明】中府穴、肺俞穴、心俞穴、膈俞穴均为双侧穴位,应同时拔罐和外贴。

健康生活提示

咳嗽最常见于感冒,而感冒的罪魁祸首多是病毒。抗生素类药物主要是针对细菌感染,对病毒无效。咳嗽时滥用抗生素非但改善不了症状,反而会促使细菌产生耐药性,当真正发生感染时,药物就有可能失去疗效。

人体的呼吸系统受到病原菌的感染时,呼吸道内的病菌和痰液均可通过咳嗽被排出体外。如患气管炎、肺炎等疾病时,呼吸道会存有大量

第一章 内科疾病

痰液，这时就不宜使用镇咳药，否则会因咳嗽停止而将痰留在呼吸道内，使炎症扩散；一般应选用祛痰药，如氯化铵、碘化钾、痰咳净等。

许多人认为橘子是止咳化痰的，于是让患咳嗽患者多吃橘子。实际上，橘皮确有止咳化痰的功效，但橘肉反而生热生痰。而一般病人不可能不吃橘肉只吃橘皮。

哮 喘

病症介绍

哮喘是哮症与喘症的合称。哮，主要指呼吸气急而喉间有痰鸣声；喘，主要指呼吸急促。在临床上不如此细分，多统称为哮喘。哮喘发作与季节有密切关系，一般好发于秋冬两季，夏天缓解。发作时可见胸闷、气急、哮鸣、咳嗽、咳痰。本病农村较城市多，北方的发病率比南方高。多数病人在12岁前发病，在儿童期男比女多，成年后差别不显著。本病现代医学称为支气管哮喘，认为是一种肺部的过敏性疾病。凡具有过敏性体质者，在吸入过敏性抗原微粒或呼吸道感染时，均可引发；食物中特别是海产品、鱼虾、卵蛋白、牛奶等也可诱发。本病应在未发作时注意预防，发作时及时治疗。

秘方选用

处方1 良白芥子21克，延胡索21克，甘遂12克，细辛12克。

【用法】将上药共研细末，装塑料袋备用。每次用上药1/3药面，加生姜汁调成糊状，分别摊在6块直径约5厘米的油纸或塑料布上，贴敷在肺俞、心俞、膈俞等穴位处，用胶布固定，一般贴4～6小时。如果贴后局部有烧灼或疼痛感，可提前取下；若温热舒适或微痒，可多贴几小时，待药干燥后再取下。夏季入伏10天贴1次，即初伏、二伏、三伏各贴1次，共贴3次，一般连贴3年。

【说明】方中细辛性味辛温，功能祛风散寒、行水开窍，《神农本草经》谓"主咳逆"；甘遂能泻水饮、逐顽痰；白芥子味辛性温，能温肺祛痰、利气散结；延胡索味辛、苦，性温，能活血利气。诸药合用，祛痰遂饮，利气平喘。贴药当天禁食生冷、肥甘厚味及辛辣刺激之品。1岁以下小儿不宜贴治。

处方2 麻黄、苏子、老生姜、面粉各150克。

【用法】先将麻黄、苏子研末，生姜捣烂，入面粉，诸药共捣烂和匀，入锅内炒热，加白酒少许拌炒热，用纱布包裹趁热熨背心，反复擦熨，冷则加白酒炒热再熨。每日热熨5~10分钟，每日1次。

【说明】方中麻黄宣肺平喘，苏子降气化痰、止咳平喘，生姜温肺止咳。全方共奏宣肺散寒、化痰平喘之功。

处方3 白芥子、细辛各4份，甘遂、延胡索各1份。

【用法】将上药共研为细末，用生姜汁调匀，制成如花生仁大。取穴肺俞、脾俞、肾俞（均双），将上药丸置于穴位上，胶布固定。每次2小时（儿童1小时），每周1次，用10次。同时取穴定喘、百劳（均双），用醋酸氢化泼尼松1毫升（25毫克），维丁胶钙2毫升，穴位注射，每穴1.5毫升（儿童1毫升），2组穴交替使用。1次/日，3次为1个疗程，用2个疗程。

【说明】应用穴位敷贴配合穴位注射治疗支气管哮喘78例，痊愈20例，临床控制38例，好转18例。无效2例，总有效率为97.4%。治程中未见明显不良反应。

处方4 白芥子5.5份、甘遂0.5份，细辛1份，延胡索3份。

【用法】本病例均属缓解期。于每年三伏天开始取穴肺俞、脾俞、肾俞（均双）。将上药研粉，用时加姜汁适量，制成药饼，直径1厘米；穴位贴敷，胶布固定（8厘米×8厘米），每次2~4小时，5~7天换药1次。贴药处灼热难忍时，可提前去除；皮肤损伤，

第一章 内科疾病

待恢复后再贴敷。并取耳穴：神门、肺俞、平喘，用王不留行贴压，每穴自行按压1分钟，每日3～5次；3～5日更换1次，两耳交替使用。饮食宜清淡，忌生冷、辛辣发物等。

【说明】应用中药穴位贴敷加耳压治疗支气管哮喘126例，用1～3年后，其中显效78例，有效35例，无效13例，总有效率为89.7%。未见明显不良反应。

处方5 椒目2克，葶苈子3克，艾条1根。

【用法】将上3味药碾烂拌匀。先用艾条灸定喘、大椎、肺俞等穴各15分钟，再将药末黏在胶布上贴穴位。灸完1个穴位就立即将药贴上。1次用完，2日1换。

【说明】本法在灸后贴药效果好。不灸照上方贴亦可，但见效慢。

处方6 白芥子10克，甘遂、猪牙皂各8克。

【用法】上药共研细末，黄酒适量调和成膏，分贴于华盖、膻中、肺俞（双）、风门（双）穴，塑料膜覆盖，胶布固定。每10天敷贴1次，共贴3次。每逢三伏天、冬至日即可敷贴，要求连用3年。

【说明】本方具有温肺平喘之功，用于哮喘6例，5例痊愈，1例显效。

处方7 鲜地龙5条，葶苈子6克，沉香末3克，生姜末3克，皮硝12克，轻粉1克，冰片少许。

【用法】上药共捣如泥，用布包裹，外敷背正中。第2日即可喘平。

【说明】轻粉又名汞粉，为粗制的氯化亚汞结晶，具有强烈的毒性反应，内服易中毒。在操作时慎防入口。

处方8 牵牛子30克，木鳖子60克，白胡椒10克，鸡蛋5个。

【用法】先将前3味研细，再将鸡蛋打碎后去黄取清，共调为糊状。外敷两脚踝周围15小时，包扎固定。一般1次即愈。

【说明】本方在治疗期间应卧床休息，并忌食辛辣烟酒、海腥、油腻、生冷等食物，忌房事半个月。木鳖子有毒，严禁入口。

处方9 白芥子33%，细辛15%，元胡33%，甘遂15%（以上

4药共研为细末），加六神丸2支（研末），生姜适量（捣烂取汁）。

【用法】选穴：肺俞穴（双）、膏盲穴（双）、定喘穴（双）、膻中穴。痰多者加丰隆穴（双），肾虚者加肾俞穴（双），脾虚体弱者加脾俞穴（双）及足三里穴（双）。

治疗时首先将前4味药末用生姜汁调和后摊在油纸上，做成直径4厘米，厚为0.8厘米的小饼，再将六神丸粉末（每次2/3支量）压在药饼中心处，然后将药饼贴在选准的穴位上，用胶布固定。每年冬天为一九、二九、三九天，每年夏天为初伏、中伏、末伏三伏天各贴1次为1个疗程。每次贴药3～6小时，患者感觉贴药处发热或起水疱时应立即取掉。

【说明】凡冬春季节发病，有典型哮喘病史，并于近3年内在一定诱因下发病；有典型的呼吸急促、喉间痰鸣、胸闷咳痰、甚至张口抬肩等临床症状；肺部听诊可闻及哮鸣音或部分湿啰音。部分病例经X线胸透或摄片协助确诊，并排除肺结核、支气管扩张等疾病。

处方10 细辛15克，干姜15克，甘遂10克，炙麻黄30克，白芥子30克，天仙子6克。

【用法】将上药共研细末，装袋备用，以上为1人1年用量。

取肺俞（双）、膈俞（双）、定喘（双）穴。每年三伏、三九天使用。将药末加生姜水、饴糖适量，调成糊膏状，分别摊在4厘米×5厘米敷料上，照穴贴之，用胶布固定，一般贴2～3小时。如局部有灼热感或疼痛感，可提前取下，若贴后无不适，可多贴几小时，待干燥后再揭下。每隔10天贴1次，共贴6次，即头伏、二伏、三伏、一九、二九、三九第1天。无论缓解病人或现症的病人均可使用，一般连贴3天为1个疗程。

【说明】注意敷贴当天忌食生冷酸辣之品。

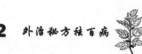

某些药物会导致或加重哮喘发作。如阿司匹林引起的哮喘，同样，

第一章 内科疾病

扑热息痛、芬必得、保泰松、甲灭酸、氟灭酸、萘普生、双氯灭痛和炎痛喜康等也不容忽视。降血压药如利血平、胍乙啶等，也可导致哮喘，或使哮喘恶化。哮喘病人严禁使用这些药物。哮喘患者不要吃疑为过敏原的食物，禁食可能诱发哮喘发作的食物（俗称"发物"），如虾、蟹、竹笋、苦瓜、西瓜、绿豆芽以及烟酒等。

应多吃含维生素A比较丰富的食物，如动物肝脏、蛋黄、牛奶及胡萝卜等。多选用益肺理气、止喘补咳的食品，如梨、枇杷、百合、莲子等。避免接触刺激性气体、烟雾、灰尘和油烟等。

肺 炎

病症介绍

肺炎是指肺泡发炎，主要因感染病毒、病原体、细菌、真菌等引起。本病分为大叶性、小叶性、间质性、病原体性、非典型性、中毒性等多种形式。由于分泌凝固性的渗出物，充堵在肺泡内及细胞气管内的一种严重疾病。它是由病原体侵入机体，尤其细菌感染，如肺炎球菌、金黄色葡萄球菌、军团菌、霉菌、克雷白肺炎杆菌等所引起的。发病之初，伴有轻微的感冒现象，几小时后，高烧、呼吸急促、咳嗽、面红、胸痛或咯出脓状铁锈色般浓痰，小儿时有痉挛发生。病重者神态模糊、嗜睡、谵妄、下痢、蛋白尿、烦躁不安等。该病来如闪电，去得也快，很容易引发肋膜炎、心囊炎、肺坏痈等，甚至导致生命危险，患者千万不能忽视。

秘方选用

处方1 黄芩、黄连、大黄各10克。

【用法】上药共研细末，热酒调敷剑突下（鸠尾穴）。2小时去药，若重症可换药再敷。

【说明】适用于小儿肺炎（高热期）。临床观察数例，有较好的退热效果，收效较佳。

处方2 诃子10克，川楝子、栀子各30克。

【用法】研末后用酒、醋、鸡蛋清调拌涂敷于胸脯或疼痛处。

【说明】本方能够消除肺炎、消肿止痛，并对扁桃体炎有特殊疗效。

处方3 丁香、肉桂各10克，白芥子、生大黄、黄芩、黄柏、山栀、杏仁、桃仁各50克。

【用法】上药共研细末，用时取30克，以温开水调成糊状，摊白布上，约8厘米×10厘米×0.5厘米大小，贴于两肩胛骨内侧肺底部或闻及湿啰音处，胶布固定。12小时取下。

【说明】用本方治疗小儿支气管肺炎、喘息性支气管炎湿啰音难消50例，贴药1次，痊愈42例，2次痊愈6例，好转1例，无效1例，临床痊愈率96%。

处方4 滑石粉（或地瓜粉）200克，白芥子粉50克。

【用法】用温开水调成糊状，平摊于消毒后的棉纱上，贴于背部两肺的部位，胶布或绷带固定，2小时后取下。每日1次，7次为1个疗程，休息3日后再继续治疗。

【说明】利气祛痰。治间质性肺炎。患者贴药后，局部有轻微瘙痒，或皮肤过敏者，应立即停止敷贴治疗，无需其他处理。

处方5 苍术、麻黄各50克，鸡蛋1个。

【用法】加水500毫升，文火煎30分钟，趁热以蛋滚熨肺俞及涌泉穴，蛋凉再煎，反复滚熨3~5次。

【说明】化痰止咳。治小儿肺炎。肺俞穴位于第3胸椎棘突下，旁开1.5寸（两横指）处；涌泉穴位于足底，将5个足趾向足底蜷曲，在足掌心前面出现的凹陷窝即是。

处方6 吊扬尘60克，葱白7根，生姜7片，甜酒曲2粒。

【用法】用时将上药研捣和匀，加热酒调敷胸部膻中、鸠尾穴处。

【说明】适用于肺炎高热喘促者。

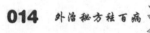

第一章 内科疾病

处方7 葱白6克，艾叶6克。

【用法】先捣烂敷脐。

【说明】适用肺炎发热者。

处方8 紫苏子30克，雄黄9克，细辛、没药各15克。

【用法】上药共研细末，用醋调和成膏状。取膏药贴敷于胸部听到啰音最明显的部位。要经常保持药物湿润，如干燥，用醋调湿后再敷。每剂可连敷2~3次。

【说明】适用于痰鸣长久，迁延不愈的各种类型的肺炎。

处方9 鹅不食草5克。

【用法】将鹅不食草研为细末，装入瓶中密封，用时取出少许，用麦秆吹入患儿鼻中，每日2次。

【说明】适用于小儿肺炎兼治严重时可出现的呼吸困难、鼻塞、张嘴呼吸、高热不退等症状。采用鹅不食草吹鼻通窍法，用药后连打喷嚏数个，呼吸得以缓解，再对症下药，疗效极佳。

健康生活提示

（1）肺炎急性期以清热化痰宣肺为主，恢复期以养阴润肺或健脾补气益肺为主。

（2）饮食宜清淡，戒烟酒。伴有发热者应多饮水。

（3）保持室内空气流通、清洁，避免接触油烟等刺激性气体。

支气管炎

病症介绍

气管炎是指气管黏膜炎症。它是一种最常见的呼吸道疾病，多由细菌或病毒感染，或物理、化学及有害气体等因素刺激而引起。其主要表现为气管有刺痒感、发热、怕冷、咳嗽、胸闷、气喘等症状。支气管炎

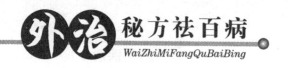

有急、慢性之分。急性支气管炎一般因上呼吸道感染诱发，一般经治后数日即愈。慢性支气管炎多由于急性期没有彻底治好而形成，常反复感染，或长期刺激，迁延多年，顽疾难愈，多见于老年人。

秘方选用

处方1 木鳖子60克，白胡椒0.2克，二丑0.5克，杏仁0.5克。

【用法】诸药共研细末，用当年白鸡胆4枚，取汁和药膏，摊新白布上；洗净病人双足，将药膏贴于足心，用胶布固定，男左女右，1昼夜去之。

【说明】治内伤咳嗽、痰热郁肺型支气管炎有奇效。使用本方时不得沾泥土、水和吃梨。

处方2 炙麻黄、杏仁、生半夏、桑白皮各30克，罂粟壳15克，生石膏、黄芩各50克，虎杖、白芥子各40克，桔梗、甘遂、冰片各20克。

【用法】将上药共研为极细末，装瓶备用。取穴：中府、定喘、肺俞（均双）、天突。用时，用姜汁调上药适量成膏状，摊在1寸见方的胶布上，贴于上穴，每次贴6~12小时，6日1次。急性者连贴2次，慢性3~4次。

【说明】穴位贴治急性及慢性支气管炎急性发作期355例，痊愈95例，显效172例，有效71例，无效17例，总有效率为95.2%。

处方3 老鹳草30克，白芥子35克，细辛15克，甘遂、香白芷各10克，延胡索12克。

【用法】将上药共研为细末，加入麝香0.3克，用姜汁调匀，制成重1克的药饼。于每年夏季初伏、中伏、末伏将饼贴敷于双侧肺俞、心俞、膈俞，每伏1次，贴前按摩穴位2分钟，每次贴4~6小时。

【说明】用上药外敷治疗慢性支气管炎50例，显效11例，有效33例，无效6例，总有效率为88%。免疫球蛋白和嗜酸性粒细胞治疗前后比较均有显著差异。

处方4 桃仁10克，杏仁10克，栀子10克，胡椒10克。

第一章 内科疾病

【用法】上4味药捣细混匀，用鸡蛋清调敷足心（涌泉穴），用布包扎。

【说明】用于老年慢性支气管炎痰多者，短期疗效佳，坚持使用可否根治，尚待验证。

处方5 苍山水菖蒲根粉200克，干姜粉20克，松香500克。

【用法】将松香熔化，依次加入苍山水菖蒲粉及干姜粉，搅拌调成膏药，分别贴于肝俞、胃俞、中脘及鸠尾穴。贴前可用生姜片擦红穴位局部皮肤。一定要夜贴昼揭，每晚换1次，也可在膏药贴上后，用热水袋加热15分钟，便于药物渗透吸收。6天为1疗程。

【说明】为增强膏药的平喘、消炎、镇咳作用，将生石膏、生桃仁、生杏仁等量研粉，用鸡蛋清适量制成膏药，贴于一侧涌泉穴和手心，两侧可交替使用，经治老年慢性支气管炎和喘息性气管炎400余例，总有效率达98%。

处方6 葱白、鱼腥草各60克，生姜12克，白酒适量。

【用法】将上药捣烂调拌白酒，外敷膻中穴，每日1次。

【说明】止咳化痰。治支气管炎咳嗽多痰。膻中穴位于前正中线，平第4肋间隙处。

处方7 款冬花适量，蜂蜜少许。

【用法】将款冬花蜜拌，晾干，放入有嘴壶中点燃烧之，吹熄盖住壶口，将壶嘴对准患者口咽吸之，每次吸3~5分钟，每日1次。

【说明】降逆化痰止咳。治慢性支气管炎属肺寒咳嗽者，咳嗽声重，咳痰稀薄色白。

处方8 白胡椒、川椒、生姜各50克，冬虫夏草、蛤蚧各30克，核桃仁100克，麻油20克，蜂蜜300克。

【用法】将白胡椒、川椒、生姜、冬虫夏草共研为极细末，过120目筛后备用。核桃仁研为细末，麻油倒入铁锅内加热，再倒入蜂蜜加热，随之加上已经研末的其他药粉，搅拌均匀出锅，盛在密闭的容器中。取穴：肺俞（双）、涌泉（双）、天突、廉泉、定喘。用时，将上药膏涂在风湿膏或胶布上，贴在所选穴位上。24小时换药1次，7次为1个疗程。

【说明】用上药治疗支气管炎、支气管哮喘、新久咳嗽及呼吸困难患者，治愈率为64.3%，总有效率为97.2%

健康生活提示

日常注意口腔卫生，坚持早晚及饭后刷牙。减少烟酒和粉尘刺激，还需纠正张口呼吸的不良习惯。应加强身体锻炼，增强体质，预防呼吸道感染，少用烟酒，积极治疗咽部周围器官的疾病。合理安排生活，保持心情舒畅，避免烦恼郁闷。保持室内合适的温度和湿度，空气新鲜。宜吃清淡食物、新鲜蔬菜，如白菜、菠菜、油菜、萝卜、胡萝卜、西红柿、黄瓜、冬瓜等，不仅能补充多种维生素和无机盐的供给，而且具有清痰、去火、通便等功能。经常含服四季润喉片、薄荷喉片等。

少吃黄鱼、带鱼、虾、蟹、肥肉等，以免助火生痰。不吃刺激性的辣椒、胡椒、蒜、葱、韭菜等辛辣之物，菜肴调味也不要过咸、过甜，冷热要适度。

肺气肿

病症介绍

肺气肿的危害性是日渐慢性渗透的，此症最易被忽视，也最危险，一旦肺部遭破坏，所剩余的组织不够维持身体输氧的功能时，成为肺残废就无法医治了，至少目前科学尚未进步到移植肺的境界。

肺气肿的发生，是因肺气泡的肿大与破裂，损坏到附近实质性组织。常见的有两种，一种是先天性缺少一种抑制某类蛋白分解酵素，使这种分解酵素侵犯肺泡，日渐瓦解泡壁而变薄，再受吸入气体的压力，日益胀大而致破裂，此类患者多半是年轻力壮，肺的下端易受侵犯。另

第一章 内科疾病

一种是由于空气污染而来，和慢性气管炎有关系，此类患者年龄多半在50岁以上，并且上端受侵害较大。

如果反复患慢性咳嗽和多痰，就得小心。遇到感冒或别的感染就会加剧，感到呼吸困难，开始只有在用力或劳动时，有点上气不接下气，日子久了，就是睡着也会气急。当空气中湿度过高或受寒，轻度支气管发炎或空中落尘量高，都会呼吸困难，最后的结果，也就是最严重的并发症，引发肺心症引起心脏衰竭。

患有肺气肿的人，当然原因很多，但最主要的祸首还是抽烟，有些瘾君子强调只是吞吐而已，并不吸入肺内，其实对肺仍造成损害，连带也损坏了在旁边人的肺。

秘方选用

处方1 白萝卜、鲜姜适量。将洗净的大白萝卜切两三薄片再切成碎末，将洗净的鲜姜也切成碎末（占萝卜的30%左右），量约有1个核桃大小。一起放蒜臼内捣碎，用净纱布包好，患者仰卧，放在肚脐上溻，轻轻按按，为避免浸湿被子，可扣上1个小茶杯，每日上下午各溻1次，每次2小时左右。中间可翻动和挤按，几天即可见效。

处方2 绿萝卜500克，生姜15克。

【用法】萝卜洗净切丝，生姜切片，急火炒成六成熟，入纱包，热敷肚脐15分钟，每日2次，7日为1疗程。

处方3 冰片6克，白碱15克，松塔粉60克。

【用法】上3味，开水冲，趁热用新毛巾敷患者胸背部，20分钟后症状缓解。

【说明】松塔《山西中药》载："味苦性温，有祛痰、止咳、平喘之功"；冰片味苦辛凉入心、肺二经，主治热病神昏；3药热敷胸背，使药力直入病所，故本方对老年肺气肿临危，虽不能起死回生，亦可缓解病情，延长生存期限。笔者用此方救治肺气肿临危病人23例，均有效。

处方4 木鳖子9克，巴豆9粒，桃仁6克，白胡椒7粒。

【用法】上药焙干碾粉，摊在一小块布上包扎于脚板底（男左女右），2~3天换药1次。

【说明】本方对肺心病的症状有缓解作用，一般用药24小时内起效，且无任何副作用。

处方5 雄黄5克，沉香5克，黑云木香5克，研末。

【用法】香油调剂，烟熏10~15分钟，必要时反复熏多次，可缓解。

【说明】治肺气肿。

处方6 水片6克，白碱15克，松塔粉60克。

【用法】开水冲后用新毛巾趁热敷患者胸背部20分钟后，可缓解。

【说明】治肺气肿。

健康生活提示

保持环境卫生，减少空气污染，远离工业废气；用鼻呼吸。吸气时闭嘴深吸，吐气慢，嘴微开；少去公共场所，预防感冒；饮食宜清淡、质软、易消化。食用富含蛋白质、维生素及多种营养饮食。当按虚实酌情给予益肺、健脾、补肾之品，如猪肺、燕窝、百合、甜杏、白果、冬虫夏草、猪肚、薏苡仁、芡实、羊肾、胎盘等，及化除痰饮之品，如萝卜、冬瓜、丝瓜、枇杷、猕猴桃、生姜、杏仁、陈皮等。

忌食辛辣、生冷、肥腻、炸炙之食品。不宜食过于寒凉及过咸、过甜食品和鸡蛋等易生痰之物。禁吸烟、饮酒。

肺结核

病症介绍

结核病是由结核杆菌感染引起的一种慢性传染病，为全身性疾病，

第一章 内科疾病

各种器官均可侵及。由结核杆菌感染引起的有肺结核、淋巴结核、肠结核、骨结核等,并各自有各自的症状,治疗方法亦不尽相同。本病属中医的"痨病"、"瘰病"等范畴。结核病中以肺结核最多见,临床以低热、盗汗、咳嗽、咯血、食欲减退、乏力、消瘦为主要表现。

秘方选用

处方1 苦菜、百部各2000克。

【用法】将干苦菜洗净,加水煮沸15分钟过滤,滤渣加水煮15分钟,挤压过滤,2次滤液合并1000毫升备用;百部2000克,用5%乙醇浸渍24小时,吸取滤液1500毫升,与苦菜液混合,加3倍0.5%乙醇脱蛋白,回收乙醇,加蒸馏水至2000毫升,过滤分装,高压灭菌备用,雾化吸入。

【说明】适用于空洞型肺结核。

处方2 紫皮大蒜250克,麝香6~12克。

【用法】将大蒜捣如泥,把2指宽的棉纸用水打湿,贴在第1胸椎到第12胸椎上;再把麝香放在第1胸椎和第12胸椎两头,棉纸覆盖1层;然后用大蒜泥均匀敷满第1~12胸椎上面,再覆盖棉纸或纱布,胶布固定。令患者卧床12~24小时后取下。

【说明】本方经治1000余例肺结核患者,疗效较好。

处方3 独头蒜1头,硫黄末6克,肉桂末、冰片各3克。

【用法】先将大蒜去皮洗净,捣烂成泥膏状,再加入上药末调匀备用。贴敷时,每次用上药糊贴于涌泉穴,用胶布固定(为防止局部起疱,可先在穴位外涂植物油少许)。每次贴敷3~5小时,1次/日,3日为1个疗程。

【说明】用大蒜泥贴敷涌泉穴治疗肺部疾患所致的咯血35例,其中肺结核咯血20例,血止19例;支气管扩张等患者的咯血15例,血止10例。在29例有效病例中,贴敷2次血止者25例,其中有5例系大量持续咯血,曾用垂体后叶素治疗无效,改用此治法后血止。

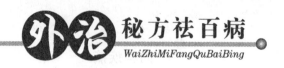

处方4 木鳖子仁200克。

【用法】研粉。取16克,用布包裹,贴敷双侧涌泉穴(足掌心,第2跖骨间隙的中点凹陷处),胶布固定。每3日换1次。据介绍,贴敷10次,即可根治。

【说明】木鳖子仁必须是新鲜的,不能用陈腐变质或发霉的子仁。木鳖子仁有毒,严禁入口。孕妇禁用。

处方5 五倍子3克,飞辰砂1克。

【用法】先将五倍子研成细粉,再与辰砂拌和,然后用水调成糊状,敷脐,外盖塑料薄膜,胶布固定。每24小时换1次,直至症状好转。

【说明】本方宜于肺结核盗汗患者,其功效主要是止汗。

处方6 白芥子。

【用法】将白芥子研末,加醋调成糊状,放于直径3~4厘米之膏药上。依次轮流贴于下列对称穴位上:结核(大椎旁1寸半)、风门、肺俞、心俞、肾俞。每隔4~5日贴1次,每次贴1穴。当局部有烧灼感时即取下膏药,继之局部可出现小水疱,不宜贴的过久。

【说明】应用穴位贴敷法治疗肺结核空洞40例(44个空洞),显效者15个,好转者13个,无变化者13个,恶化者2个。痰检38例,阴转4例。

处方7 猫眼草、蟾蜍皮、木鳖子、独角莲、守宫、乳香、没药各等份,麝香适量。

【用法】将前7味药用香油熬枯去渣,加入黄丹收膏,待温摊在布或纸上备用。将药膏用微火烤软,放入麝香末(每张约0.03克),外敷于结核病灶所在前胸和后背体表相应的部位上,以及大椎、肺俞(双)、膻中等穴位上,隔5日换药1次,2个月为1个疗程。

【说明】解毒杀虫,通经活络。主治肺结核。

处方8 斑蝥、麝香各适量。

【用法】将斑蝥阴干研末,以酒调制成黄豆大药丸,备用。用时每穴取药丸1粒,加少许麝香于穴位上,上放药丸,用胶布固定。主穴:结核穴、肺俞、膏肓俞、足三里。每次贴敷3个穴位,1~2小

第一章 内科疾病

时后除去。若出现水疱,可挑破,外涂甲紫药水。每5日贴药1次,3个月为1个疗程。

【说明】解毒,通络,散结,主治肺结核。在治疗期间应适当增加营养,若配合中药或抗痨药,可提高疗效。

健康生活提示

肺结核患者饮食宜营养丰富,食物要容易消化,常食奶、粥、稀饭、面汤、蛋羹等食物。平时应注意以下几点。

(1) 合理的营养。一般来说,在休养期间要注意加强营养,饮食要规律,要定时定量。应吃些营养丰富又易于消化的食物,如鸡蛋、酸奶、豆浆、蜂蜜、水果、新鲜蔬菜,以及瘦肉、鱼、豆类等,少食刺激性食品,尤其要注意不可过食、过饱。

饮食以高蛋白、糖类、维生素类食物为主,宜食新鲜蔬菜、水果及豆类。应戒烟禁酒。

(2) 进行适当活动。急性期应尽量卧床休息,但在稳定期则应进行适当活动,量力而行,切勿过劳。可选择气功、保健功、太极拳等项目进行锻炼,能使机体的生理功能恢复正常,逐渐恢复健康,增强抗病能力。平时注意防寒保暖,节制房事。

(3) 痰菌阳性病人应隔离。若家庭隔离,病人应独住,饮食、食具、器皿均应分开。

(4) 衣服要及时增减。患病以后,要及时增加衣服,以防感冒。尤其是老年病人,抵抗力差,日冷、风大时应穿得暖和一些,以避风寒。

(5) 定期复查。可作胸透、摄片,检查血象和血沉,以观察病情变化、药物疗效。

第二节 消化系统疾病

消化不良

病症介绍

消化不良是由于胃液、胆汁、胰液或肠液的分泌减少,以及饮食过量引起的胃肠道功能失调而产生的消化功能障碍。以食欲不振、腹胀、腹泻、嗳气腐臭、体重减轻等为主要症状,治疗宜健脾消食。

秘方选用

处方1 明矾、陈醋、面粉各适量。

【用法】将上药混合调成糊状,敷于两足心涌泉穴,用纱布包扎固定。

【说明】方中明矾可解毒、消炎;陈醋酸苦、温,入肝、胃经,可清热解毒。二药与面粉混合敷于涌泉穴,可治疗小儿中毒性消化不良。

处方2 白术64克,枳实32克。

【用法】上药用麻油熬,黄丹收,贴中脘处。

【说明】本方健脾化湿,主治消化不良。若胸满加神曲、麦芽;有痰加橘红、半夏;有热加黄连;气滞加木香;气虚则加党参、白芍、甘草、干姜。

处方3 鲜鬼针草50克。

【用法】把药加水浸泡后,煎取浓汁,连渣置桶内。熏洗两脚,轻症1日熏洗3~4次,较重者日熏洗6次。

【说明】主治消化不良。治疗期间禁食荤腥及不易消化食物。

第一章
内科疾病

处方4 鲜吴茱萸叶适量。

【用法】上药洗净捣烂,调洗米水,炒热敷肚脐,每日换药1次。

【说明】主治小儿消化不良。临床使用多年,疗效满意,对单纯性小儿消化不良效果最佳,一般用药1~2日即愈。

处方5 大葱白2000克,好米醋多量。

【用法】将葱白切成细丝和醋炒至极热,以无汤水为度,分作2份,用布包好,趁热敷于脐部,凉则互换,不可间断。其凉后,仍可加醋少许,再炒热。共需敷3~6小时,待患者腹部渐软,结开,便如羊矢,胀则逐消。

【说明】主治消化不良,腹胀痛。葱白辛温,归肺、胃经,可散寒通阳,配合苦温之米醋可用于治疗消化不良兼阴寒腹痛。

处方6 鲜石榴皮适量。

【用法】上药捣烂敷于脐部。

【说明】石榴皮性味酸涩,有杀虫止泻之功,用于消化不良而兼腹泻或有虫者,可收并治之效。

处方7 胡椒、公丁香各3克。

【用法】共研细末,用醋调成糊状,贴脐眼,24小时后,换贴1次。

【说明】本方具有温中散寒之功,主治中焦寒凝,运化失常之单纯性消化不良。

健康生活提示

(1) 饭后慢慢散步,在助消化的同时,也能使整个人放松。

(2) 每日菜肴中配一小姜丝,姜有刺激消化的作用,同时也可以喝姜茶。

(3) 早上空腹或上床前喝1杯高丽菜汁或芦荟汁,有助帮助消化的作用。

(4) 饮食上可以定期吃些泡菜类天然发酵食品,其中含的嗜酸杆菌对肠道非常有利。

外治秘方祛百病

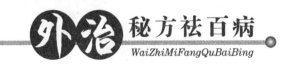

呕 吐

病症介绍

呕吐是由于胃失和降,气逆以上所出现的症状。其原因多为感受风寒、暑、湿之邪以及秽浊之气,或因饮食失调、情志不和,脾胃虚弱所致。本病多发生于青年女性。可见于多种疾病,如急性胃炎、贲门痉挛、幽门痉挛或梗阻、肠炎、胰腺炎、胆囊炎等。其临床症状,以恶心呕吐(清晨或进食时为多),伴有精神疲劳、神经过敏、入睡困难、忧郁焦虑等为主症。

秘方选用

处方1 生姜适量。

【用法】选取新鲜生姜2大片,外敷两侧内关穴,用伤湿止痛膏固定。1次/月,3次为1个疗程。

【说明】据报道,孙伯琴用生姜外敷内关穴治疗重症呕吐10余例,止呕效果显著。生姜为"呕家圣药"。一般用来内服,外用止呕临床少见。敷药期间,未见其他不适。对于胃热型、或阴虚火旺型呕吐,应当慎用。本法简单易行,止呕效果颇佳,特别是对于单纯性、神经性呕吐以及难以服药的患者更为适宜。对晕车、晕船的呕吐患者,也有较好疗效。

处方2 老大蒜10克,山西陈醋15毫升,明矾10克,蓖麻子10克,面粉适量。

【用法】将上药捣烂调成糊状,敷于两足心涌泉穴,外用纱布片包扎固定。1小时内可起到止呕作用。

【说明】本方适用于食物中毒性消化不良,因呕吐而不能服药者。经临床反复验证,效果显著。

处方3 大黄、丁香、甘草各等份。

【用法】取大黄、丁香、甘草

第一章 内科疾病

各等份混合粉碎为末。治疗时，取药末30克，撒于3张黑膏药中间，分别贴敷涌泉穴，每日1换。

【说明】适用于胃中有热，食后即吐者。症见呕吐酸腐，口苦、口臭，脘腹胀满，不思饮食，舌质红，边尖深红，苔厚腻或黄腻，脉滑实。方中大黄清热泄火；丁香可降胃中逆气；甘草调和诸药。

处方4 苍术30~50克，麦麸250~300克，白酒适量或食醋少许。

【用法】先将苍术研粗末，拌麦麸炒黄，一半以白酒淬之，一半以纱布包裹备用，酒淬后以口鼻吸其热气，再用药包热熨前胸。

【说明】凡外感风寒或饮食过量引起的呕吐均可用此方。方中苍术辛温，可发汗解表、燥湿健脾，配以麦麸及白酒或食醋，可降逆止呕。

处方5 金沸草、代赭石各等份。

【用法】上药共研细末，加米醋适量调和成糊状。取药膏分别外敷于中脘、胃俞（双）穴上，每日换药3~5次。

【说明】降逆止呕，主治呕吐。屡用效佳，一般连用5次即可止吐。

处方6 雄黄、五倍子各30克，枯矾15克，葱头5个，肉桂3克，麝香0.3克。

【用法】上药研末，捣烂混匀，以酒调成药饼备用。取药饼贴神阙穴（肚脐），用艾条隔药悬灸。

【说明】解毒散湿，止呕止泻。

处方7 鲜生姜10克，麝香壮骨膏1张。

【用法】先将生姜捣碎，敷脐，外贴麝香壮骨膏，然后用热水袋温熨。每24小时更换1次，直至吐止。

【说明】本方原治因化疗后引起的呕吐，经临床应用，对其他原因引起的呕吐也同样有效。

处方8 附子30克，吴茱萸、生姜各15克。

【用法】上药加清水适量煎沸，倒入盆内，待温，洗脚（双），并浸泡15~30分钟。

【说明】附子辛热，温补脾阳；吴茱萸、生姜温中散寒、降逆止呕。3药合用足浴治疗寒性呕吐尤佳。

处方9 桑根皮、四季葱、茶叶各适量。

【用法】上3味同捣烂，炒热贴脐部。

【说明】适用于欲呕而不呕、面发红、眼流泪者。桑根皮能清肺热，葱能散风寒，茶叶能清利头目，3味可使风邪散、肺热清、呕恶自止、头目清利。

处方10 吴茱萸5克，大黄3克，胆天南星2克。

【用法】上药共研细末，用米醋调成糊状，外敷双足涌泉穴(足掌心，第2跖骨间隙的中点凹陷处)，纱布覆盖，胶布固定。每日1次，直至呕吐停止。

【说明】主治呕吐。

健康生活提示

(1) 治疗呕吐应查明病因，辨证施治。

(2) 平时应搞好环境卫生，加强体育锻炼。

(3) 不吃不洁净的食物，不饮不洁净的水。

(4) 积极治疗原发性疾病，避免刺激性食物。

呃 逆

病症介绍

呃逆是膈肌痉挛而气逆上冲致咽喉间频频呃呃作声不能自制的一种症状。古称"哕"，亦称"哕逆"、"干呕"，俗名"打咯"或"咯忒"。本症若偶然发作，不用药自行消失，是属轻浅；若持续不断，必须用药方平，皆为重症；若见于大病严重阶段，多为险象，预后不良。呃逆与嗳气有别，嗳气声音沉长，气从胃中上逆；呃逆声音急而短促，发自喉间。

第一章 内科疾病

秘方选用

处方1 乌附子、小茴香、广木香、羌活、干姜、母丁香、食盐各等份。

【用法】上药粉碎为末，过筛，取药粉15克，撒于胶布中间，分别贴于中脘、阴都、胃俞穴上，用布覆盖，将麦麸炒热，布包轮换熨敷3穴。

【说明】方中羌活散寒祛风；附子、干姜、小茴香温中散寒；木香行气止痛、消食健胃；母丁香温中降逆、散寒止痛；配以食盐共奏温中散寒、降逆止呃之功，治疗寒呃。症见呃声沉缓，面色苍白，手足不温，身困食少，腰膝酸软，舌质淡，苔白润，脉沉细迟。

处方2 雄黄3克，黄酒1盏。

【用法】上药共加热至沸，两鼻吸其上腾的热气，呃逆立止。

【说明】雄黄为含硫化砷的矿石，有毒。操作时慎防入口，吸气以止呃逆为止，不可过度，以免中毒。

处方3 姜汁、蜂蜜各等量，丁香10克。

【用法】取上药混合捣如膏，取药膏贴敷中脘、阴都穴位，盖以纱布，胶布固定，每日1换。

【说明】方中姜汁温中降逆；丁香温中降逆、散寒止痛，配以甘平之蜂蜜可治大病后阴阳两虚之呃逆。症见久病或大病后，气逆上冲，喉间呃呃作声，声短而频。

处方4 丁香6克。

【用法】研细末，用醋调成糊状，敷脐，胶布固定。

【说明】温中止呃，主治呃逆。

处方5 剪自己的指甲少许。

【用法】将指甲塞在烟卷内，烧而吸其烟，遂即自止。

【说明】治呃逆。

处方6 王不留行。

【用法】取耳穴：耳中、胃、耳迷根（均双）。颅脑术后配缘中、神门、皮质下；肺脏术后配肺、肾、神门、胸椎；胃、胆囊术后配肝、胰胆、交感、神门；甲状腺术后配内分泌、颈椎；胃、膀胱术后配肾、膀胱、输尿管、腰骶椎；腰椎间盘突出症术后配肝、肾、交感、腰骶椎（均双）。选3～5穴，用王不留行穴位贴压，每次按压5分钟，每日3～5次。

【说明】应用耳压法治疗术后呃逆患者79例，其中治愈者51例，显效者14例，有效者10例，无效者4例，总有效率为94.9%。

处方7 压舌法。

【用法】令患者深吸一口气，张开嘴巴，旁人用压舌板轻轻压舌，同时以棉花签轻触悬雍垂。呃逆立止。

【说明】本法为日本人的经验。用时必须有他人帮忙。悬雍垂又名小舌，为口腔内软腭游离缘之向下突出者，张口发"啊"音时明见。

处方8 按穴法。

【用法】医者用双手食指或中指分别按压两侧止呃穴（经验穴位），两指相对用力，先轻后重，局部有酸胀、麻痛感觉，以几秒到几分钟不等。一般1次即愈。复发者，重复应用仍然有效。

【说明】止呃穴为经验穴位，在瘛脉穴（耳郭后方，前平耳屏，当翳风穴与角孙穴沿耳轮连线的中、下1/3交界处）与翳风穴（耳垂根后方，颞骨乳突与下颌支后缘之间凹陷处）之间，张口时有一明显凹陷，闭口时消失。

处方9 公丁香10克，官桂10克，鲜竹沥10毫升，生姜汁6毫升。

【用法】将前2味碾粉，过筛，再调入竹沥和生姜汁拌匀成糊状，填于脐内用纱布固定。分2次用完，2日1换。

【说明】本方温中降逆，化痰和胃。宜用于胃寒气逆之呃逆症。用药期间避免情绪刺激。

处方10 半夏10克，砂仁8克，干姜5克，丁香5克。

【用法】将上药研细或粗末，炒热外敷鸠尾、幽门穴位。1日1剂。

【说明】应用本方治疗胃寒呃逆。临床验证，疗效满意。

第一章 内科疾病

健康生活提示

（1）饮食宜清淡，易消化，忌食生冷、辛辣等食物。

（2）呃逆经久不愈，应做胃镜、钡餐造影等相关检查，以明确病因。

（3）若久病、重病后期出现呃逆不止者，多提示临床危证，须予以高度重视。

急性胃炎

病症介绍

胃炎是胃黏膜炎性疾病，分急性、慢性两大类。急性胃炎主要是指因食物中毒、化学品或药物刺激、腐蚀、严重感染等引起的胃黏膜急性病变。主要诱因有烈酒、浓茶、咖啡、辛辣食物、药物、物理因素（粗糙食物）、细菌等。在夏秋季，起病急，主要表现为发热、恶心、呕吐、腹泻、腹痛、脱水、休克、脐周压痛等，有时与溃疡相似，应及时治疗。中医认为，本病属于湿热下注，脾胃失调所致，治疗时应清热利湿，解痉止痛，调理脾胃。

秘方选用

处方1 摆老西60克（侗语），美腊60克。

【用法】上药洗净捣烂，用开水浸泡5分钟，取药液服几口，其余药液擦全身，每日1剂。

【说明】用本方治疗急性胃炎20余例，一般1~2剂见效。

处方2 生姜120克，面粉30克，鸡蛋清2个。

【用法】将生姜捣烂与面粉、鸡蛋清混合，外敷胃脘部。

【说明】温中散寒，止呕。治胃脘冷痛，呕吐清水。

处方3 樟树皮、莱菔子各15克，艾叶10克，白米饭适量。

【用法】上物共捣烂如泥，敷

脐上。

【说明】行气散寒，止痛。治胃胀痛。

处方4 栀子50克，鸡蛋2个。

【用法】栀子研为细末，用鸡蛋清或水调成糊状，敷肚脐或两脚心。每隔12小时把药膏取下再加水或鸡蛋清，使之保持一定湿度，连敷3~4天。

处方5 大蒜适量。

【用法】大蒜连皮放热水中喂热，去皮捣烂，用油纱布2层包裹，敷肚脐。局部有烧灼感时去掉，每日1次。

【说明】散寒止痛，治胃脘冷痛。

健康生活提示

（1）急性胃炎，最主要是腹痛，与精神没有什么大的影响，如果患者身体虚弱，或是迁延下去，虽有泻泄，但没有腹痛、泻清水、精神不振及倦怠的症状时，已是转变为慢性的了，慢性肠胃炎的治疗方法，与急性胃肠炎的治法不同。

（2）患者若食欲不振，就不要勉强进食，若有发热症状，最好不要吃粥饭。刺激性的食物要忌绝。

（3）采取少量多餐的原则，进食较易消化的半流质食物，待消化机能恢复后，再进固体食物。尽早治愈，不可拖延。

（3）应注意多休息，适当运动。

（4）刺激性药物应饭后或与饭同时服。

慢性胃炎

病症介绍

现代生活节奏越来越快，胃病成了常发病。慢性胃炎是胃黏膜上皮

第一章 内科疾病

遭到各种致病因子的反复侵袭，发生持续性慢性炎症性病变。临床症状有中上腹部疼痛或饱闷感，疼痛或牵及胸胁后背，食欲减退，吐酸水，恶心呕吐，嗳气等。反复发作，日久则出现胃部灼热、隐痛、有饥饿感而不能食、食后饱胀、面色发白、消瘦、贫血等症状。多属中医"胃脘痛"范畴。严重破坏脾胃的消化、吸收、升降、排泄等功能，还会进一步累及其他脏腑。对不同病症治法各异，可根据病情选方治疗。

秘方选用

处方1 臭参、大叶山桂、焦山楂、马蹄香、鸡屎藤、蛇参、天仙藤、甜绞、股蓝各等量。

【用法】上药研末，用醋调成糊状，敷于关元、神阙，外用胶布固定。2日1次。

【说明】本方具有温中益气、升清降浊的作用，适应于慢性浅表性胃炎。

处方2 吴茱萸15克，花椒20克。

【用法】上药研细末，取适量水调成糊状，敷脐，纱布固定，每日更换1次。

【说明】温中散寒。治胃脘冷痛。

处方3 臭参、白术、黄精、蛇参、小黄伞、腌鸡尾、木姜子、乌梅、天仙藤、苦绞股蓝各等量。

【用法】上药研末，用醋调成糊状，敷于关元、神阙，外用胶布固定。2日1次。

【说明】本方具有益气养阴、升清降浊的作用，适用于慢性萎缩性胃炎及慢性浅表性胃炎。

处方4 川乌、草乌各9克，白芷、白及各12克，面粉少许。

【用法】前4味药研细末，和面少许，调合成饼，外敷于剑突下胃脘部，一昼夜后除去。

【说明】温阳散寒。治胃脘冷痛。

健康生活提示

（1）患者应注意卧床休息，适量饮水。

（2）给予流质食物，戒烟酒。

（3）避免暴饮暴食，不吃不洁之物。

（4）若出现剧烈胃痛、寒颤、高热或全腹硬满，疼痛拒按时，不能滥用止痛剂，应立即就诊。

胃下垂

病症介绍

胃下垂是指人立位时胃下缘达盆腔，胃小弯最低点在髂嵴水平以下。多见瘦长无力体型者，有的患者也同时伴有其他内脏下垂的现象，胃下垂者常有消化不良等症状，在直立时加重，平卧时减轻。

秘方选用

处方1 黄芪、党参、丹参各15克，当归、白术、白芍、枳壳、生姜各10克，升麻、柴胡各6克。

【用法】上药研细末，取10克填于脐窝，外用胶布贴紧，每日隔一金属盖艾灸3壮，隔3天换药1次。

【说明】本方适用于胃下垂。

处方2 蓖麻十二10克，升麻粉2克。

【用法】将蓖麻仁捣烂如泥，拌入升麻粉，制成直径2厘米，厚1厘米圆饼备用。将患者百会穴周围（直径2厘米）头发剃掉后，上置药饼，用绷带固定。敷药后让患者取水平仰卧位，放松裤带，用盐水瓶（80摄氏度）熨烫药饼，每日3次，每次30分钟。每块药饼可连续使用5日，休息1日后，

第一章 内科疾病

更换药饼。10日为1个疗程。

【说明】升提固脱。主治胃下垂。治疗患者268例,其中痊愈105例,显效70例,好转78例,无效15例,总有效率为94.4%。

处方3 新鲜毛茛。

【用法】取新鲜毛茛,除去外茎、留下根须,清水洗净阴干,切碎,并加入红糖少许(约3%),共捣如泥膏状备用。取药膏适量,装入青霉素瓶的橡皮盖凹内,贴敷于胃俞、肾俞穴,待15分钟左右,患者即觉局部有蚁行感,进而产生烧灼感,即可将药弃去。如局部起水疱不必刺破,可待其自行吸收。贴敷次数可依据病情轻重,灵活掌握。

【说明】用上药治疗胃下垂4例,有效2例,无效2例。本方用于治疗胃黏膜脱垂8例,显效2例,有效4例,无效2例。经临床观察,该法对缓解胃痛症状疗效较好。

处方4 葛根30克,山药、黄芪、党参、五味子各15克,肉桂、木香、草果各10克,升麻5克。

【用法】上药共研细末,装入双层布袋中,用线缝闭备用。取药袋日夜兜在胃脘部,每剂可用1个月。

【说明】补中益气。主治胃下垂,屡用有效。一般连用2~3个月,收效颇佳。

处方5 川枳实、蓖麻仁各等量。

【用法】将上药制成10%的溶液,行离子透入疗法,1次/日,每次10~20分钟,15日为1个疗程。

【说明】有人应用上药治疗胃下垂18例,痊愈者13例,显效者2例,好转者2例,无效1例,总有效率为94.4%。多数患者治疗后症状消失,体重增加。

处方6 鲜石榴皮30克,升麻粉20克。

【用法】上药共捣后黏结成块,配制成直径1厘米的球形物。取1颗置于脐部,胶布固定,再以热水袋熨烫半小时。每日3次,10日为1个疗程。一般3~6个疗程可以治愈或显效。

【说明】本法热熨以饭前为宜。凡有高血压、冠心病、甲亢、早孕、咯血者忌用。

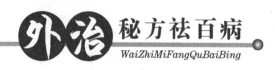

处方7 蓖麻子仁80克，五倍子15克，胡椒3克，生姜8片（布朗族方）。

【用法】将上药捣烂成糊，制成直径约1.5厘米、厚1厘米的蓖麻五倍饼备用。取患者百会穴，剃去穴位处头发，将药饼紧贴百会穴上，绷带包扎。每日早、晚各热熨10分钟左右。连续5昼夜不需更换。10~20天为1个疗程。

【说明】百会穴有皮肤溃破者慎用。

处方8 生姜1片，艾条1条。

【用法】生姜1片插数孔，置脐上，用艾条悬起灸之，每日1次，每次30分钟。最好于每日上午9时左右灸之，以灸后胃脘部有温热舒适感为佳。

【说明】温阳散寒。治胃下垂。

健康生活提示

（1）饭后不要立即做剧烈运动或强体力劳动，最好能平卧片刻。

（2）加强体育锻炼，以提高腹肌力量。

（3）忌暴饮暴食，宜少吃多餐。

（4）饮食宜柔软、清淡，富有营养且易于消化。

胃及十二指肠溃疡

病症介绍

胃与十二指肠溃疡病又称消化性溃疡病，是指仅见于胃肠道与胃液接触部位的慢性溃疡，其形成和发展与酸性胃液和胃蛋白酶的消化作用有密切关系。患者的上腹疼痛有下列特点：慢性疼痛病史，呈周期性发作，每次发作可持续数天或数周。发作一般与季节转变、过度疲劳、饮食失调有关，一般都呈节律性疼痛。进食或内服碱性药物多可使疼痛缓

第一章 内科疾病

解。疼痛性质以饥饿样不适和烧灼痛为多见，亦可为胀痛、刺痛。可伴有恶心、呕吐、嗳气、便秘及消化不良症状。并发症常可出现穿孔、大出血、幽门梗阻、癌变。溃疡常为单个性，但也可有多个溃疡。胃和十二指肠球部溃疡同时存在时，称复合性溃疡，多见于青壮年。

秘方选用

处方1 山栀子、白芥子各20克，白芷、甘遂、川乌、草乌、芦荟、杏仁、桃仁、使君子、草决明、皂角、红花各10克，细辛、白胡椒各5克，冰片2克。

【用法】将上药共研为极细末，装入瓶内备用。取穴：中脘、上脘、下脘、神阙、梁门、背部压痛点（多在灵台、至阳穴处）、手三里、内关、脾俞、胃俞、膈俞、肝俞、足三里。配穴：痛经者，加关元、腰骶；冠心病者，加膻中、辄筋、屋翳；乳房包块者，加乳房包块处；阳痿者，加命门、腰眼、关元；咳喘者，加身柱、肺俞、中府、膻中；胆石症、胆囊炎者，加肝俞、胆俞。用时取药末适量。同鲜姜汁调成膏状，摊于方型硬纸上，每块小儿3～5克，成人5～8克，贴于穴位，胶布固定。48～72小时换穴换药，每次选6～10个穴位。

【说明】用上药治疗胃脘痛患者38例，其中治愈（临床症状消失，观察半年以上无复发）25例，有效（贴治后症状明显好转，生气、受凉后仍有轻微疼痛，配合服药治疗痊愈）11例，无效（经贴治2次以上症状体征未见变化）2例，总有效率为94.7%。据临床观察，有人贴药2小时，即有肠鸣排气，有饥饿感。亦有人贴药后打嗝、嗳气，胃部有舒适感。如果贴药处起小疱，在小疱处拔火罐，则疗效更显著。

处方2 胡椒5克，木香10克，肉桂5克，吴茱萸10克，毕橙茄10克。

【用法】上药共研细粉，过筛，用米酒调敷肚脐。分2次用完，2天换1次，纱布固定。

【说明】本方对胃与十二指肠球部溃疡、呕酸者特别有效。

处方3 鲜毛茛、鲜五香藤叶各适量。

【用法】将鲜毛茛除去叶茎，加入五香藤叶，共捣为泥。取鸡眼膏2个，去除其中药物，装入本药泥，随即敷贴于胃俞、肾穴2穴位上，胶布固定。约经20分钟后，病人自感局部灼痛，此时即可将药去除。有些人可局部皮肤起疱，可自行吸收，不必担忧。

【说明】治疗消化性溃疡有奇效，总有效率达95%以上。对其他各种上腹疼痛也有疗效。

健康生活提示

饮食中以易消化食物为主，应规律进餐，可以少量多次。宜进食性质平和之品，如莜麦、玉米、薏米、小麦、小米；忌食寒凉之品，如莲藕、香蕉、赤小豆、绿豆、蚕豆、苦瓜、黄瓜、冬瓜、大头菜、空心菜、金针菜、苋菜、莴苣、茭白等。

急性活动期一般忌食性质温热、有补益助热作用的食物，如籼米、狗肉、羊肉、鸡肉、河虾、荔枝、橘子、刀豆、芥菜、辣椒、小茴香、大蒜等，并避免粗糙食物及过冷、过热的浓茶、咖啡等。戒烟限酒。忌食多量味精、太荤、太油、煎炸及过咸的食物。

胃 痛

病症介绍

上腹部疼痛，一般称为"胃脘痛"，简称"胃痛"。原因有寒痛、热痛、虚痛、气痛、瘀痛、食痛、虫痛等。其中，以胃气虚寒加之饮食生冷以及吸入冷气，直接引发的胃脘疼痛最为常见。

胃痛，包括现代医学上的胃炎、消化性溃疡、胃神经官能症、胆囊炎和胰腺炎等疾病。临床上应认真检查，注意鉴别，进一步确诊。并根据同病异治、异病同治的原则，结合分型，适当地选用穴位外治法。

第一章 内科疾病

秘方选用

处方1 吴茱萸200克。

【用法】研细，用米醋、凡士林调成软膏。取枣大涂于2块纱布上，分别贴敷中脘穴（正中线上，脐上4寸）、神阙穴（即脐部），纱布覆盖，胶布固定。隔日更换1次，一般20日左右痛止。

【说明】本方尤宜于慢性虚寒性胃痛者。

处方2 香附、延胡索、高良姜各15克，木香、九香虫各9克，干姜6克，冰片1.5克。

【用法】上药共研细末，装瓶备用。取本散15克，用黄酒少许调和成糊膏状，敷于神阙穴上，覆盖纱布，胶布固定。每日换药1次，痛止为度。

【说明】散寒，理气，止痛。主治胃脘痛（寒邪客胃型），屡用效佳。一般1次见效，最多5次即止。

处方3 白芥子4份，细辛3份，延胡索、生甘遂、生附子各1份。

【用法】将上药研为细末，加生姜汁、蜂蜜适量，调糊，制成1厘米×1厘米药块，取穴足三里、脾俞、肾俞（均双）、中脘，贴敷2～3小时，胶布固定。10日1次，7次为1个疗程，疗程间隔10日。

【说明】应用穴位贴敷治疗脾胃虚寒证胃痛（病种包括慢性胃炎、消化性溃疡）80例，用1～2个疗程后，显效（症状消失；X线钡剂或胃镜示基本正常）52例，好转24例，无效4例，总有效率为95%。

处方4 丁香、木香、小茴香、花椒、荜茇、麻黄、桂枝、干姜、细辛、白芷各10克，红花、苏叶各30克，艾叶100克。

【用法】除艾叶、红花、苏叶外，余药共研粗末，混合，然后共装入20厘米×20厘米双层布袋，佩戴胃脘部。白天使用，晚上取下，隔1周暴晒1次。一般半个月可愈。

【说明】本方尤宜于虚寒型胃痛者。

处方5 生姜50克，胡椒

粉15克，荜茇粉15克，白酒数滴（回族方）。

【用法】生姜捣烂加热后，放入胡椒粉、荜茇粉和白酒数滴，直接热敷胃痛处，用纱布或毛巾固定。1日2次，若疼痛缓解后仍加热继续使用。

【说明】本方适用于虚寒性胃痛、肚脐周围隐痛及一般性腹泻腹痛，临床中疗效可靠。

处方6 干姜20克，荜茇20克，光明盐20克，胡椒20克。

【用法】将上4味研成粗粉后加鸡蛋清、植物油炒熨，装入布袋，热熨胃脘部，药袋冷即更换。1日2次，每次以疼痛缓解为度。

【说明】多年来，使用本方均获满意效果。本方适应症为寒性胃脘疾病。

处方7 香附8克，陈皮6克，三棱3克，乳香3克，小茴香6克。寒凝气滞型加生姜12克、桂枝10克；肝郁气滞型加佛手草20克、白豆蔻12克；内伤瘀血型加鸡血藤30克、牛膝12克。

【用法】将上药研细末，熬成膏状，然后热熨胃脘部，冷后外贴于中脘、胃俞穴。

【说明】主治胃痛，本方具有温中散寒、行气止痛之功。

处方8 仙人掌适量。

【用法】将仙人掌去刺捣烂，纱布包裹，敷神阙穴，胶布固定。

【说明】适用于热性胃痛。仙人掌苦寒，入心、肺、胃经，可清热解毒，外敷神阙穴可清热止胃痛。

处方9 细辛、食盐各适量。

【用法】将细辛研为极细粉末，装瓶备用。用时取药末适量，用温开水调和成膏状，直接敷于患者的脐孔内，盖以纱布，胶布固定。再将食盐炒热，用布包裹，趁热熨于肚脐处。

【说明】本方适用于寒邪客胃型胃痛。细辛性味辛温，散风邪、祛寒凝无处不到，配合食盐热熨，则收效甚佳。

处方10 胡椒3克，丁香3克，巴豆3粒，大枣（去核）2枚，生姜汁适量。

第一章 内科疾病

【用法】将前3味药混合共碾成细末，贮瓶备用。用时取药末适量，与大枣共捣烂，用生姜汁调和成稠膏状，敷于患者脐孔内，盖以纱布，胶布固定。每日换药1次。

【说明】本方适用于寒邪客胃型胃痛。

处方11 鲜生姜30克，香附15克。

【用法】将生姜捣烂，香附研成细粉，装茶杯或保温杯中，开水冲入，竹筷搅匀，用毛巾蘸药在胃肠部上下、左右轻轻摩擦20分钟，每天1次，3天为1疗程。

【说明】适用于阴虚型胃痛。

处方12 木香30克（或乌药30克），食盐250克。

【用法】将木香碾成极细粉末，装瓶密封备用，用药前洗净脐孔，趁湿将药末填满脐孔，外盖纱布，胶布固定。再将食盐炒热，用布包裹，趁热敷于脐处。每天换药1次。

【说明】适用于寒邪犯胃型胃痛。

处方13 大黄（后下）30克，芍药60克，天仙子、五灵脂各15克，延胡索、金铃子（炮）、甘草各20克。

【用法】将上药加水2000毫升，煎取滤液250～500毫升。取本品250毫升，保持灌肠30分钟以上；取本品200%浓缩液10毫升，频频滴鼻。

【说明】适用于急性胃病。共治疗63例，显效33例，有效26例，无效4例，总有效率为93.7%。起效时间3～10分钟。

处方14 生大黄3份，白及1.5份，明矾0.5份，0.9%氯化钠溶液适量。

【用法】将上药分别研为细末，过6号筛，混匀，用0.9%氯化钠溶液配成50%混悬液。经内窥镜确定出血病灶后，用清水冲洗，取本品20毫升经塑料导管直接喷洒出血病灶；配合本品内服10毫升，每日服3次。

【说明】适用于胃及十二指肠溃疡。共治疗50例，显效41例，有效7例，无效2例，总有效率为96%。

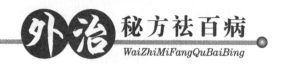

健康生活提示

胃痛患者的平时调养也颇为重要,生活要规律,起居作息有定时,保证充足的睡眠,避免忧思恼怒,有利于疾病之痊愈。饮食有节,宁饥勿饱,少食多餐;痛剧或兼呕吐时,可暂禁食,疼痛减轻后可给稀软、易消化、营养丰富的食物,可常饮用熟豆浆、蜂蜜;忌生冷肥腻、辛辣煎炸之品;少食过甜、过酸食品。忌烟酒。

腹 胀

病症介绍

腹胀,又称腹疾,是指腹部胀满不舒的一种病症。

腹胀的产生,多因于情志不遂,以致肝失疏泄,气机郁滞;或饮食失节,贪凉饮冷,过食生冷瓜果;或过食肥甘酒酪,损伤脾胃,以致运化功能失常,而形成本病。临床上通常分为寒湿困脾、湿热壅滞、气滞、瘀血停滞、脾虚等5种类型进行施治。

秘方选用

处方1 大葱6~7根,灯心草1把,烧酒250毫升。

【用法】用时用烧酒内浸大葱和灯心草,小火炖热。操作者右手掌心放炖热的灯心草在患儿腹部,自上而下或成圆圈搓摩,大葱灯心草冷时,再放入烧酒中炖热继续搓摩,时间不限,以腹胀解除为止。

【说明】活血通脉,解毒消胀。

处方2 厚朴、黄连、栀子、枳壳、大黄、金仙膏药各适量。

处方3 将方中前5味药混合共碾成极细粉末,装瓶备用。用时将金仙膏药置水浴上温化,加入

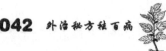

第一章 内科疾病

适量药末，搅匀，分摊于布上，趁热贴于患者的肚脐及胃脘2个部位。每3日更换1次。

【说明】本方适用于湿热壅滞型腹胀。症见脘腹胀满不舒，大便秘结或溏不爽，小便短赤，舌苔黄腻，脉象濡数。

处方4 冰片0.2克，松节油适量。

【用法】将冰片研为细末，纳入脐中，用胶布固定，上用松节油热敷（或用热水袋热敷），每次30分钟，每日换1次。

【说明】行气消胀。治实滞腹胀。

处方5 鲜艾叶50克，鲜牡荆嫩叶50克。

【用法】上药共捣碎，入沙锅后加茶油10克，盐少许，文火炒热，然后用大块纱布包裹如拳大，平敷脐部。冷则取下再热。可连用2~3次。轻者1剂即愈。重者次日再用1剂。

【说明】本方宜于中毒性消化不良与腹腔术后等引起的腹胀。

处方6 生大黄30克。

【用法】研细末，用醋调成糊状，外敷双侧涌泉穴，布带固定，一般2~3小时可出现肛门排气。

【说明】泻热导滞。治腹胀。

处方7 大黄6克，槟榔20克，木香3克，当归5克。

【用法】上药共研细，用米醋调成糊状，敷脐，外用伤湿止痛膏固定。每日1次，3~4次即愈。

【说明】本方宜于腹部术后肠粘连，因肠道蠕动受阻引起的腹胀。

处方8 川厚朴、枳壳、香附各等份。

【用法】上药共研细末，装瓶备用。取药末20~30克，以白酒调成糊状，敷于肚脐和阿是穴（胀痛处）上，外以纱布盖上，胶布固定。每日换药1次，消胀即止。

【说明】顺气消胀。主治气滞腹胀。治疗30例，均收良效。

处方9 大蒜适量。

【用法】将蒜捣烂如泥状备用。取蒜泥3克敷于中脘穴上，外以纱布盖上，胶布固定。1~3小时除去。

【说明】解毒，理气，消胀。主治一切腹胀及结胸胀痛。

处方10 莱菔子。

【用法】将莱菔子用文火炒黄，研为极细末，装入瓶内备用。用时取药末10克，用米酒制成直径3厘米的薄饼，嘱患者仰卧，脐部常规消毒后将药饼盖于脐孔上（神阙穴），纱布固定，每12小时换药1次。

【说明】用莱菔子末敷神阙穴治疗中风后腹胀30例，有效（治疗12~18小时19例，48~72小时8例）27例，无效（48~72小时仍未见效果）3例，总有效率为90%。

处方11 吴茱萸10克，白胡椒2克，陈皮10克（壮族方）。

【用法】将上药晒干或炒干研粉。每次用2~3克，用粥调之做成小饼状，敷在脐中，外用伤湿止痛膏固定。2~3天除去。

【说明】除用脐部敷法外，在腰部大面积拔罐，腹胀可立即解决，临床观察数10例均有效。

处方12 花椒30克，艾叶150克。

【用法】上2味加白酒拌匀，置锅中炒热，用布包好，趁热熨腹部。待冷后，拌酒炒烫再熨，反复数次。

【说明】此方有温中行气、消胀的功效。适用于消化不良，或受寒腹胀，尤其对小儿消化不良引起的腹胀及蛔虫性肠梗阻引起的腹胀，效果甚佳。

健康生活提示

（1）少食高纤维食物及不易消化的食物，如土豆、沙豆子、硬煎饼。

（2）改变狼吞虎咽的习惯，进食太快或边走边吃等不良习惯会很容易吞进空气。

（3）克服不良情绪。悲伤、抑郁等不良情绪会使消化功能减弱，刺激胃酸分泌造成过多的胃酸也会使胃内气体过多。

（4）注意锻炼身体，每天应坚持1小时左右的运动量。

（5）适度补充纤维食物。在摄入高脂肪食物后，有时反而会减轻腹胀。高脂肪食物难以被消化、吸收，在胃里逗留时间长，而一旦有纤维加入，受阻塞的消化系统很可能迅速得到疏通。

腹　痛

病症介绍

腹痛是指胃脘以下，耻骨毛际以上发生疼痛的部位而言；其中又分大腹与小腹两个部分。凡在此范围内出现疼痛的症状，均称腹痛。腹痛牵涉的范围很广。肝、胆、脾、肾、大肠、小肠、膀胱、胞宫等脏腑器官均居腹内。手足三阴、足少阳、冲、任、带等经脉亦循行腹部，上述脏腑、经络因外感、内伤所致的气机郁滞，气血运行受阻，或气血虚少、失其濡养，皆可发生腹痛。临床常见的有泄泻、痢疾、肠痈、虫积、淋症、疝气、积聚等多种疾病。西医之急慢性肠炎、急慢性阑尾炎、急慢性胰腺炎、过敏性紫癜、膀胱炎、疝气等疾病均可出现腹痛。

中医认为"不通则痛"。无论何种原因引起的"不通"，皆可致痛。外受寒热暑湿诸邪，侵入腹中，使脾胃运化功能失常，邪气留滞于中，使气机不畅，不通则痛。其中诸邪又可互相转化，如寒郁化热，湿热交阻等，形成各种不同类型的临床表现。

秘方选用

处方1 连须葱白10只，胡椒20粒，明矾10克，人乳适量。

【用法】先将葱白、胡椒捣烂，明矾磨成细粉，加入人乳调成糊状，敷于脐部，外盖纱布，胶布固定，每天1换，3天为1疗程。

【说明】适用于寒邪凝滞型腹痛。

处方2 大枣1枚（去核），枯矾6克，胡椒（按患者年龄，每岁1粒），葱白15厘米（连须用，不洗，去掉泥土）。

【用法】诸药混合捣融如膏，治疗时，取药膏约5分硬币略大而稍厚，贴敷神阙、天枢、关元穴位，盖以纱布，胶布固定，一般3～4小时即愈。不愈者次日再敷，每日1次。

【说明】症见腹痛急起，得温痛减，遇寒尤甚，恶寒身倦，手足不温，口淡不渴，小便清长，大便自可，苔白腻，脉沉紧。本方药性均温热，合用散寒温里、理气止痛，用于寒实腹痛。

处方3 当归、大茴香、小茴香、白芷各200克，肉桂、乳香、没药、木香、沉香、母丁香各100克，麝香15克。

【用法】上药共研细末。倒入香油7500毫升，加黄丹3200克，收成膏。膏药基质每500克对研成细料粉末25克搅匀即得。用时置火上化开贴脐上。

【说明】活血散寒，通经止痛。主治脐腹冷痛、泄泻久痢等症。

处方4 炮姜、肉桂各等量。

【用法】将上药研为细末，取适量药末用温水调成膏状，放入脐中神阙穴，用胶布固定。

【说明】温中散寒，止痛止泻。治寒性腹痛。神阙穴位于腹中部肚脐正中。

处方5 吴茱萸、小茴香各等份。

【用法】上药研细末，装瓶备用，成人每次取0.2～0.5克，热酒调和，干湿适度，纳脐中，上用纱布覆盖，胶布固定。每日1次，以痛解为止。

【说明】小茴香温经散寒；吴茱萸暖肝经，温中止痛。此方治虚寒性腹痛效果较好。

处方6 鲜生姜500克。

【用法】上药捣烂去汁，取渣炒热，熨痛处，冷则加汁再炒，再熨，如此反复直至痛止。

【说明】用本方治寒凝腹痛50余例皆效。姜性热味辛能发散，寒

第一章 内科疾病

凝腹痛用之则效,此方并治胸结痞气。

处方7 食盐250克。

【用法】将食盐在锅内炒热,用布包裹,趁热熨于患者的肚脐上,盐冷则再炒再熨,持续40分钟,每日2次。

【说明】食盐性味咸凉,入肾经。将食盐炒热外熨,有除寒止痛、宣通腠理、活络解痉等功效。本法适用于寒邪内阻型腹痛。症见腹痛急暴,得温痛减,遇冷更甚,口和不渴,小便清利,大便秘结或溏薄,舌苔白腻,脉沉紧。

处方8 马蹄香10克,台乌10克,红莓15克。

【用法】上药共研粗末炒烫,装入布袋,热熨脐周围。药袋冷后更换。1日2次,每次20分钟。

【说明】使用本方门诊治疗观察250余例,均获满意效果,大多数患者用药后腹痛明显缓解。此方多用于脾阳不振、脘腹疼痛属寒性者。

处方9 朱砂120克,明矾15克,硇砂、粉霜各1.5克。

【用法】将朱砂在锅内炒出烟,加入明矾、硇砂和粉霜,取出以凉水拌匀,立即用牛皮纸包裹放入怀中,待发热后,置于患者肚脐处,用绷带包扎固定。

【说明】本方适用于寒邪内阻型腹痛。此药燥则不热,用后再以凉水拌则热,可用10余次。

处方10 老鸹酸腌菜20克,韭菜20克,童便5毫升。

【用法】鲜老鸹酸腌菜与鲜韭菜混合捣烂,加童便,包揞肚脐。时间30分钟~1小时,无禁忌。

【说明】老鸹酸腌菜,草本、酢浆草科植物。

健康生活提示

(1) 忌食辛辣、生冷食物,忌饮浓咖啡、浓茶和烈酒等。

(2) 避免吃容易产气的食物,如豆类(豆腐除外)、白薯、蔗糖、牛奶等。

（3）克服不良情绪，注意锻炼身体，饭后30分钟可尝试放松心情散步，脚步不宜太快。

腹　泻

病症介绍

腹泻又称泄泻。多指排便次数增多，粪便稀薄，甚则泻下如水，或大便夹有黏液、脓血。腹泻一年四季均可发病，尤以夏秋为多。腹泻多为外感湿邪或饮食所伤引起。现代医学将腹泻分为急性腹泻和慢性腹泻，感染性腹泻和非感染性腹泻，消化系疾病及全身性疾病所致腹泻等。临床常见的急慢性肠炎、肠结核、食物中毒等均以腹泻为主要症状。急性腹泻如迁延不愈或反复发作超过2个月，即转入慢性，慢性者病程可达数月甚至数年。

秘方选用

处方1　肉果90克，木通200克，泽泻、猪苓、苍术、良姜、川朴、肉桂各100克。

【用法】上药以香油2500克炸枯去渣，樟丹收膏。贴脐。

【说明】适用于肚寒泻肚，两胁膨胀，受风受凉，腹疼肚胀。

处方2　苦参60克，木香10克。

【用法】将上药研为细末，取适量药末用温水调成糊状，敷于脐上，用伤湿止痛膏或胶布固定，对胶布过敏者，可用纱布包裹，每日换药1次。

【说明】清热燥湿，行气止痛。治湿热腹泻、痢疾。

处方3　吴茱萸、肉桂、木香各5克，丁香、焦地榆各4克。

【用法】共研为细末，过筛，放入瓶中贮备。用时BC药末适量，开水调成膏，纱布包裹，敷神阙穴，上盖铝纸、纱布，胶布固

第一章 内科疾病

定。2天换药1次，连贴2~4次。

【说明】婴幼儿腹泻、久泻、冷利（慢性腹泻）、纳少体弱、肚腹胀满等症。

处方4 丁香、干姜、吴茱萸、小茴香各50克，生硫黄、肉桂、荜茇各25克，山栀子20克，胡椒5克。

【用法】将上药研为细末，密闭备用。用时取药末20克，加入面粉适量调成糊膏状，外敷神阙穴，上用热水袋热敷，或上盖以敷料，胶布固定。每次贴敷4~5小时，每日1~2次。

【说明】用上药外敷治疗慢性腹泻40例，外敷3~5次后，其中治愈30例，好转8例，无效2例，总有效率为95%。

处方5 无花果叶500克（鲜叶），鲜萑草300克。

【用法】上药洗净，加水2000毫升，煎至1500毫升左右，过滤去渣，待温后濒洗双足至小腿，1次30~40分钟，1日2~3次。

【说明】应用本方治疗湿热腹泻，经反复临床验证，疗效满意。注意无花果叶内含呋喃香豆精类物质，洗后近期内应擦干穿袜不要让阳光照射，以免局部皮肤对阳光过敏出现日光性皮炎。

处方6 肉桂、苍术、诃子各1克。

【用法】共研细末，鲜姜汁调敷脐眼（纱布垫脐上），胶布固定。1日1剂，次日更换。

【说明】本方温经散寒，消食和中，适用于小儿伤食、风寒所致的腹泻。上方为1~2岁用量，3~5岁可增加1倍量。药物包敷后可置热水袋于脐眼上，增加温度，以加强疗效。

处方7 刺蒺藜50克。

【用法】加水煎煮，滤汁，倒入盆中，待适温时洗浴两膝以下部位20分钟，并不断搓揉足底、足背、小腿。每日早、晚各1次。一般2日即愈。

【说明】本方尤宜于小儿秋季腹泻。如2岁以下者，剂量酌减。

处方8 母丁香4粒，土木鳖1个，麝香0.3克，宁和堂暖脐膏1贴。

【用法】将前3味药混合共碾成细末,以唾液调和为丸,旋即纳入患者脐孔内,外用宁和堂暖脐膏封贴。每2~3日换药1次。

【说明】本方适用于寒湿型泄泻。

处方9　苍术15克,吴茱萸10克,白豆蔻10克,石榴皮15克,生姜15克,藿香正气水2支。

【用法】先将前4味共研细,再将生姜捣烂,混合,然后加藿香正气水及米醋适量调捏成饼状,敷脐,纱布覆盖,胶布固定。每日1次。一般1~2次愈。

【说明】本方宜于重度泄泻者。

处方10　苍术、厚朴、青皮、陈皮、砂仁、丁香、木香、高良姜、干姜、小茴香各3克,生姜适量,温胃膏、散阴膏各1贴。

【用法】将方中前10味药物混合共碾成细末,贮瓶备用。用时取药末2克,和生姜共捣烂如膏状,纳入患者的脐孔内,外用散阴膏封贴,然后将温胃膏贴于胃脘部。每2~3日换药1次。

【说明】本方适用于寒湿型泄泻。

处方11　官桂、丁香、肉蔻、赤石脂各等份,共为细末,装瓶备用。

【用法】按辨证分型取药3克,加冰片少许,用藿香正气水调成糊状,填入肚脐,以敷料覆盖、胶布固定。每日以藿香正气水湿脐3~5次,2天换药1次,3剂为1个疗程。

【说明】用于脾虚久泄、慢性腹泻。用药24~48小时,腹泻次数减少至≤2次/天,大便性状恢复正常,临床症状完全消失。

健康生活提示

腹痛不宜立即吃止痛片。吃止痛片能暂时缓解腹痛,但容易掩盖病情,耽误疾病的治疗。

腹泻后不宜立即吃止泻药。腹泻后马上就吃止泻药,这种错误做法不但不能止泻反而会延误病情,过早服用止泻药会打破人体排泄平衡,

第一章 内科疾病

把腹泻要排出的毒素都"堵"住了,不能及时排出体内"垃圾"就会破坏胃肠道功能,不但不能治病反而耽误病情。

不宜禁食。腹泻期间不应该禁食,应坚持进食,因为及时补充营养食物有利于胃肠道恢复正常。如早期可以吃些加咸菜的清淡米汤,中期好转后最好吃面条等流质食品,少喝牛奶,忌生冷、大蒜。

便 秘

病症介绍

便秘是人们常见的一种症状。大多数人都得过便秘的毛病,而老年人、妇女及儿童则最为多见。便秘不仅是肛肠病发病的诱因,还可加重许多全身性疾病,而且许多疾病也能引起长期便秘。宿便能产生多种毒素被肠道反复吸收,通过血液循环到达人体的各个部位,导致面色晦暗、皮肤粗糙、肥胖、毛孔扩张、褐斑、青春痘、痤疮、细小皱纹、乏力、烦躁。中医认为,便秘主要由燥热内结、气机郁滞、津液不足和脾肾虚寒所引起。

秘方选用

处方1 大黄散。

【用法】生大黄适量研为极细末,装入干净瓶内备用。用时取生大黄末适量,加蜂蜜与白酒各半,调成糊状,然后敷于脐部,以盖脐窝为度,上面再加塑料薄膜及纱布,用胶布或绷带固定。每晚睡前贴敷,次日起床后除去,连续1周为1个疗程。

【说明】应用生大黄粉末敷脐治疗习惯性便秘患者,效果显著,有效率80%以上。没有发现严重的不良反应。极个别患者局部潮红,略有瘙痒,但除去药物以后,反应随即消失。

处方2 附子、丁香各15

克，川乌、白芷各9克，猪牙皂10克，胡椒3克，大蒜、麝香各适量。

【用法】将方中前6味药混合共碾成细末，贮瓶密封备用。用时取药末适量，和大蒜、麝香共捣烂成饼，敷于患者的肚脐上，盖以纱布，胶布固定。每日换药1次。

【说明】本方适用于冷秘。症见大便艰涩，小便清长，四肢不温，腹中冷痛，舌淡苔白，脉沉迟。

处方3 大黄10克，莱菔子12克，连须葱白、食盐各适量。

【用法】将大黄和莱菔子共碾成细末，与葱头和食盐共捣烂如膏状，在锅内炒热，敷于患者的肚脐上，盖以纱布，胶布固定，每日换药1次。

【说明】实证便秘，凡冷秘、热秘、气秘型便秘均可运用。

处方4 大黄、玄明粉、生地黄、当归、枳实各31克，厚朴、陈皮、木香、槟榔、桃仁、红花各16克，麻油、黄丹各适量。

【用法】以上药物除黄丹外，将其余药物浸入麻油中半天，移入锅中，用文火煎熬至枯黄色后，过滤去渣。再熬至滴水成珠时离火，徐徐加入黄丹，并用力搅拌，收膏。倒入冷水中浸泡3~5天去火毒，每日换水1次。然后取出膏药置水浴上溶化，摊涂厚纸或布上，每贴重20~30克，备用。用时将膏药温化，贴于患者的肚脐上，每2~3日更换1次。

【说明】本方适用于各型便秘。气虚加党参15克。

处方5 紫草20克，麻油200毫升。

【用法】将麻油放铝锅内加温，待表面冒烟时，加入紫草，搅拌片刻，候温，用纱布滤取红色药液，装入干净瓶内密闭备用。用时取棉球蘸紫草油塞鼻，1小时后取出，再塞另一鼻孔。每天每鼻孔各塞2次。

【说明】应用紫草油塞鼻治疗便秘患者，效果颇佳。附验案1例：患习惯性便秘2年，经用中西药治疗未见明显效果。诊见大便4日未行，小腹胀痛，欲解不能，心情烦躁，口微苦，小溲黄，舌质红，苔薄黄，脉弦。即予紫草油

第一章 内科疾病

20毫升，依上法塞鼻，每日两鼻各塞2次。用药当晚，大便得解。3日后改为每日每鼻各塞1次。连用1周，大便每日1次。偶见2～3日1次。但无腹胀，排便未感艰难。便秘应用鼻腔给药，实为罕见。祖国医学认为，鼻为肺窍，大肠与肺相表里。临床应用中，紫草油除对极少数人能引起稀便外，对正常人的大便一般无影响。顽固性便秘患者，在内服通便剂无效时，加用紫草油鼻腔给药，往往能使大便通畅。

处方6 芒硝9克，皂角1.5克。

【用法】皂角研为细末，过筛；芒硝也研为细末。将两者混合，调均匀；纱布包裹，敷神阙穴。外用胶布固定，并不时给药粉上滴水少许，使之湿润，利于直接吸收。

【说明】适用于热秘。方中芒硝软坚泻下，皂角通窍泄浊，二者合用其效更强。

处方7 连须葱白60克，淡豆豉9克，食盐9克，生姜30克。

【用法】将以上诸药混合共捣烂如稠膏状，制成圆饼，在火上烘热，立即敷于患者脐孔上，盖以纱布，胶布固定。每天换药1次。

【说明】气虚、阳虚型便秘。

处方8 枳实5钱（15克），麸皮1斤（500克），食盐若干。

【用法】上药炒熨脐腹部。

【说明】枳实善于行气宽肠，盐有润下作用，加麸皮炒热，能增强行气通下之功。适用于气虚便秘。症见大便干结，排出困难，面色㿠白，神疲乏力，心悸气短，心烦少眠，潮热盗汗，腰膝酸软，舌淡苔白，脉沉或弱。

处方9 芒硝10克，栀子10克，桃仁10克，杏仁10克，冰片3克。

【用法】上药共研细。取5克用蛋清调成膏状，敷脐，纱布覆盖，胶布固定。每日1次。一般连用8次即愈。

【说明】本方宜于顽固性便秘者。

处方10 芒硝90克，食醋适量。

【用法】上药研细末。取食醋适量,煮沸后加入芒硝,调匀至糊状,敷于神阙穴,外用塑料纸一层覆盖即可。每日换药1次。

【说明】软坚通便。治便秘。神阙穴位于腹中部肚脐正中。

处方11 番泻叶30克,黄柏20克,枳实15克(阿昌族方)。

【用法】将上药放容器内,加水3000毫升。煎20～25分钟,过滤,凉后备用。1日灌肠3次。

【说明】应用本方治疗便秘。临床应用,疗效满意,有痔疮破溃者和妊娠者慎用。

处方12 牵牛子10克,萝卜子10克,淡豆豉15克,葱蒂10根,食盐2克,米酒适量(苗族方)。

【用法】将上药捣烂调入米酒,外敷脐部。

【说明】本方宣通下气,利水通便。主治大便秘结。孕妇忌用。

健康生活提示

让患者养成定时排便的习惯,不论有无便意,均需按时去厕所作排便。多食粗粮、粗纤维的蔬菜和水果,多饮开水;忌食辛辣、酒等刺激性食品。保持会阴及肛门部清洁,便后用温水清洗;患者体虚,无力排便,燥屎坚硬如羊粪时,可戴上手套,将大便掏出,以减轻其痛苦。

肝胆疾病

病症介绍

肝胆疾病,是常见的多发慢性疾病,包括病毒性肝炎、脂肪肝、胆囊炎、胆石症等。肝脏是人体内最大的消化腺,是体内物质代谢的中心站。它的病变表现很隐晦,最突出症状是疲倦乏力和不思饮食,常见症

第一章 内科疾病

状有胀痛或不适。恶心、厌油腻、食后胀满或有黄疸，口干，大便或干或溏，小便黄等。胆病，大都因肝气有杂，湿热蕴胆，胆气虚怯或猝受惊恐所致。胆病有寒热虚实之分，实者症见腹中气满，饮食不下，咽干，头生痛，胁痛；虚者症见眩厥，坐不起，目黄，僵引等。

秘方选用

处方1 大麻芋（天南星科）100克，小粉300克。

【用法】将大麻芋捣细如泥，加适量醋，稍候5～10分钟，再加陈小粉用冷开水调敷肝区。1日换，连敷数日，已硬化的肝脏逐渐变软，肝功能恢复正常。

【说明】本方系文山州皮研所彝族中医胡延艳1982年下乡时从民间搜集到的。胡医师在下乡时曾遇到一肝硬化病人，因初下乡，深感束手无策，只为他开了几片肝乐作了常规处理。下乡1年后，又发现此病人腹水已消失。肝功能恢复正常。经调查，方知该患者用上药治愈的。

处方2 血三七10克，甘遂10克，麻黄10克，乌梅10克，葫芦巴10克，葶苈子15克，芫花10克，黑丑10克，细辛3克，土黄芪15克，基拉木兰10克，土狗10克，蟋蟀6克，灰叶子10克。

【用法】以上诸药研细为末。用麻油熬，黄丹收。药膏贴于神阙穴、气海穴。每2日换药1次。

【说明】本方具有行气消积、活血化瘀、利水除胀的功效。用于治疗肝硬化腹水。

处方3 生黄芪50克，牵牛子、桃仁、莪术、薏苡仁、半枝莲各20克，附子10克。

【用法】将上药研粗末，每袋100克。喷酒后外敷脐部，上置热水袋；每次2～3小时。对照组10例，用氢氯噻嗪25毫克/次，螺内酯25毫克/次，口服，3次/日，28日为1个疗程。

【说明】用上药治疗腹水（包括肝性、肾性、心源性、癌性腹水）40例，其中治疗组30例，对照组10例,用1个疗程后,2组分别痊愈6,1例;好转22,5例;无效2,4例;总有效率为93.3%,60%。治疗组明显优于对照组。

处方4 甘遂6克,车前草20克(干品10克,鲜品为宜),大蒜头1枚,葱白4根。加减:气滞湿阻型加木香;湿热型加生大黄;寒湿型加肉桂。

【用法】将上药捣烂,加水调成饼,外敷脐并热熨,每日换药1次。5日为1个疗程。同时用黄芪30克,党参、泽兰、大腹皮、茯苓各20克,当归、赤芍、白芍、泽泻各12克,丹参、郁金、苍术、白术各15克,紫河车6克(分吞)。湿重、黄疸均去党参、黄芪,分别加厚朴、生薏苡仁、茵陈、虎杖、白花蛇舌草;肝阴不足加女贞子、麦冬、枸杞子;阳虚加制附子;血瘀加三七粉、生鳖甲、生牡蛎;食欲缺乏加生麦芽、焦楂曲。每日1剂,水煎服。

【说明】采用中药外敷内服治疗肝硬化腹水34例,痊愈16例,好转13例,无效5例,总有效率为85.3%。

处方5 大黄50克,木香30克,乳香、白芥子各20克,冰片5克。

【用法】上药研细末,用时取10~15克,用沸醋拌成糊状,趁热(以不烫伤皮肤为度)贴敷胆囊压痛点,纱布覆盖,胶布固定,每日换药1次。

【说明】清热解毒,活血止痛。治胆囊炎胆绞痛。

处方6 穿山甲80克,莪术、皂刺各60克,川楝子、川芎、木香、冰片各30克。

【用法】上药研细末,每次用0.8克,填入患者的神阙穴内,先覆盖一薄棉团,然后外贴胶布固定,3日换药1次,10次为1个疗程。

【说明】疏肝利胆。治胆道感染、胆囊炎、胆石症。神阙穴位于腹中部的脐中央。

处方7 青蛙1只,雄黄30克,轻粉2克,冰片2克。

【用法】上药共捣糊状,贴敷压痛处,纱布覆盖,胶布固定。每日早、晚各1次。一般10分钟疼

第一章 内科疾病

痛减轻,几小时后疼痛消失。连续2日即愈。

【说明】雄黄为含硫化砷的矿石,有毒。轻粉又名汞粉,为粗制的氯化亚汞结晶,具有强烈的毒性,内服更易中毒。以上2味在调敷时慎防入口,外用终病即止。

处方8 白芍10克,青皮12克,郁金10克,花椒15克,苦楝子40克,葱白20个,白醋40毫升。

【用法】将上药共研为细末,调入白醋,使成膏状,用时敷贴于中脘穴周围处。1日换药1次,可连贴2～5次。

【说明】治疗胆绞痛有奇效,总有效率达95%以上。

处方9 巴豆研去油12克,水银6克,硫黄3克,田螺4个,大蒜5瓣,前红9克。

【用法】上药共研成饼,贴敷脐眼,绷带固定。

【说明】用此法治疗水臌病,一般半个小时左右,水即从大小便泻下,但不可泻利过度,3～5次即去其药,如需再下其水,停数日后再用。

处方10 炮山甲、一匹绸叶各等量。

【用法】上药共捣烂敷肚剂,每日换药1次。

【说明】献方者曾经治12例肝硬化引起的腹水,用药后腹水都有不同程度的减少。注意应用时对肝硬化予以治疗。

健康生活提示

(1) 黄疸急、慢发作时宜卧床休息,避免受累。

(2) 严格控制脂肪、胆固醇、蛋白质的摄入,忌食动物内脏及鱼卵、蛋黄等。宜食用海鱼、瘦肉、蛋清、脱脂奶。

(3) 饮食宜清淡,富含营养,易于消化,并多食蔬菜和水果;宜少食多餐,减少胃肠负担、忌烟酒和辛辣、油腻、煎炸食物。

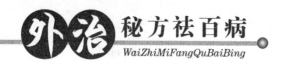

第三节 心血管系统疾病

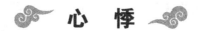

心 悸

病症介绍

心悸多由体虚久病、饮食劳倦、情志所伤、感受外邪、药物中毒等引起,导致脏腑功能失调,心的气血阴阳不足,心神失养,或气滞、痰浊、血瘀、水饮扰动心神而发病。病位在心,与脾、肾、肝、肺有关。可由心之本脏自病引起,也可是他脏病及于心而成。多为虚实夹杂之证。虚证主要是气、血、阴、阳亏损,心神失养;实证主要为气滞、血瘀、痰浊、水饮扰动心神,心神不宁。

秘方选用

处方1 龙骨30克,牡蛎30克,冰片10克,石膏20克。

【用法】将上药拣净,研细,过100目筛,拌匀,装瓶备用。用药粉约0.2克放在每个选定穴位上,用宽7.5厘米的胶布呈十字形固定。每隔4天换药1次,10次为1疗程。

【说明】本方适用于受惊吓所致的窦性心动过速,根据其病因不同,选取不同穴位。如心虚胆怯型,选肝俞、胆俞、心俞为主穴,选内关为辅穴;阳虚火旺型,选心俞、肾俞为主穴,内关为辅穴。

处方2 五灵脂15克,蒲黄10克,柴胡30克,郁金18克,当归30克,生地30克。

【用法】将上药共研粉末,蒸馏水适量调为糊状,外用于患者脐部及内关穴 2 小时，用医用胶布固定，3～4 天即可见效。除此之外还可结合西药效果更佳。

【说明】用郁金散治疗心悸患者 41 例，3 天内痊愈者 22 例，10 天痊愈者 10 例，15 天痊愈者 9 例，全部患者平均 9 天痊愈，总有效率 100%。

处方 3 柏子仁、川乌、天南星各等量。

【用法】将上药共研为细末，用白醋融化，摊贴于手心和足底，1 日 1 次，晚敷晨取，连用 10 天为 1 疗程。

【说明】主治心悸怔忡、夜寐不安，疗效甚佳。

健康生活提示

饮食需清淡、柔软、易消化。应予充足蛋白质、维生素及无机盐。当按辨证而用膳，分别给予具有益气、养血、补阴、补阳、化痰、逐饮、泻火、行气、活血、温阳等作用之饮食，如红枣、莲子、龙眼、百合、猪心、生姜、葱、苦瓜等。应据原发病宜食之物而供给饮食。

适当控制热量摄入。按原发病的禁食原则限制脂肪、食盐等摄入量。按病情轻重而给予流质、半流质、软食甚至普食。不可暴饮暴食、过饥过饱。禁烟酒。不宜饮咖啡、浓茶。忌食肥腻及辛辣等强刺激饮食。

心绞痛

病症介绍

心绞痛是冠心病患者由于过劳、激动等原因，造成心肌缺血、缺氧而引起发作性胸骨后及心前区疼痛或紧迫感，并向左上肢或颈部、咽部放射，历时约1~5分钟，一般不超过15分钟。心绞痛以膻中及左胸膺疼痛、突然发作或有时发作为特点，有闷痛、隐痛、刺痛、灼痛等不同，有的可引起咽、肩、背、臂、心窝等部位的疼痛，发作时伴有胸闷气短、心悸等症状。本病相当于中医的"胸痹"、"真心痛"。一旦心绞痛发作，在采取紧急措施的同时，应急送医院，以免发生意外。

秘方选用

处方1 丹参、三七、檀香各12克，广郁金、莪术各9克，乳香、没药、血竭、桃仁、红花、王不留行各6克，冰片2克。

【用法】将上药共研为极细末，和入溶解的膏药500克内，搅拌均匀，用绒布摊成4厘米×3厘米大小的膏药，贴在心前区（相当于左乳根穴）和左心俞穴。每周换1张。

【说明】用上药贴敷治疗冠心病患者，一般贴3~4张后，胸闷隐痛逐渐好转，个别甚至症状消失。

处方2 降香10克，檀香10克，麝香0.1克，三七10克，冰片0.25克，胡椒10克，白酒适量。

【用法】以上前6味共研细末，临用时取2克药末，用白酒调成药饼，分成5份，置于伤湿止痛膏中间，贴敷于膻中穴和双侧内关穴、心俞穴，隔天换药1次，连用5次为1疗程。

处方3 伤湿止痛橡皮膏（内含大黄、独活、牡丹皮、苍术、白芷、川芎、当归、五加皮、乳香、没药、干姜、桂枝、丁香、冰片、细辛、陈皮、半夏、丹参、延胡索、胡椒、辣椒等20余味中药。

【用法】在内关穴（双）各贴一张伤湿止痛橡皮膏，胸部膻中穴处横贴1张，左腋前线第5肋间水平处（心电图胸导V_5处）横贴1张，背部心俞、厥阴俞穴处各横贴2张。每次共贴6张，贴敷24小时后除去。隔日1次，10次为1个疗程。43例均治疗2个疗程。

【说明】用穴位敷贴伤湿止痛橡皮膏治疗心肌缺血43例，休息

第一章 内科疾病

时心电图缺血性异常 25 例，显效 14 例，改善 9 例，无效 1 例，加重 1 例。休息时心电图正常而运动试验阳性 18 例，治疗后显效 12 例，改善 2 例，无效 4 例。心电图总有效率为 77.8%。治疗期间，应嘱患者注意劳逸结合，合理饮食，未加用扩冠或其他药物。

处方 4　白檀香 12 克，制乳香 12 克，制没药 12 克，郁金 12 克，醋炒延胡索 12 克，冰片 2 克，麝香 0.1 克。

【用法】将以上前 6 味共研细末，加入麝香调匀，再用二甲亚砜适量调成软膏，然后置于伤湿止痛膏的中心，贴敷于双侧内关穴、膻中穴，每日换药 1 次。

处方 5　葶苈子、白芥子、乳香、肉桂各 100 克，丹参 200 克。

【用法】上药共研细末，装瓶备用。取本散 100～200 克，用温开水适量调为糊状，涂在棉布或数层纱布上，局部先涂香油少许，以免损伤皮肤，将药糊布外敷于心胸部位，再用毛巾包好，固定。待症状减轻后除去（约 2 小时）。每日换药 1 次，连用 9 日。

【说明】行气活血，祛痰利气。主治冠心病。

处方 6　三七 30 克，琥珀 20 克，肉桂 15 克，冰片 10 克。

【用法】上药共研细末，过 120 目筛，装入瓶中，密封备用。取本药散 5 克，用适量菜油调和成糊状，分别外敷于双侧涌泉、足三里、心俞穴上，上盖纱布，胶布固定。每日换药 1 次。

【说明】温阳益气，活血化瘀。主治冠心病、心房纤颤。

处方 7　苏木、檀香、木香、降香、丹参、川芎、冰片各等量。

【用法】研细末填脐，以胶布密封，3 日换 1 次。

【说明】本方有回阳救逆、开窍苏厥作用，故治胸痹有效。某院心电图检查：窦性心动过速，ST 段下降和 T 波倒置，诊断为冠心病心绞痛。用本方坚持治疗 1 月，诸症消失，心电图复查正常。

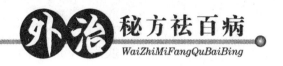

健康生活提示

（1）心绞痛患者平时应常随身携带硝酸甘油、速效救心丸等药品，硝酸甘油应装入棕色瓶中，避光、避高温保存。

（2）禁烟酒，饮食不宜过饱，多吃蔬菜，少进油腻食物，注意防寒保暖，注意保持情绪稳定。

（3）控制肥胖。

（4）平时应坚持少量活动，如散步、打太极拳等，以不发生疼痛为宜。

（5）心绞痛控制不佳易发展为心肌梗死，故应去正规医院就诊，并听从医生的建议治疗。同时，治疗心绞痛的药物均易导致低血压、休克等，故平时用药应绝对按医生指令服用，切忌私自加药及不规律用药。所选药品以长效制剂为佳。

高血压

病症介绍

高血压的症状因人而异。早期可能无症状或症状不明显，仅仅会在劳累、精神紧张、情绪波动后发生血压升高，并在休息后恢复正常。随着病程延长，血压明显地持续升高，逐渐会出现各种症状，此时被称为"缓进型高血压病"。缓进型高血压病常见的临床症状有头痛、头晕、注意力不集中、记忆力减退、肢体麻木、夜尿增多、心悸、胸闷、乏力等。部分症状不是由高血压直接引起的，而是高级神经功能失调所致。按起病缓急和病程进展，可分为缓进型和急进型，以缓进型多见。

秘方选用

处方1 肉桂、吴茱萸、磁石各等份。

第一章 内科疾病

【用法】上药共研细末，密封备用。取上药末5克，用蜂蜜调匀，贴于涌泉穴上，阳亢者加贴太冲穴；阴阳不足者加贴足三里。每次贴2穴，交替使用。贴后外以胶布固定。并用艾条悬灸20分钟。每日于临睡前换药1次。

【说明】引火归原，降压止晕。主治高血压。临床观察，尤对病情不太严重者疗效满意。对老年患者还可起保健作用。

处方2 钩藤30克，冰片3克。

【用法】钩藤布包，与冰片共放入盆中，加入温水，浸泡两脚30分钟，可随时加入热水，以保持一定水温。每日早晚各1次，直至血压正常。

【说明】平肝潜阳。治高血压病。

处方3 钩藤、菊花、川芎、白蒺藜各15克，冰片末151克。

【用法】将上药前4味提取制成干浸膏粉，加冰片研匀，以PVP、PVA为骨架型辅料，加75%乙醇溶解，制成3×3平方厘米贴片，覆背衬层及保护膜。取本品撕去保护膜，贴敷神阙穴，每周2次，15次为1个疗程。

【说明】高血压。共治疗44例，经治1个疗程，显效26例，有效12例，无效6例，总有效率为86.4%。

处方4 红花夹竹桃叶（瓦片焙黄）3克，罗芙木20克，罗布麻叶30克，吴茱萸10克，龙胆草20克，杉罗树皮30克，朱砂6克，豆腐渣果30克，淮牛膝20克。

【用法】将上药混合研末，过100目筛。用时取少许药末，加鸡蛋清调成糊状，于每晚睡前敷贴于神阙穴及涌泉穴，晨起除去不用。每夜1次，每次敷一足，两足交替敷贴，6次为1疗程。

【说明】本方具有清肝化痰、降压平眩的功效，适应于高血压眩晕症属肝阳上亢、风痰上扰者。

处方5 大臭牡丹1千克，香油1千克，桐油1千克，黄丹1千克。

【用法】取大臭牡丹茎叶干品1千克，加香油、桐油各1千克浸泡2～7日，加温沸腾1小时，待药液泡沫散去，大臭牡丹茎叶焦枯时，滤去药渣，继续加温至药液沸腾，加入黄丹1千克，微火，不断搅拌。半小时后药液由棕红色变为黑色时，取1滴滴入冷水中成滴不散，即可停止加温，待稍冷却后涂于硬纸上，呈圆形，直径约5厘米，如硬币厚，即成大臭牡丹膏。用时以微温烘软膏药，贴于一侧之曲池穴、足三里穴、血海穴。每1日换贴另侧，连续贴7次，以后每月加强贴2次，每次间隔5天，坚持1年。

【说明】适用于高血压病。

处方6 钩藤30克，野芹菜30克，夏枯草30克，冰片适量。

【用法】将上述前3味药切碎，加入2000毫升，煎煮10分钟，除去药渣，待水温下降后，再放入冰片，趁热浸洗双脚，每日早、晚各1次，每次30～40分钟，连用10日为1疗程。

【说明】治疗高血压病有一定疗效，总有效率达80%以上。

处方7 树头菜叶尖3个，蔓荆子叶尖3个，毛桃叶尖3个，高良姜50克，猪板油适量。

【用法】将上前4味药捣烂和剁细的猪板油混匀，用芭蕉叶包好焙火至热，再分成2份，用其包在头部1份，包在脖颈上1份。1日包1次。

【说明】此方降压效果很好。

处方8 茺蔚子、桑树枝、桑树叶各10～15克。

【用法】上药加清水2000毫升，煎至150毫升，去渣存用；将药液倒入脚盆中，稍温（药温以50～60摄氏度为宜），嘱患者将双足浸泡在药液中30分钟，洗后上床休息，每日浸泡1次。为巩固疗效，宜每隔15～30天（视病情而定）用药1次，连用3～5次后，每收良效。

【说明】本方具有清热平肝之效，主要治疗肝火上亢型高血压病。

处方9 吴茱萸（胆汁制）500克，龙胆草（醇提物）6克，雄黄、朱砂各50克，白矾（醋制）100克，环戊甲噻嗪175毫克。

【用法】将上药共研为极细

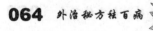

第一章
内科疾病

末，装入瓶内备用。用时先将患者神阙穴（脐部）用温水洗净擦干，每次用药粉200毫克左右，倒入脐窝内，盖棉球，外用胶布固定，每周更换1次。同时测量血压，连用1个月无效者，为无效。

【说明】采用脐压散治疗高血压116例，总有效率为77.6%。本方对Ⅰ期、Ⅱ期高血压患者，疗效较好。

处方10 吴茱萸30克，川芎30克，白芷30克。

【用法】将上药研成细末，过筛，取药末20克，用脱脂棉包裹如小球状，填入脐孔内，用手压紧，外用纱布覆盖，胶布固定，每日换药1次，10天为1个疗程。

【说明】吴茱萸能温中下气，配以川芎、白芷活血祛风之品，可降上逆之气，而息内动之风。故适用于肝阳上亢所致的原发性高血压。症见头晕且痛，目赤口苦，胸胁胀满，烦躁易怒，寐少多梦，舌红苔黄腻，脉弦数。

处方11 川牛膝100克，川芎100克，吴茱萸50克，牛黄5克，蓖麻仁50克。

【用法】先将前4味分别研细，混和，蓖麻仁研糊另装备用。取适量药粉用米醋调成糊状，然后加入少量蓖麻仁糊，制成2个直径5厘米、厚0.5厘米的小饼，分贴双侧涌泉穴（足掌心，第2跖骨间隙的中点凹陷处），纱布覆盖，胶布固定。每晚1次，次晨揭去，直至血压降至正常。

健康生活提示

（1）建议低盐、低脂饮食，少食或不食有刺激性的食品，如烈酒、咖啡、辣椒等，注意控制体重：[标准体重（千克）=身高（厘米）-105]。

（2）心情要舒畅，忌大喜大怒，可进行适量运动，劳逸结合。

（3）高血压患者宜定期体检，若血压过高可酌情配合西药降压，防止并发症。

冠心病

病症介绍

冠心病,全称冠状动脉粥样硬化性心脏病,是冠状动脉粥样硬化或冠状动脉痉挛引起血管腔狭窄,导致心肌暂时缺血、缺氧而引起的心脏病,亦称为缺血性心脏病。以发作性心前区疼痛或胸部不适、心悸为主要临床表现。根据冠状动脉病变的部位、程度的不同,可分无症状性心肌缺血、心绞痛、心肌梗死缺血性心肌病、猝死等5型。常见致病因素有高血压、高脂血症、肥胖、吸烟、遗传、饮食不当等。

秘方选用

处方1 吴茱萸20克,肉桂10克。

【用法】上药研末,加姜汁调制成直径为2.5厘米的饼,敷于涌泉穴(足心),左右各一,外覆以无菌纱布,胶布固定。隔日换药,4周为1个疗程,心绞痛发作时加用硝酸甘油。

【说明】冠心病寒凝心脉型,症见猝然心痛如绞,形寒肢冷,冷汗自出,心悸气短,或心痛彻背,背痛彻心,多因气候骤冷或骤遇风寒而发病或症状加重,苔薄白,脉沉紧或促。方中吴茱萸、肉桂补火助阳、散寒止痛、温经通脉,用治冠心病寒凝心脉型效佳。

处方2 苏合香30克,乳香20克,冰片0.5克。

【用法】将上药研细末,用蜂蜜适量调匀备用。用时取药膏适量,贴心尖跳动部位,外敷胶布或伤湿止痛膏,每日2~4次。

【说明】芳香,活血,通络,止痛。治冠心病心绞痛。

处方3 白檀香制,乳香,川郁金,醋炒元胡,制没药各12克,冰片2克。

【用法】将上药共研细末,另加麝香0.1克,临床用时取少许,用二甲基亚砜调成软膏状,置于膏药中心,贴膻中、内关(双穴),

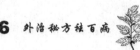

第一章 内科疾病

每日换药1次。

【说明】芳香通窍，活血止痛，有增强从皮肤渗透的能力。

处方4 川芎20克，水蛭、穿山甲、降香各10克。

【用法】上药共研细末，每次取6克加酒调敷脐部，用胶布固定。每2～3日1次，每天用热水袋热敷15～30分钟。

【说明】冠心病心血瘀阻型，症见心胸疼痛剧烈，如刺如绞，痛有定处，甚则心痛彻背，背痛彻心，或痛引肩背，伴有胸闷，日久不愈，可因暴怒而加重，舌质暗红，或紫暗，有瘀斑，舌下瘀筋，苔薄，脉弦涩或结、代、促。方中川芎活血行气；水蛭破血消瘀；穿山甲通络活血消癥；降香理气化瘀止痛。诸药合用治疗冠心病心血瘀阻型效佳。

处方5 薤白90克，当归30克，桃仁20克，三七20克，元胡30克，川芎60克，丹参60克，乳香10克，没药10克，郁金20克，山楂60克，何首乌30克，檀香30克，白芷30克，黄芪60克，熟地30克，白芥子30克，细辛30克，冰片15克，薄荷冰10克。

【用法】将上述诸药研粉，用清水调后制成光滑圆形、质硬如绿豆粒大小的水丸。

第1组穴位：巨阙、心俞、神道、内关；第2组穴位：膻中、厥阴俞、至阳、郄门。

将药丸按压穴位上，用2厘米×2厘米的氧化锌橡皮膏固定后，按压每个穴位2分钟。嘱咐病人自行按摩，每次每穴按压2分钟，每日3～4次，自感胸痛、胸闷时加次按压。按压2天后揭掉，2组穴位交替使用，1个月为1个疗程，本组患者按压1个疗程，重症2～3个疗程。治疗期间停用其他相关长效治疗药物和疗法。对心绞痛频繁或严重心律失常者、高血压明显者，可服用硝酸酯类药物、降压药物，并记录停药及减药量。

【说明】用本法治疗患者36例，治愈21例，好转12例，无效3例，总有效率为91.6%。

处方6 川芎1克，丹参1克，三七1克，水蛭0.8克，葛根1克，麝香0.2克。

【用法】上药研细为粉过筛装瓶备用，治疗时取5克药粉于穴位。纱布包贴敷左膻中、左心俞、虚里、内关等穴,外用关节止痛膏固定。5天换药1次,5次为1个疗程。

【说明】19例患者治疗时显效最快5分钟,最慢12小时。

通过2~4个疗程的治疗,冠心病症状消失,心电图恢复正常为治愈;症状减轻,心电图无异常改变,点按左膻中穴和左心俞穴有明显压痛点为显效。

健康生活提示

注意生活规律,控制情绪,放松精神,愉快生活,保持心情平和,保证睡眠质量;劝阻病人戒烟,不饮浓茶、咖啡;养成定时排便的习惯,保持大便通畅,避免便秘,以免用力排便而加重病情。少吃或不吃甜食;避免进食油炸食品、鱼子、蛋黄等;进食勿过饱;对冠心病病人来说,限盐勿忘补钾。冠心病患者应注意做好家庭护理,创造舒适安静的居住环境,经常保持心情愉快,避免劳累、过饱餐、情绪激动、受寒、阴雨天气、急性微循环衰竭等常见诱因,做到服用药物定时定量,才能有效地减少心血管事件的发生,提高冠心病病人的生活质量。

第四节 泌尿系统疾病

水 肿

病症介绍

水肿是体内水液潴留,泛溢肌肤,引起头面、眼睑、四肢、腹部

第一章 内科疾病

以及全身浮肿的，称为水肿，是临床常见的病症之一。本病可分为阴水和阳水。凡外感风邪水湿引起的水肿，多属阳水，属实证，病在肺脾；内伤饮食、劳倦、纵欲引起的水肿，多属阴水，属虚证，病在脾肾。

现代医学之急性肾炎、慢性肾炎、心脏病、营养不良及内分泌紊乱等所出现的水肿，均属本病范畴，可参考本篇进行施治。

秘方选用

处方1 栀子10克，杏仁10克，桃仁10克，神曲10克，芒硝10克，发面10克，大枣7枚，双苗大葱白6厘米，蜂蜜80克，白皮鸡蛋清1个。

【用法】栀子、杏仁、桃仁、神曲、芒硝、大枣（去核）、发面均研细末，把葱白砸成泥状，再与蜂蜜、蛋清拌和均匀，摊在干净布上，一次贴于患者神阙穴（肚脐）上。

【说明】药起作用后，患者肛门排气，小便利。先马尿色，后淡黄色。身体瘦弱排小便量大者，可酌清静注10%的葡萄糖注射液。如用此法2次病不愈者，可连用10次。36小时换药1次。用此方法治疗30余人次，疗效满意。本方也可治于癃闭。发面即是蒸馍馍用的发面晒后使用。

处方2 地龙、煅硼砂、猪苓各30克，葱汁适量。

【用法】将前3味药混合共碾成细末，过筛，贮瓶密封备用。用时取末15克，以葱汁调和如膏状，直接敷于患者肚脐上，外以纱布覆盖，胶布固定。每日换药1次，8~10次为1个疗程。

【说明】适用于水肿的实证，还可在方中加入甘遂适量，以加强利水消肿的作用。

处方3 菟丝子、地龙各15克，蓖麻子27克，葱白1根，蜂蜜适量。

【用法】将前4味药混合共捣烂，加入蜂蜜调和成膏状，敷于患者肚脐上，盖以纱布，胶布固定。每日换药1次，10次为1个疗程。

【说明】本方适用于水肿的实

证。症见发病急速，突然浮肿，水肿自上而下，多从头面开始，后遍及全身，以上半身较著，按之凹陷，容易恢复，苔白，脉浮。

处方4 白术、厚朴、独活、吴茱萸、肉桂、木香、大茴香、花椒壳、肉豆蔻、陈皮、槟榔各3克，附子6克，泽泻9克，散阴膏药适量。

【用法】上方中除散阴膏药外，将其余药物混合共碾成细末，贮瓶备用。用时将散阴膏药置水浴上溶化后，加入适量药末，搅匀，分摊于纸上或布上，每帖重20～30克，贴于患者的肚脐及命门穴上。每3日更换1次，5次为1个疗程。

【说明】本方适用于脾肾两虚型水肿。症见全身水肿，腰以下为甚，面色萎黄或㿠白，纳少便溏，四肢厥冷，怯寒神疲，尿量减少或增多，舌质淡，脉沉细。

处方5 赤小豆100克。

【用法】将赤小豆研成极细粉末，装瓶备用。用时取药末30～50克，以水调和成糊状，敷于患者肚脐上，外用纱布覆盖，胶布固定。每日换药1次，10次为1个疗程。

【说明】本方适用于脾阳虚衰型水肿。赤小豆有益脾胃，除水湿，利小便之功，故能消除水肿。

处方6 葱叶、葱茎各200克。

【用法】水煎后倒入盆中，将水肿的双脚浸泡于温热的药液中，每日3～5次，每日1剂。

【说明】通阳利水。治慢性肾炎引起的下肢水肿。

处方7 蔓陀罗根15克，杏姜15克，白花矮陀罗15克，鱼腥草15克，西瓜藤15克。

【用法】将上药加水煎煮后，取煎汁擦洗患部，1日2次。此法亦可内服，1日服3次，每次30毫升。

【说明】本方具有清热利水之功，主治水肿。

处方8 大田螺4个，大蒜5个（去皮），车前子9克（为末）。

【用法】3味，共捣研成饼，贴脐中，以手帕缚之。贴药后少顷，小便渐渐自出，其肿立消。

第一章
内科疾病

【说明】治水肿小便闭淋。大田螺载于《本草经集注》,原称田中螺,为田螺科动物田螺或其同属动物的全体,甘咸性寒,清热利水,捣烂贴脐,下水气淋闭,利大小便,治热结小便不通、水肿。车前子清热利小便;大蒜下气,有通利二便的作用。3药合用敷脐,有清热利水,通利二便之功。多用于下焦湿热水肿,小便赤涩。

处方9　蒺藜子、赤小豆各500克,松菜子1000克,巴豆1枚,青皮葱心500克,蒴藋2500克。

【用法】以上6味,加水煮取8升以淋洗肿处。

【说明】松菜子载于《本草经集注》,为十字花科植物青菜的种子,味甘性平,利小便。方用蒺藜子祛风解表;赤小豆、松菜子性善下行,通利水道,使水湿下泄而消肿;蒴藋行气活血以利水;巴豆峻下水饮;葱白通阳开窍,解表发汗利小便。合用外洗,开毛窍,祛邪利水,利小便渗利水湿,共治水肿胀满之症。症见:水肿,腹大气急,大小便不利,肿如皮纸盛水,晃晃如老蚕豆。

处方10　番木瓜、熊胆、胡椒、野姜、荆芥、小姜、大蒜、大葱、水香蓼、姜黄、高良姜各适量。

【用法】各药切碎晒干,混合研为细末,另取芝麻油适量,加酒调药外涂,内服,每日2~3次。

【说明】本方主要用于治疗肾炎所引起的水肿,临床反复验证,疗效满意。

处方11　蓖麻仁30粒,石蒜10个。

【用法】上药共捣如泥,外敷双侧涌泉穴(足掌心,第2跖骨间隙的中点凹陷处),纱布覆盖,胶布固定。约10小时后小便开始增多,然后去药。每日1次。一般1周后水肿消失。

【说明】本方宜于急、慢性肾炎水肿而体质尚佳者。

处方12　马蹄金30克,地胆草30克。

【用法】上药共捣如泥,贴敷脐部,纱布覆盖,胶布固定,每日1次,直至肿退。

【说明】本方宜于肾炎水肿。

健康生活提示

预防感冒,避免风邪外袭,注意调摄饮食。水肿病人应忌盐,肿势重者应无盐饮食,轻者予低盐饮食(每日食盐量3~4克),肿退之后,亦应注意饮食不可过咸,保持皮肤清洁,避免抓破皮肤。医生应每日记录水液的出入量。劳逸结合,调畅情志。

尿路感染

病症介绍

尿路感染是泌尿系统,包括肾盂、输尿管、膀胱和尿道等部位因病原体侵犯引起的急性或慢性炎症性病变。中医属"淋证"范畴。多发于20~40岁女性和50岁以上男性,女性婴幼儿也可见到。临床表现主要有尿频、尿急、尿痛等尿路刺激征,尿液混浊,偶可见血尿、腰部酸痛,可伴有食欲不振、恶心呕吐、腹胀、腹泻等症状。急性发作者,常见寒战、高热达40摄氏度,伴有全身酸痛;慢性期者以低热为主,也有无症状而有真性细菌尿者。本病如经久不愈,也可引起肾功能受损而衰竭。

秘方选用

处方1 苍术、黄柏、白鲜皮各20克,蛇床子、苦参、土茯苓各30克,生百部15克。

【用法】上药加水1500~2000毫升,煮沸后煎煮20分钟。患者以温开水清洗外阴后,用药液熏蒸坐浴10~20分钟,待药液变冷,再加水500毫升,煎煮10分钟,坐浴方法同上。

【说明】清热燥湿,杀虫止痒。治难治性尿路感染。

处方2 地龙1条,蜗牛1

第一章 内科疾病

个,陈小粉20克。

【用法】将上药捣烂,捏成小圆饼,敷贴于脐部,每晚换药1次,纱布覆盖,胶布固定。连用10~15天为1疗程。

【说明】主治血淋、膏淋,疗效颇佳。

处方3 小蓟60克,生蒲黄、益母草各30克,怀牛膝15克,车前子10克,血余炭3克。

【用法】加水煎煮20~40分钟,以干净纱布蘸药液擦涂小腹。每日2~3次。

【说明】清热利尿,通淋。治尿频、尿痛、尿少、尿血等症。

处方4 肉桂粉0.5克。

【用法】把上述药粉置于患者关元穴,用胶布呈十字形固定。

【说明】本方适用于肾、膀胱虚寒所致小便清长,尿频尿急的小便频数者。小儿酌减量。膀胱实热者禁用。

健康生活提示

(1)大量饮水。增加饮水量可使尿量增加,有利于冲洗尿路,减少细菌在尿路停留繁殖的机会,也可减轻临床症状。

(2)多食清热、利尿、解毒的食物,如西瓜、冬瓜、苦瓜、萝卜、绿豆、薏苡仁、马齿苋等。

(3)可进食碱性食物,使尿液碱化,对改善症状有益。酸性食物对病情不利,少食之。

(4)限制各种刺激尿道和肾实质细胞的食物,如含有酒精的各种饮料、辛辣调味品,以及含挥发油、辣素、草酸多的各种蔬菜,如韭菜、菠菜、蒜苗、洋葱等。

(5)患者有血尿时,可吃些凉血、止血的食物,如荠菜、藕、小蓟、木耳等。

肾 炎

病症介绍

急性肾小球肾炎简称急性肾炎，是由免疫反应而引起的弥漫性肾小球损害，临床表现为血尿、蛋白尿、水肿、高血压。

慢性肾小球肾炎简称慢性肾炎，亦是免疫反应性疾病。少部分可由急性肾炎转变而来，临床表现为血尿、蛋白尿、水肿、高血压，肾功能可有不同程度的损害。

秘方选用

处方1 灯盏花5000克。

【用法】将灯盏花置于大锅中煮30～60分钟后倒入澡池中，令患者入药中泡洗，自己适当按摩足三里穴和涌泉穴。

【说明】本方主治肾炎水肿。药后，患者自觉全身轻松，肿胀缓解。如能配合内服中西药疗效更佳。

处方2 白芥子15克，丁香10克，肉桂10克，白胡椒10克，车前子10克。

【用法】用法研细粉，分次醋调敷脐，2小时1次。

【说明】本方治疗急慢性肾炎水肿腹胀有较好疗效。

处方3 吴茱萸适量。

【用法】研细末，用陈醋少许调和贴于涌泉穴，胶布固定，每日1次。

【说明】利水消肿。治慢性肾炎水肿。涌泉穴位于足底，将5个足趾向足底蜷曲，在足掌心前面出现的凹陷窝即是。

健康生活提示

（1）肾炎急性期治疗要彻底，以免病程迁延，形成慢性肾炎。

（2）有水肿或高血压症状者宜低盐饮食，即每日盐摄入量不超过3克。

（3）宜少食多餐。饮食需清淡，以容易消化、性质平和为原由。典型症状出现时可用菜泥、水果、稀麦糊代饭1～2日。纳差者应予半流质或流质饮食，可进食薏苡仁冬瓜汤或稀粥汤。病情好转后逐渐增加饮食。按照具体症状选食具有疏风清热、利水消肿、平肝潜阳、凉血止血等作用之食品，如赤小豆、冬瓜、西瓜、荠菜、马兰头、黑鱼等。病情已稳定，症状消失者，可予正常膳食。

（4）严格限制蛋白质摄入量，初起应限制在每天20～40克。少吃蛋类、肉类食品。

（5）严格限制食盐摄入量，初起应限制在每日3克以内。水肿严重者甚至禁盐。病情稳定后半年至1年期间内仍应低盐饮食，每日2～5克。

（6）应控制水分摄入量，进水量视水肿情况和排尿量而定，一般以前一天排尿量加1000毫升为基准。

尿路结石

病症介绍

尿路结石是指肾盂、输尿管、膀胱、尿道等处存在结石的疾病。中医属"石淋"、"血淋"等范畴。主要临床表现为肾绞痛、血尿、下腹部胀痛、尿道疼痛、排尿不畅等。肾盂结石、输尿管结石可见腰部或所在部位阵发性绞痛，疼痛沿输尿管向膀胱、大腿内侧腹股沟放射，输尿管结石男性可向阴茎放射，女性可向阴唇放射。痛如刀割或锥痛，疼痛难忍，坐立不安，或捧腰翻滚，并见面色苍白、冷汗淋漓、恶心呕吐，痛后肉眼可见血尿。大多数膀胱结石患者可无任何痛感，少数有下腹部疼痛，绞痛可向外阴及会阴放射，痛时多排尿中断。尿道结石患者多见于男性，可见尿道刺痛、尿流不畅，有时成滴状排尿。

秘方选用

处方 生葱白3～5根,食盐少许。

【用法】捣烂如膏,取适量,纱布包敷于神阙、小肠俞,每日1次,10日为1个疗程。

【说明】利尿排石。治尿路结石。神阙穴位于腹中部的脐中央;小肠俞穴位于骶部,骶正中嵴旁1.5寸(两横指)处。

健康生活提示

患有尿路结石的患者可根据结石成分的不同给予不同的饮食。

(1) 含钙结石者,宜食低钙饮食,应尽可能少食菠菜、豆腐、芦荟、核桃、巧克力、浓茶、豆类、牛奶、高粱、油菜、雪里蕻、榨菜、海带、腌带鱼、代乳粉、芝麻、蘑菇、猪脑、虾皮等。

(2) 尿酸结石者,宜食低嘌呤饮食,忌食动物内脏,少食肉类、蟹、菜花等。

(3) 磷酸结石者,宜食低磷饮食,尽量少食含磷食品。

(4) 草酸结石者,宜食低草酸饮食,少食草酸食品,如菠菜、青蒜、洋葱、茭白、各种笋及笋干。

(5) 胱氨酸结石者,宜食低胱氨酸饮食,少食蛋、奶、肉、花生等。

尿潴留

病症介绍

尿潴留可分产后尿潴留、术后尿潴留、前列腺增生尿潴留。相当于

第一章 内科疾病

中医的"癃闭"。是由于肾和膀胱气化失司导致的以排尿困难,全日总尿量明显减少,小便点滴而出,甚则闭塞不通为临床特征的一种病证。其中以小便不利,点滴而短少,病势较缓者称为"癃";以小便闭塞,点滴全无,病热较急者称为"闭"。癃和闭虽有区别,但都是指排尿困难,只是轻重程度上的不同,因此多合称为癃闭。实证治宜清湿热,散瘀结,利气机而通利水道;虚证治宜补脾肾,助气化,使气化得行,小便自通。

秘方选用

处方1 大蒜120克,芒硝60克。

【用法】将上药捣成浆糊状,外敷两侧肾区(局部用油纱布保护,以防灼烧起疱),每日敷2~4小时,3日为1个疗程,用至治愈为止。

【说明】据报道,陈梅芳等用上方治疗肾功能衰竭少尿患者15例,其中慢性肾盂肾炎并发急性肾功能衰竭5例,取得了良好效果,且起效迅速而明显;慢性肾小球肾炎尿毒症患者5例,无明显效果。

处方2 取生姜30克,豆豉10克,食盐5克,连须葱1棵。

【用法】用时上药共捣烂如泥状外敷于肚脐孔处,包扎固定,并时时用热水袋热熨,经10~30分钟,小便即可通畅。

【说明】可用治产后所致尿潴留。

处方3 鲜青蒿200~300克。

【用法】将上药搅细碎(不让汁水流掉),旋即敷于脐部,上面覆盖25厘米×30厘米塑料薄膜及棉垫各1块,胶布固定,敷药后,患者下腹部有清凉感,待排尿后,即可去药。

【说明】用上方外用治疗有典型尿潴留症状,尿意紧迫,下腹胀痛的尿潴留症患者45例,一般多在30~60分钟内排尿。本方对老年性前列腺肥大所致梗阻的尿潴留无效。

外治秘方祛百病 **077**

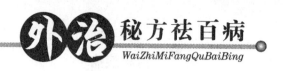

处方 4 大葱白 500 克,白茅根 50 克,陈醋适量。

【用法】将葱白切成细丝,白茅根剪碎,调醋炒至葱白渐熟,分装 2 个纱布小袋中,热敷于肚脐上,凉后更换。

【说明】癃闭是以小便量少,排出困难,甚至小便不通等症状为主。大多出现在大病以后,或老年气虚;产后体虚;腠理不密,复感外邪。选用肚脐上热敷,因肚脐即中阙穴,为冲任二脉的经气汇集之地,且渗透性较强,能迅速散入血中,使药物直达病所,收到温经通络、温阳化水之功。

处方 5 田螺 3~4 个,食盐 5 克(哈尼族方)。

【用法】将田螺去壳取肉与食盐混合捣烂外敷脐部,以塑料薄膜或新鲜菜叶覆盖,胶布固定。1 日 1 次。

【说明】一般敷后 1~2 小时,即可排尿 800 毫升以上。敷 2 日排尿如常。

处方 6 麻黄、肉桂各等份。

【用法】将上药共研为极细末,贮瓶备用。用时取药末 5 克,用黄酒或 60% 乙醇调和,分成两等份置于纱布上,分别敷于脐部(神阙穴)和关元穴,1 次/日。若加热敷,效果特佳;如无效,次日仍可再敷,直至小便能自行排出为止。剖宫产者,则单敷脐部(神阙穴)。治疗期间,停用其他治疗方法。

【说明】采用上药治疗产后尿潴留患者 300 例,均获治愈。在用本法治疗中,未发现有任何皮损、过敏、阴道出血增多等不良反应。

处方 7 生葱白 500 克,白矾 12 克。

【用法】将生葱白切碎,白矾研成粉末,2 药混合捣成糊状,敷于神阙穴和下腹膀胱区,外用纱布及塑料膜覆盖,周围用胶布固定。对胶布过敏者,可用绷带固定。

【说明】用上药敷脐治疗尿潴留 10 例(其中直肠癌根治术后 4 例,子宫切术后 3 例,前列腺肥大 3 例),全部治愈。经用药 1 次排尿者 8 例,用药 2~3 次排尿者 2 例。敷药后,患者自觉有热气入腹内,1~3 小时尿即排出,恢复自主排尿。治程中未见不良反应。

第一章 内科疾病

处方8 独头蒜1个，栀子3个，盐少许。

【用法】将上药捣烂，摊于纸上，女性贴脐上，男性贴阴囊上。1日1次。

【说明】此方对男女尿闭，小便点滴频数，涩痛难忍，少腹胀痛者最有效。

处方9 葱白1根（约9厘米），白胡椒7粒。

【用法】共捣烂如泥，填敷在肚脐上，盖上塑料薄膜，胶布固定。

【说明】一般敷药3~4小时后见效，所治10例皆获痊愈。

健康生活提示

(1) 做好心理护理，给予病人安慰，消除焦虑和紧张情绪。

(2) 提供排尿环境，关闭门窗，屏风遮挡，使病人安心排尿。

(3) 饮食上多吃一些碱性食物，如青菜，含碱多的馒头和稀饭。多喝水，少喝啤酒，少憋尿。少吃高糖分食物，如菠菜，糖果，饮食清淡，少吃食盐、辛辣。

尿 频

病症介绍

尿频是指小便次数增多，可排除尿路等器质性疾患。临床表现为尿频、尿急现象，但无明显尿痛，无遗尿，尿常规检查无异常结果。本症多见于老年人及小孩，常因肾气虚所致。

秘方选用

处方1 桑螵蛸、丁香、肉桂、夜关门各等份，黄酒适量。

【用法】将上药焙干，共研为细末，加入黄酒调成糊状。用时取适量以纱布包好，放于脐部，胶布固定。1日换药1次，连用5～7天为1疗程。

【说明】本方具有温补命门，缩尿止遗之功，治疗肾阳不足，膀胱失约之尿频症有一定疗效。但湿热下注之症，不宜使用。

处方2 丁香、肉桂各等量。

【用法】研细末，取适量，开水调成膏，晚上敷肚脐，外贴普通膏药，次日去掉。每日1次，10次为1个疗程。

【说明】温脾散寒。治尿频。

处方3 煅龙骨3～5克，煅牡蛎3～5克，五味子3～5克。

【用法】上药共研粗末，充分混匀，每晨起用患者唾液，取药末少许调成糊状，先用热的湿毛巾擦脐，然后将药敷上，纱布覆盖，胶布固定。如皮肤过敏可换肤疾宁固定。

【说明】此病多由精神因素所致，脐为神阙，是先天之结蒂，后天之气舍，内通五脏，用本散治之，事半功倍。

处方4 益智仁、炮姜、炙甘草、肉桂各30克，葱（带根须）1段。

【用法】前4味共研细末，加葱捣成饼状，敷脐部，覆盖纱布，胶布固定，上用热水袋热敷30～60分钟，24小时换药1次。

【说明】温阳散寒。治尿频

健康生活提示

（1）注意外生殖器的卫生清洁，预防感染。

（2）不宜吃生冷、酸辣等刺激性食物。

（3）保持精神愉快，避免精神刺激和情绪波动。

（4）加强体育锻炼，增强体质。

第一章 内科疾病

遗 尿

病症介绍

遗尿是指经常睡着时不自主地排尿，醒后方觉的一种症状。又称"遗溺"，俗称"尿床"。多见于3岁以后的小儿，亦见于成人。夜间遗尿，轻者数夜1次，重者1夜数次，并可伴有神疲乏力或腰腿酸软等症状。小儿遗尿长期不愈，可造成精神负担而影响其生长发育。本症的发生多为先天不足、肾气亏虚，亦有后天失养、脾虚气陷或肺气虚寒者，间有肝经郁热、膀胱失约者

秘方选用

处方1 丁香1份，肉桂3份，黄酒适量。

【用法】将丁香和肉桂混合共研成细末，贮瓶备用。用时取药末10克，以黄酒调成膏状，涂于患者脐孔内，盖以纱布，胶布固定。每2日换药1次，5次为1个疗程。

【说明】本方适用于肾阳亏虚，膀胱气化不利所致尿失禁。

处方2 肉桂、益智仁各30克，麝香1克，黄酒适量。

【用法】将前3味混合共碾成细末，以黄酒调和成膏状，贮瓶密封备用。用时取药膏适量，填满患者脐窝，盖以纱布，胶布固定。每日换药1次，5次为1个疗程。

【说明】适用于老年人尿失禁。

处方3 洋葱头30克，硫黄15克。

【用法】上药混合捣烂每次取适量敷脐，盖上纱布，胶布固定，每日换药1次。

【说明】本方适用于小便失禁、老人尿崩、小儿遗尿。

处方4 丁香、肉桂各1份，五味子、菟丝子、覆盆子、金

樱子、仙茅、山茱萸、桑螵蛸、补骨脂各2份。

【用法】将以上诸药混合共碾成细末，贮瓶备用。用时取药末适量，用水调如糊状，敷于患者脐孔上，外用纱布覆盖，胶布固定。每日换药1次，10次为1个疗程。

【说明】适用于肾阳亏虚型遗尿。症见睡中遗尿，常伴有面色㿠白，畏寒肢冷，精神不振，形瘦体弱，舌淡苔白，脉细弱。

处方5 覆盆子、金樱子、芡实、仙茅、仙灵脾、菟丝子、五味子、桑螵蛸各30克，益智仁、乌药各15克。

【用法】将上药焙干，共研细末，为遗尿灵。装瓶备用，密封，防止挥发损失药效。

【说明】使用时取遗尿灵约1.5克，倒入患者肚脐，滴1~2滴酒精（或一般白酒），再贴上伤湿止痛膏（或垫1~2层无菌纱布后胶布固定），每2天更换1次，部分患者可同时加用遗尿灵冲服，每天早晚各1次。其用量为：4~9岁者每次服用4~5克，10岁以上者每次服用5~6克，口服时上方中外加些白糖调拌后内服。

使用本法42例患者中，单独用贴脐法28例，其中3次治愈者18例，4次治愈者8例，5次治愈者2例。贴脐加口服上方外加白糖者14例，其中2次治愈者6例，3次治愈者7例，4次治愈者1例。多数服冲剂在6~20次左右。

处方6 五倍子15克，煅牡蛎30克，龙胆草、黄柏、栀子各10克，车前子6克。

【用法】诸药皆研粉调匀分装。

【说明】用时取药粉适量，用醋调成糊状，将药糊外敷脐部，以脐部填平为度，外盖纱布，用胶布固定。24小时换药1次（如有脐炎或过敏者勿用）10天为1个疗程，疗程间休息2天继续用药。

遗尿消失，全身症状恢复正常。随访1年未见复发。

处方7 鲜桑螵蛸1个，鲜五倍子1个。

【用法】将上2味药共研成泥状，加上5滴白酒拌匀，塞入脐眼中，24小时更换1次。一般2次可彻底根治，多数患者1次即愈。

第一章 内科疾病

【说明】如在24小时内，有的患者感到脐痒时，可清除掉，待第2天再包上；如24小时内没有痒痛感，而见药物干燥不适者，可睡平加上适量白酒至湿润为止。

健康生活提示

应食富有营养饮食，尤需注意供给高蛋白、丰富维生素及微量元素饮食。必须养成正常的饮食习惯，晚餐宜吃较干食品，日间可多饮水。宜多食具有补肾、健脾而有缩尿功能的食物，如动物肾脏、肚子（胃）、肝脏、狗肉、胡桃、荔枝、芡实、山药、白果、莲子等。

限制晚间饮水及饮菜汤，多吃水果。忌食辛辣等强刺激性食物。

第五节 神经系统疾病

头 痛

病症介绍

头痛是患者自觉整个头部或头的前、后、偏侧部以疼痛为主的一种病症。凡六淫外感，脏腑内伤，致阳气阻塞，浊邪上踞，或肝阳上亢，或精髓气血亏损等，均能导致头痛。头痛有外感头痛（感冒头痛、厥逆头痛、风寒头痛、风热头痛、风湿头痛等）、内伤头痛（气虚头痛、阳虚头痛、血虚头涌、阴虚头痛、肝阳头痛、伤酒头痛等）之不同，当区别对待。本病可见于现代医学内、外、神经、精神、五官等各科疾病中，多认为其原因有：颅内疾病者，如炎症、血管病变、肿瘤、外伤等，颅外疾病者，如骨病、神经痛、眼耳鼻疾病等；全身性疾病者，如感染、心血管病、中毒、中暑、尿毒症等。另外还有神经衰弱引起的头痛或偏头痛等。

秘方选用

处方1 葱白30克。

【用法】捣烂，外敷双侧太阳穴（眉梢与外眼角连线中点，向后约1寸凹陷处）、百会穴（头顶部正中线上，距前发际5寸）、双侧风池穴（项后枕骨下两侧凹陷处，平风府穴，当斜方肌和胸锁乳突肌之间陷中），纱布覆盖，胶布固定。每日1次，直至治愈。

【说明】本方宜于外感时全头痛者。

处方2 川芎、天南星各等份。

【用法】将上药研为细粉，与连须葱白共同捣烂，调为糊状，贴于太阳痛处。

【说明】川芎辛温，祛风止痛之功颇佳，又性秉升散之性，能上行头目，为治诸经头痛之要药；天南星苦温性烈，燥湿化痰，祛风止痛。合葱白通阳通窍，对风寒外袭之头痛，及痰浊头痛皆有卓效。

处方3 胡椒、百草霜各30克，葱白适量。

【用法】将胡椒研为极细粉末，加入百草霜混合均匀，贮瓶备用。用时取药末6克，同葱白共捣烂如泥状，敷于患者肚脐上，盖以纱布，胶布固定。

【说明】适用于风寒型头痛。症见头痛时作，痛连项背，恶风畏寒，遇风尤剧，口不渴，苔薄白，脉浮。敷药后令患者覆被而卧，并吃热粥，以助药发汗，汗出痛止。

处方4 生马齿苋一握，川朴硝30克。

【用法】取上药混合研细，入麻油，调令如膏，涂于头上，立见效。

【说明】治热病头痛不可忍。症见头痛如裂，恶风发热，面红目赤，口渴欲饮，便秘尿赤，舌质边尖红，苔薄黄，脉浮数。马齿苋清热解毒，散血消肿，川朴硝清热止

第一章 内科疾病

痛，麻油祛头面风，对热病头痛，外用调敷，有毒解、热清、痛止之功。

处方5 桑叶、菊花、川芎、白芷各15克，川乌、草乌各10克，地龙3条，酒、面粉各适量。

【用法】上药共研细末，加面粉、酒适量，调制成小药饼，睡前贴敷于太阳穴，用胶布固定，次晨揭去，每日1次。至头痛消除后继续贴敷1周，以巩固疗效。

【说明】搜风，清热，止痛。用于头部胀痛较甚，伴灼热感，常猝然发作，或兼畏风、目赤、口干、舌质红、苔黄、脉数等症状。

处方6 生姜159克，蔓荆子叶尖180克。

【用法】将以上2味药，制成热敷剂。即将上2味药研细加米酒30毫升，用芭蕉叶包好埋入火灰中烧热后取出，包前额部。1日1次。

【说明】此方除对头疼有较好疗效外，对腰痛、胃痛、风湿痛、跌打损伤等均有一定止痛效果。

处方7 生的白萝卜适量。

【用法】捣烂取汁，滴鼻。

【说明】祛风散寒，通窍止痛。治风寒外袭所致的头痛、偏头痛。

处方8 北细辛10克，白芷30克，川芎20克，冰片5克。

【用法】上药4味药共研细粉，过120日筛，瓶装备用。头痛时把药粉撒在脱脂棉球上，塞于1侧鼻腔内。左痛塞右，右痛塞左，全头痛两个侧鼻孔交替塞，取喷嚏后头痛即可减轻。1日1~2次。

【说明】本方主治头痛，亦可治疗三叉神经痛，止痛迅速，得嚏止。有鼻出血者禁用。

处方9 鲜薄荷叶适量。

【用法】鲜薄荷叶在温水中浸泡5分钟，外敷太阳穴或头痛部位。

【说明】疏散风热，清利头目。治偏头痛、高血压头晕痛。太阳穴位于颞部，在眉梢与外眼角之间，向后约一横指的凹陷处。

处方10 芥菜子适量。

【用法】研细末，温水调敷脐内，隔衣以壶盛热汤熨之，汗解。

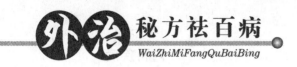

【说明】本方适用于寒湿头痛。

处方11 艾叶、生姜各6克，小麦5克，葱白4克。

【用法】将上药共研为糊状。每晚9时取本品加热至50摄氏度左右，置布袋上，使药覆盖额颞部，次晨取下，头痛发作时连用3次。

【说明】共治疗偏头痛20例，基本控制3例，显效10例，好转6例，无效1例。

处方12 泽兰根、防风、白酒各适量。

【用法】捣成泥（鲜品佳），炒鸡蛋外敷患处。1日1换。

【说明】泽兰，菊科泽兰属，别名飞机草、香泽兰。主产云南、广东、广西。全草入药。味辛温，气香。功能舒筋活络、杀虫、止血。

处方13 丁香、细辛、薄荷脑各10克，川芎、白芷各30克，冰片5克。

【用法】将上药前4味共研为极细末，过7号筛，装入嗅吸器内或装瓶密闭备用。取本品喷入无头痛侧鼻孔内，轻压对侧鼻翼，深吸气3分钟，痛止停药，可用至30分钟。

【说明】血管神经性头痛共治疗30例，治愈19例，显效6例，有效4例，无效1例，总有效率为96.7%。

处方14 阉鸡尾36克，龙胆草20克，薄荷脑2克。

【用法】共研末，白酒调。适量外敷两侧太阳穴。每日1换。

【说明】阉鸡尾，水龙骨科、弗蕨属，别名七星剑、金鸡脚、小爬山虎、凤尾金星、鸡脚爪、鹅掌金星草。药用全草，鲜用或晒干备用。

处方15 全蝎21个，地龙6条，蜈蚣3个，五倍子15克，胆南星30克，半夏30克，白附子30克，木香9克。

【用法】上药共研细末，每次取适量，加1/2的面粉，用酒调成饼，偏头痛摊贴于患侧太阳穴，全头痛摊贴于双太阳穴或两侧交替使用，外用纱布包裹固定。本法用于偏正头痛，痛不可忍，对三叉神经痛效果更佳。

【说明】适用于脉络瘀阻型头痛。

第一章 内科疾病

健康生活提示

（1）患者平时应避免或减少日晒，头痛发作时宜进入安静而避光的环境内，并卧床休息，尽可能促其睡眠。

（2）要注意劳逸结合，避免过度疲劳和精神紧张，女性在月经周期中尤其要注意休息。保持心情轻松愉快，不动怒，少忧虑。

（3）患者应注意气候变化，防止感冒。

（4）饮食要有节制，忌过饱过饥。不吃或少吃高脂肪或富含酪氨酸、苯乙酸胺的食物，如肥肉、动物内脏、巧克力、乳酪、柑橘、鱼和酒类等。多吃新鲜蔬菜，如白菜、菠菜等。

中风

病症介绍

中风又名卒中，是以突然昏仆，不省人事，伴口眼㖞斜，半身不遂，语言不利，或不经昏仆而仅以㖞僻不遂为主症的一种疾病。因本病发病急骤，症状多端，变化迅速，与风性善行数变的特征相似，故名中风。

本病的发生，多由于恼怒伤肝，或饮酒饱食，或房劳过度而引起。病情有轻重缓急的差别，临床上常将中风分为中经络和中脏腑两大类。中经络，一般无神志改变而病轻；中脏腑，常有神志不清而病重。中脏腑一般分为阳闭、阴闭进行论治。

现代医学之脑出血、脑血栓形成、脑栓塞、脑血管痉挛等多种脑血管疾患，均可参照本篇辨证施治

秘方选用

处方1 五月艾、大风艾各500克。

【用法】将上药捣烂，装入2个布袋内，敷在头部和足部涌泉穴

处（男左女右），外加冰块冷敷。

【说明】脑血管意外中风用本法治2例均有效。五月艾、大风艾能芳香通窍，冰块冷敷有收缩血管，减少脑出血量的作用。如果同时在太阳穴、十宣穴放血效果更好。

处方2 天南星12克，雄黄6克，黄芪12克，胡椒8克。

【用法】上药共研细。取适量用水调成糊状，敷脐，纱布覆盖，胶布固定。每日1次，直至恢复。

【说明】雄黄为硫化砷的矿石，有毒，慎防入口。

处方3 皂角、细辛、半夏、藜芦各等份，麝香少许。

【用法】上5味药共研细粉。患者不省人事，用时将药适量以小管吹入鼻中，有嚏则生，无嚏难治。如配合针灸效果更好。

【说明】中风之证，开窍醒神是当务之急。

处方4 藏红花、老鹳草、刘寄奴各12克，毛冬青15克，蟑螂3个。

【用法】将以上诸药共研为细末，以鸡蛋清调和如膏状，敷于患者脐孔上，盖以纱布，胶布固定。每3日换药1次，5次为1个疗程。

【说明】本方适用于中经络。症见得病之初，不经昏倒（或仅有短暂的迷糊失神），而见口眼㖞斜，肢体麻木沉重，活动不利，或半身不遂。

处方5 伸筋草、透骨草、红花各30克。

【用法】用时以上药物加清水2000毫升，浸泡30分钟，煮沸10分钟，药液温度以50~60摄氏度为宜，浸泡患肢，再浸泡足部，每次20~30分钟，恒温，每日1次，连续2个月。

【说明】适用于中风后手足痉挛、手足麻木者。

处方6 大夜关门根20克，追风伞、野菊花根各30克，艾叶10克，大蒜1个，食盐适量。

【用法】将上药混合捣烂，在锅内炒热，用布包裹，趁热熨于患者脐部，外用绷带包扎固定。每日换药1次。

【说明】本方适用于中脏腑。症见突然昏倒，不省人事，继而出

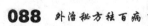

第一章 内科疾病

现口眼㖞斜，半身不遂，舌强言謇，苔白腻或黄腻，脉滑缓或弦数。

处方7 制川乌、吴茱萸、炮穿山甲、海蛤粉各9克，石菖蒲180克，四季葱白适量。

【用法】用时以上药物，加清水5000毫升煮沸，药液温度以50～60摄氏度为宜，浸泡熏洗20～30分钟，每日1次，有微汗最佳。

【说明】适用于中风后半身不遂者。

处方8 黄芪90克，羌活90克，威灵仙90克，乳香40克，没药40克，琥珀40克，肉桂10克。

【用法】上药共研细。取6克于睡前用米醋或黄酒调成状糊，贴敷脐部，外以麝香风湿膏固定，再以热水袋熨烫30分钟。次晨揭去。在第1周内每日1次，第2周起隔日1次。直至后遗症治愈。

处方9 制马钱子25克，芫花、白附子、白僵蚕、全蝎各10克，川乌、雄黄、胆南星各6克，白胡椒3克。

【用法】上药混合共研为细末，贮瓶备用。用时取药末适量，以黄酒调成泥状，涂于患者脐孔内及牵正穴上，盖以油纸，外用胶布封贴。每2日换药1次，6次为1个疗程。

【说明】本方适用于中风后遗证，口眼㖞斜。牵正穴位于耳垂前0.5～1寸处。

处方10 马钱子50克，芫花20克，明雄2克，川乌12克，胆南星5克，白胡椒2克，白附子3克。

【用法】先将马钱子放沙锅内，加水与绿豆少许，放火上煎熬，待豆熟，将马钱子捞出，剥去皮毛，打成碎块。然后，在铁锅内放沙，炒热，入马钱子碎块于沙内，用木棒不停地搅拌，马钱子呈黄褐色时（不可炒黑，黑则无效），取出与诸药混合粉碎为末，过筛后备用。取药末10～15克，撒布于6～8平方厘米胶布中间（两块），分贴于神阙、牵正穴位上。2天换药1次。

【说明】本方适用于中风口眼㖞斜。

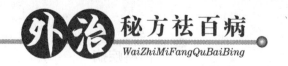

健康生活提示

（1）高血压、心脏病、糖尿病、高血糖、高血脂、吸烟、饮酒、肥胖等是急性脑血管病（中风）的重要危险因素，应采取措施消除或减少这些因素的影响。例如，要养成有益健康的生活方式和合理的饮食习惯，戒烟酒，减少饱和脂肪酸和肉类食品的摄入，减少钠盐而增加钾盐的摄入等，并应将血压、血糖、血脂控制在正常范围。

（2）中风后应保持大便通畅，保护瘫痪的肢体不受损害（如褥疮、压迫等），并应尽早对瘫痪肢体进行按摩，病情稳定后逐渐进行被动活动和主动锻炼。

眩　晕

病症介绍

眩晕是患者的一种自觉症状，可见于许多疾病。眩是眼花，晕是头晕，两者常同时并见，故统称为眩晕。轻者闭目即止；重者如坐车船，旋转不宁，不能站立，或伴有恶心、呕吐、汗出，甚则昏倒等症状。

本病的发生，一般说来，属于虚者居多，如阴虚则易肝风内动，血少则脑失所养，精亏则髓海不足，均易导致眩晕；其次由于痰浊壅遏，或痰火上蒙，亦可形成眩晕。

秘方选用

处方1　白芷、川芎、吴茱萸各等量。

【用法】将以上诸药混合共碾成细末，装瓶备用。用时取药末适量，以温水调成糊状，直接敷于患者肚脐上，用纱布覆盖，胶布固定。每2日换药1次，病愈方可停药。

第一章 内科疾病

【说明】本方适用于肝阳上亢型眩晕。症见眩晕头胀,面色红赤,烦躁易怒,失眠多梦,舌质红,苔薄黄,脉弦。

处方2 雄黄20克,地龙泥便20克。

【用法】上药共研细。取适量用陈醋调成糊状,涂于预脊增生部位,待稍干后再涂1次。半小时后擦净。每日1次,直至眩晕消失。

【说明】本方宜于颈性头痛与眩晕。确定是否属于因颈椎增生等原因引起的眩晕,需X光摄片确诊。雄黄为含硫化砷矿石,有毒,本方用量较大,慎防入口。

处方3 吴茱萸30克,半夏15克,熟大黄10克,生姜30克,葱白(带须)7根。

【用法】上药共为粗末,放铁锅内加醋适量炒热,分作2份,纱布包裹,趁热放脐上熨之,两包轮流,冷则换之,每次30~60分钟,每日2或3次,连用3~7天。

【说明】本方适用于眩晕。

处方4 防风6克,半夏6克,丁香6克,肉桂6克。

【用法】上药共研细。每次取2克,将其中1克放在脐上,胶布固定。另取1克放在2厘米×2厘米的2块胶布上,分贴两侧耳尖上方约1.5厘米处。每次贴敷8小时。每日1次,直至治愈。

【说明】本方如再加上苍术、白芥子两味,共研细,分贴脐与两耳尖上方,其疗效亦好。

处方5 吴茱萸20克,肉桂2克。

【用法】共研细末,米醋调匀,捏成饼状,于睡前贴敷于双足心的涌泉穴,外以青菜叶或树叶包扎,纱布、胶布固定,次晨取下,连续3~5次。

【说明】引火归元。治眩晕。涌泉穴位于足底,将5个足趾向足底蜷曲,在足掌心前面出现的凹陷窝即是。

处方6 黄芪15克,当归5克,五味子、棉花根各1.0克。

【用法】上药共研细末,装瓶备用。取本散适量,加清水调和成糊膏状,贴敷于肚脐处。上盖纱布,胶布固定。每日换药1次,5次为1个疗程。

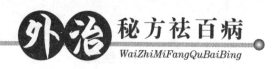

【说明】益气活血。主治气血亏虚所致之眩晕。多年使用,均收到较好的疗效。

处方7 法半夏、茯苓各10克。

【用法】研为细末,加清水适量调为稀糊状,外敷于肚脐孔处,敷料包扎,胶布固定,每日换药1次,连续3~5日。

【说明】燥湿化痰。治眩晕。

处方8 吴茱萸(胆汁拌制)100克,龙胆50克,土硫黄20克,朱砂15克,明矾30克,小蓟根汁适量。

【用法】先将前5味药粉碎为末,过筛,加入小蓟根汁,调和成糊。取药糊敷于神阙、双涌泉穴上,每穴用10~15克,上盖纱布,胶布固定,每2日1换,10日为1个疗程。

【说明】适用于肝阳上亢型眩晕。

处方9 蓖麻子(去壳、研)、杏仁(去皮、研)、食盐、川芎(捣末)、松脂(研)各等份。

【用法】上5味先捣食盐,次下4味杵匀,即涂于蜡纸上,有病者先灸百会三壮讫,将蜡纸药于灸处贴之,日一易,得脓血出效。

【说明】治眩晕。头眩脑闷,鼻塞眼花。《诸病源候论》谓"风头眩者,由血气虚风邪入脑,而引目系故也"。认为眩晕与风邪内侵有关,故治疗以祛风为主。方用川芎祛风散寒,蓖麻子拔毒通经,松脂祛风燥湿,杏仁以助散风寒之功,更用食盐外用以祛风毒。合用则有祛风散邪的作用,先灸百会以止眩,后敷以本方以祛风。

处方10 吴茱萸30克,半夏15克,熟大黄10克,生姜30克,带须葱白7根。

【用法】共为粗末,加入铁锅内,加适量醋炒热,分作2份用纱布包裹,趁热放脐上熨之,冷则换之。每次30分钟,每日2~3次,连用3~7日。1剂药可用3日。

【说明】方用半夏辛温,燥湿化痰,可治湿痰眩晕,近年来临床以半夏为主的化痰通窍汤治耳源性眩晕有效。吴茱萸味辛、苦,性热,散寒止痛,且现代研究表明有明显的降压作用。生姜、葱白解表散寒。

第一章 内科疾病

合用对寒湿之邪所致的眩晕有效。

处方11 白芥子30克，胆南星15克，白矾15克，川芎10克，郁金10克，生姜汁适量。

【用法】以上前5味共研细末。装瓶备用。临用时每次取15克药末，用生姜汁调制成厚膏状，敷于脐部，外用消毒纱布覆盖，再用胶布固定，每天换药1次，15天为1疗程，通常5~7天见效，应连续用药1~2个月，以防复发。

健康生活提示

（1）保持心情舒畅，消除紧张情绪及忧虑，戒恼怒。

（2）饮食宜清淡，忌食辛辣、油腻之品。

（3）避免过度劳累，戒除烟酒等不良嗜好。

（4）发作时应卧床休息，不宜外出，以免发生意外。

失　眠

病症介绍

失眠为临床最常见的一种睡眠障碍，是人体处于一种渴求睡眠而又难以达到睡眠要求的状态，具有经常性和一定的病理顽固性，常伴有头晕、头胀、心烦、焦虑、精神不振、工作效率下降等。神经衰弱、高血压、脑动脉硬化、妇女更年期综合征、消化系统疾病、贫血等均可引起失眠。根据入睡的速度、睡眠深度与维持睡眠的时间，可把失眠分为难睡性失眠、浅睡性失眠和早醒性失眠3大类。中医称本病为"不寐"，认为多由思虑劳伤所致，虚证当责之心、脾、肝、肾等脏；实证多因食滞、痰火，当责之胃腑。

临床常用的外治法主要有药枕疗法、敷贴法。

秘方选用

处方1 菊花1000克，合欢皮500克，川芎400克，牡丹皮、白芷各200克。

【用法】用洁净布缝制一枕头，装入上药，睡眠时以此为枕头。

【说明】各型失眠。合欢皮味甘性平，归心、肝经，为疏肝解郁、悦心安神之品，适宜于情志不遂而致烦躁不宁、失眠多梦之症，能使五脏安和，心志欢愉，收安神解郁之效；川芎辛、温，归肝、胆、心包经，能开郁结；菊花、牡丹皮归心肝经，可清肝。上药合用主要适用于情志不畅所致的失眠。

处方2 丹参、珍珠、硫黄各等量。

【用法】将上药共碾为细末，过筛贮瓶密封备用。用时先将患者脐孔用温开水洗净，取药末0.3克，趁湿填入患者脐孔，盖以棉球，外用胶布封固。每4日换药1次，病愈方可停药。

【说明】本方适用于各种原因所致之失眠。

处方3 吴茱萸10克。

【用法】上药研为细末，用适量米醋调成糊状，敷于两足涌泉穴，盖以纱布，胶布固定，每日1次。

【说明】失眠。吴茱萸味辛、苦，性热，归肝、脾、肾经，可解肝气之郁滞。可用于因情绪不佳所致的失眠。

处方4 紫丹参、白芍、夜交藤各15克，朱砂8克，酸枣仁、远志各10克。

【用法】上药共研细末，装瓶备用。临睡前取本散15克，以童尿适量调和成糊状，外敷于肚脐处，上盖纱布，胶布固定。每日换药1次。

【说明】活血养阴，宁心安神。主治失眠（心脾两虚型）。屡用效佳。一般用药3～5次即可见效。

处方5 王不留行。

【用法】取耳穴：神门、交感、皮质下、内分泌、心。肝郁化火型配肝；阴虚火旺型配肝、肾；

第一章 内科疾病

心脾两虚型配心、脾、肺；心胆气虚型配胆、脾；伴胃肠实热配胃、胆、三焦。均双，用王不留行于穴位贴压，按揉约1分钟，以耳郭胀痛、发热为度。3次/日，3日1换；两耳穴位交替使用。上述四型症甚并分别用龙胆泻肝丸、朱砂安神丸、人参归脾丸、安神定志丸，分别6克/次、6克/次、9克/次、6克/次；痰热甚、便秘用礞石滚痰丸6克/次；均2次/日，口服。30日为1个疗程。

【说明】耳压辨证治疗失眠患者139例，治愈61例，显效39例，有效18例，无效21例，总有效率为84.9%。

处方6 黄连、肉桂、炒枣仁、琥珀各等量。

【用法】上药共研细末，睡前取6克，和醋调敷双侧涌泉穴，上覆盖敷料，用胶布固定，翌晨揭去，7日为1个疗程。

【说明】宁心安神。治失眠。涌泉穴位于足底，将5个足趾向足底蜷曲，在足掌心前面出现的凹陷窝即是。

处方7 炒酸枣仁。

【用法】将选择好的炒酸枣仁（饱满、大小适宜）用少许开水浸泡去外皮，分成两半，后将胶布剪成直径约1厘米的圆形小块，将酸枣仁平面贴于已剪好的胶布中心备用。取穴：主穴取耳神门、皮肤下；配穴取心、肾、脑点。先测定耳穴敏感点。通常用耳电针器测定或用火柴梗按压，找出敏感点。将已备好之炒酸枣仁胶布对准敏感点始于耳穴，并作按揉1分钟许，嘱患者每晚睡前揉按1次，每次3～5分钟。一般5日更换1次。夏季出汗较多可3日更换1次。4次为1个疗程。

【说明】采用酸枣仁耳穴外敷治疗失眠症患者30例，显效9例，进步19例，无效2例，总有效率为93.3%。一般1个疗程即可奏效或治愈。耳郭有炎症或有冻伤者，不宜采用本法。对胶布过敏者，也不宜应用。

处方8 远志、石菖蒲、丹参、硫黄各等量。

【用法】上药共研细末，睡前取适量药末以白酒调成膏状，贴于脐中，胶布固定，每晚换药1次。

【说明】宁心安神。治失眠。

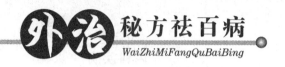

健康生活提示

（1）生活有规律。每天晚上10点至早晨6点是睡眠的最佳时间。因为人的深睡眠期主要集中在这个时间段，这也符合自然界昼夜节律和人体的睡眠规律，不能盲目追求所谓的"夜生活"，违反自然规律。

（2）卧前不兴奋。上床睡眠前2~3小时内，尽可能不要使自己过于兴奋，如避免观看紧张刺激惊险影碟、打麻将等，否则会影响睡眠质量。

（3）饮食宜均衡。日常饮食要荤素搭配均匀合理，避免暴饮暴食和过食甜品，晚饭一定要早吃（晚饭最好安排在睡前5小时左右）；同时晚饭一定要少吃（切勿过饱、过撑）。

（4）要劳逸结合。平时工作学习要注意劳逸结合"体脑并用，精神乃治"，即体力活动和脑力活动二者不能偏废，适度体力活动大有益处。

（5）自我调节睡眠。①诱导催眠法：默念数字，或听单调的滴水声、钟表滴答声。②自我按摩法。③坚持每天练气功。

癫痫

病症介绍

癫痫是指反复发作的神经元异常所致的暂时性、发作性脑功能失调的神经系统慢性发作性疾病。可表现为运动、感觉、意识、行为和自主神经等不同障碍，或兼而有之。按病因有原发性和继发性之分。原发性多发于儿童或青春期，与遗传因素有关；继发性见于多种脑部病变和代谢疾病等。癫痫的发作形式主要有大发作、小发作、局限性发作和精神运动性发作四种。大发作以意识丧失和全身抽搐为特征；小发作以短暂性意识障碍为特征，多见于少年儿童；局限性发作以局部扩散性发作为主要特征；精神运动性发作多发于成人，是具有复杂性症状的一种局限性发作。

秘方选用

处方1 吴茱萸30克，冰片5克。

【用法】上药共研细，加入少许面粉，用凡士林调膏。取适量涂敷脐部12小时（夜8点至早8点为准），胶布固定。每2日1次。如小发作者，涂敷双侧脾俞穴（第11胸椎棘突下旁开1.5寸）；精神运动性发作者，涂敷双侧肝俞穴（第9胸椎棘突下旁开1.5寸），混合型和大发作者，涂敷脐部。如痰多，加膻中穴（胸骨中线上，平第4肋间隙，当两乳头之间的中点处），夜发，加双侧涌泉穴（足掌心，第2跖骨间隙的中点凹陷处）；热重，加大椎穴（第7颈椎与第1胸椎棘突之间）。

【说明】本法治程要求1年以上。

处方2 醋芫花10克，胆南星、雄黄各3克，白胡椒挥发油0.05毫升。

【用法】将前3味药混合共研成细末，加入白胡椒挥发油再研匀，贮瓶密封备用。用药前先将患者脐孔皮肤用温开水洗净擦干，取药末0.15克，填入脐孔，盖以棉球，外用胶布封贴。第1次敷药12天后换药，以后每5日换药1次，病愈方可停药。

【说明】本方适用于痫证。

处方3 斑蝥、白矾、麝香。

【用法】取穴：大椎、腰俞。局部消毒后用消毒瓷片划破穴位皮肤，轻微出血后拔火罐，约1~2小时。去火罐后，依次用活斑蝥（捣碎）、白矾、麝香（均另研）自下而上敷出血处，再用自制风湿膏固定，保留3日，每周1次。并用朱砂0.3~1克，鸡蛋1只，混合清炒后童便兑服，1次/日。4周为1个疗程，2个疗程间隔2周。

【说明】用中药敷贴穴位治疗原发性癫痫42例，治愈6例，显效9例，近期控制6例，好转9

例，无效12例，总有效率为71.4%。治程中未见明显不良反应。

处方4 定痫膏：芫花50克（醋浸1日），明雄6克，胆南星10克，白胡椒5克。

【用法】上药混合粉碎为末，过筛。取药末10～15克，填放脐内，覆以纱布，胶布固定。3～5日换药1次，连续3个月为1个疗程。

【说明】本方适用于癫痫。治疗期间，禁忌油腻、猪肉及刺激性食物。

处方5 丹参、月石各1克，苯妥英钠0.25克。

【用法】将上药共研为极细末，分成10次用。治疗时，用75%乙醇消毒神阙穴，取1/10药末敷于穴位上，外用纱布覆盖，胶布固定，每周换药1次，10次为1个疗程。

【说明】采用丹参月石散方治疗癫痫患者，疗效显著。本方附验案1例，治疗1个月后，发作间隔时间延长15日，继续用本法治疗，发作得到控制。

处方6 砒石10克，巴豆7个，斑蝥3个，珍珠1个（大），轻粉3克，银珠15克，狼毒50克（或蜂蜜适量）。

【用法】先将斑蝥去头、足、翅，巴豆去皮，焙干研末。砒石、轻粉、银珠研细末。将新鲜狼毒捣成泥状，诸药混合捣匀而成糊状即可外敷，分敷于太阳（双）、印堂、神阙穴上。外敷3～4小时，察看皮肤以大米粒状血疹为度即可除去外敷药贴而达到治疗效果。

【说明】癫痫。用上药外贴穴位治疗脑囊虫病性癫痫3例，外贴1～2次，均获治愈。

处方7 青洋参、石菖蒲、石英各12克，豆腐渣果15克，松寄生30克，马蹄香、金果榄、高脚虫、蝉蜕各10克，山鸡椒6克。

【用法】诸药共研细末，过100目筛，装瓶备用。急救时用棉签蘸药末少许，搐于鼻中。平时用香油调成糊状，包劳宫穴、神阙穴或胸口。

【说明】芳香开窍，安神镇惊，息风平痫。治疗癫痫。

第一章 内科疾病

处方8 白毛鸡1只，旧草席（切碎），犁田大绳（切碎），各适量。

【用法】将鸡杀净。取鸡毛和烫鸡水合方煎水洗澡。洗澡前如癫痫发作，先急用手指按压患者手拇指指甲根后1分处令其苏醒。如不醒，重按足大趾趾甲根后1分处，均按男左女右。再不醒则按长强穴，待醒后再行洗澡。每周洗1～2次。

【说明】临床治疗数例，均有效。

健康生活提示

克服自卑感及恐惧心理，避免疲劳、紧张诸因素刺激，加强体质锻炼，起居有规律、忌烟、酒、茶、咖啡等刺激性食物；不要开车、游泳、夜间独自外出，如有发作预兆，应立即卧倒，避免跌伤。

面肌痉挛

病症介绍

面肌痉挛，又称面肌抽搐，为一种半侧面部不自主抽搐病症。抽搐呈阵发性且不规则，程度不等，可因疲倦、精神紧张及自主运动等加重。起病多从眼轮肌开始，然后涉及整个面部。本病多在中年后发生，常见于女性，本病病因不明，现代医学对此尚缺乏特效治法，目前一般采用对症治疗，但效果均不理想。

秘方选用

处方1 雄黄3克，醋芫花50克，马钱子生物总碱0.1毫克，胆南星8克，白胡椒挥发油0.05毫升。

【用法】将前4味药混合研成

细末，喷入白胡椒挥发油 0.05 毫升，混合均匀，贮瓶密封备用。临用前先用温开水洗净患者脐孔皮肤，趁湿取药末 0.2 克，填入患者脐孔，盖以软纸片和棉球，外用胶布封固。每 2 日换药 1 次，病愈为度。

【说明】本方适用于面肌痉挛。

处方 2 全虫、僵蚕、防风、白芷、羌活、芥穗、天麻各 15 克。

【用法】将上药共研为极细末，装入于净瓶内密闭备用。用时先用 75% 乙醇或温开水洗净患者脐孔皮肤，趁湿取药末适量填满脐孔皮肤，外用胶布封好。每 2 日换药 1 次，连续用药至症状消失为止。

【说明】采用上药外敷神阙穴治疗面肌痉挛患者，亦获得显著疗效。

处方 3 荆芥穗 6 克，杭菊花 4.5 克，川芎 6 克，明天麻 4.5 克，香白芷 45 克，霜桑叶 12 克。

【用法】上药同鸡蛋 2 个同煮，蛋熟去壳，再与药同煮，令药味入里。用热鸡蛋热熨患处，稍凉即换一个熨之。

【说明】此属外治面神经痉挛、面部肌肉不时不由自主抽动的方剂，虽然奏效较缓，但疗效稳定，绝无不良反应。

处方 4 胆南星 8 克，明雄 3 克，醋芫花 50 克，黄芪 30 克，马钱子总生物碱 0.1 克。

【用法】上药烘干研为细面，再喷入白胡椒挥发油 0.05 毫升，混匀，密封保存。用温水洗净并擦净患者脐部，将止痉散 250 毫克敷入脐中，用胶布固定，2~7 天换药 1 次。

【说明】本方适用于面肌痉挛。

处方 5 僵蚕 15 克，全蝎 5 克，香皂 30 克。

【用法】以上 2 味药研细粉后和香皂调成糊状敷于患处。1 日 1 次，5 天为 1 疗程。

【说明】作者在临床中，使用本方达 50 余年，证明疗效是显著的，一般 2~3 次见效，1 疗程即能治愈。

第一章 内科疾病

健康生活提示

（1）注意休息，注意面部的保暖，外出可戴口罩；不用冷水洗脸，避免直吹冷风，注意天气变化，及时添加衣物。

（2）饮食上多吃新鲜蔬菜和水果，适当增加B族维生素的摄入。

（3）进食后要及时漱口，清除患侧颊齿间的食物残渣，保持口腔清洁。

（4）保持心情愉悦，轻松，劳逸适度，充足睡眠。

面神经麻痹

病症介绍

面神经麻痹，俗称歪嘴风、口眼㖞斜。麻痹多为一侧，病侧面部表情完全丧失，鼻唇沟变浅，眼裂变大，眼睑不能闭合，前额皱纹消失，口角歪向健侧，鼓腮时口角漏风，流口水，笑时口角歪斜更为明显。

本病的形成，多因人体气血不足，面部遭风寒的侵袭，因而使经络瘀滞，筋脉失养而发生。任何年龄都可发病，但以青壮年为多见。

秘方选用

处方1 蓖麻子仁50克，朱砂2克。

【用法】先将蓖麻子仁捣碎，然后加入朱砂、捣如膏状，制成梧桐子大药丸，上述药量可制成120粒，密贮玻璃瓶中备用。贴敷时，每次选患侧2～3个穴位，每穴贴1丸，用胶布或伤湿止痛膏固定。1次/日，每次贴敷7～10个小时。

【说明】采用上药治疗面瘫患者7例，均获治愈。治疗时间最短1日，最长41日。在贴敷过程中，如遇局部出现皮疹，稍停2日，即可自行消退。

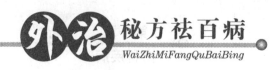

处方2 生马钱子10枚。

【用法】选质黑或黑黄者佳。将马钱子在温水中浸泡7日后取出，每枚切成6薄片，按面瘫范围大小，一片片摆满在氧化锌橡皮膏上，然后敷在口角侧。向左歪贴右侧，向右歪贴左侧，每日换1次。直至治愈为止。

【说明】曾有报道，用此方贴敷每7～10日换1次，轻症2次即可，治疗15000人次，约80%有效。生马钱子又名番木鳖，有毒，成人内服5～10毫克即可发生中毒现象，30毫克可致死亡。操作时慎防入口，以免中毒。

处方3 去壳大巴豆3枚，去足翅大斑蝥3个，鲜生姜6克。

【用法】捣成泥状，均匀涂纱布上，药膏面积2.5厘米×2.5厘米），患侧下关穴贴敷3～4小时。用注射器抽吸水疱。2～3周1次。

【说明】应用上药治疗面瘫120例，用≤3次，其中，治愈者104例，显效者8例，好转、无效各4例，总有效率为96.7%。

处方4 蟾酥0.02克。

【用法】分敷于太阳穴（眉梢与外眼角连线中点，向后约1寸凹陷处）、地仓穴（口角旁开0.4寸），胶布固定。敷后24小时有灼热感，3日后局部皮肤起疱。向左歪贴右侧穴位，向右歪贴左侧穴位。一般5～7日即效。如1周未愈者，取下更换1次。

【说明】蟾酥有毒，份量一定要严格控制，不能随意增加，并严禁入口，以免中毒。

处方5 荆芥15克，防风15克，艾叶10克。

【用法】将上药放入沙锅内加水800毫升，煮开后，熏蒸以耳为中心的局部，天冷时头部蒙上毛巾以使热力集中，熏至局部潮红，以微汗为度。午饭后和睡前各用1次，10天为1疗程。熏后局部用毛巾擦干，避免风寒。

【说明】发病1周以内者。

处方6 鲜活鳝鱼1条，肉桂10克，胡椒10粒，冰片1克。

【用法】上药共捣碎，加入少量白酒调为糊状，先取针灸针速刺患侧颊车、下关穴，然后外敷此药，纱布固定。2日换药1次。

【说明】经用本方治疗面神经

第一章 内科疾病

麻痹患者11例，时间最短者2天，最长者7天，全部治愈。

处方7 斑蝥1~2个，巴豆2~3粒，麝香0.02克，鲜柳枝头（带叶3~5片）1枝，鲜生姜5~10克。

【用法】以上药物共捣如泥。贴于患侧下关穴、太阳穴、颊车穴。当贴药处有灼痛感时，即将药物除去；起水疱后用消毒针尖刺破。每隔7~10天贴药1次，一般1~3次痊愈。

处方8 鲜骨碎补50克，糯米50克，鲜鳝鱼血适量（畲族方）。

【用法】先将糯米煮成干饭，鲜骨碎补切碎，二种搅匀捣烂如泥，根据患部面积做成饼状，取鲜鳝鱼血均匀地涂在饼上，贴敷患部。

【说明】曾治愈10余例，有一位患者口眼歪斜，经多方治疗未愈，22天后用本方，仅敷1贴而愈。应用本方应避免风露。

处方9 活鳝鱼1条。

【用法】将患侧用温水洗后，割断鳝鱼头或尾部，取血涂于面瘫侧或患侧颊车部位，每日1次。

【说明】祛风活血，通络。治面神经麻痹。颊车穴位于面颊部，下颌角前上方约一横指（中指），咀嚼时咬肌隆起，按之凹陷处。

处方10 巴豆4~8粒，50度白酒250毫升。

【用法】将巴豆去壳，投入白酒内，置火上煮沸后，将白酒盛于小口瓶中，趁热熏健侧劳宫穴约20分钟。每日1~2次，10次为1个疗程。

【说明】祛风通络。治面神经麻痹。治疗期间一般有轻度腹泻，或局部脱皮现象，无须处理。劳宫穴位于手掌心，第2、3掌骨之间偏于第3掌骨，握拳屈指时中指尖处。

健康生活提示

（1）急性期注意休息，尽量避免外出。避免受风寒，颜面及耳后部位应注意保暖，耳后部及患侧颜面部要经常热敷。

(2) 早期患侧面部按摩有助疾病的痊愈。方法：患者用手掌贴在患侧面部做环形按摩，每日3～4次，每次10～15分钟。

(3) 面神经麻痹者应注意功能性锻炼，如抬眉、双眼紧闭、鼓气、张大嘴、努嘴、示齿、耸鼻。

(4) 禁吃酸、辣、酒等刺激性食物。

(5) 饭后清洁口腔，防止患侧食物残留。

三叉神经痛

病症介绍

三叉神经痛是一种原因未明的疾病，特征是三叉神经分布区域内，发生阵发性剧烈疼痛，起病多在40岁以上，女性多于男性，有原发性和继发性之分。原发性一般与受寒、病毒、牙的感染及某些传染病有关，继发性与眼、鼻、牙等处以肿瘤压迫有关。中医认为本病可由风热外袭，经络气血阻滞或肝、胃实热上冲以及阴虚阳亢、虚火上升等有关

秘方选用

处方1 全蝎21个，地龙6条，土狗（又名蝼蛄）3个，五倍子15克，生天南星、生半夏、白附子各30克，木香9克。

【用法】上药共研细末，备用。取药末25克，加入面粉10克，拌匀，用酒调和，捏成饼状，贴敷太阳穴上，用纱布包裹固定。每日换药1次。

【说明】祛风化痰，通络止痛。主治偏正头痛，痛不可忍（相当于三叉神经痛）。

处方2 细辛、胡椒（或川椒）各10克，干姜3克，白酒15～30毫升。

【用法】加水适量煎沸。然后用一喇叭形纸筒，一端置在药锅上，另一端贴近患者鼻孔，吸入药

第一章 内科疾病

液蒸气，每次10分钟，每日2次。

【说明】散寒止痛。治三叉神经痛。

处方3 白芷、蓖麻仁、乳香、药各5克。

【用法】上药为1次量，共捣烂为膏状，或再加白酒调成膏状备用。用时取上药膏贴敷于患侧太阳穴处，敷料包扎，胶布固定。每日换药1次，连贴3～5日。

【说明】祛风通络，活血止痛。主治三叉神经痛，兼治偏头痛。另一方即本方去白芷、没药，依上法用之，治疗三叉神经痛，效果亦佳。

处方4 吴茱萸5克。

【用法】研为细末，加面粉少许，用水调成稀糊状，外敷双足心涌泉穴，每日换药1次。

【说明】引火归元，调和阴阳。治三叉神经痛。涌泉穴位于足底，将5个足趾向足底蜷曲，在足掌心前面出现的凹陷窝即是。

处方5 穿山甲末100克，厚朴100克，白芍120克，甘草浸膏3克，乳香、没药醇浸液70毫升。

【用法】共烘干研末，加鸡血藤挥发油2.5毫升，冰片少许，每次用200毫克煮酒调糊。若面部痉挛为主者，可先用另方敷脐，5天换药1次，以后交替轮用，另方如下：胆南星3克，明雄3克，醋芫花50克，马钱子总碱0.1毫克，白胡椒挥发油0.05毫升，共研面。

【说明】本方适用于三叉神经痛。

处方6 川乌12克，草乌12克，花椒15克，麻黄15克，半夏15克，胆南星15克，姜黄30克。

【用法】上药共研细末，浸泡少量酒精中，2日后取涂患处，疼痛发作时随时涂抹，缓解后每日3次。

【说明】瘀血阻滞型三叉神经痛。

处方7 生葱白、鲜生姜各250克。

【用法】先将葱白（剥去老皮）与鲜生姜（去皮，老姜佳）混合砸成酱放入碗内，上盖6层纱布（纱布必须在新水内泡过，湿度适宜，盖于酱的表面备用）以防干燥。夏天可放入冰箱内保鲜，能用2~3日，冬天不能太凉，凉时可略加温。治疗时将葱姜酱涂在2厘米×2厘米的纱布上，贴在穴位上（贴前先针刺所选穴位），抹酱的厚度为0.5厘米，不必固定，若酱干后，局部仍痛不止，可揭掉干的再敷上一层，其痛即可减轻。敷酱后局部皮肤呈红色，后变褐色（如色素沉着皮肤之状），重时局部起疱如烫伤样，但很少见，大部分患者局部皮肤仅潮红，无其他不良反应。轻者隔日1次，重者1次/日。

【说明】采用上药治疗三叉神经痛患者，效果显著。所选穴位为疼痛部位穴位：如太阳、四白、颊车、下关、迎香、地仓等。

处方8 鹅不食草10克，石草蒲10克，细辛6克，冰片3克。

【用法】研细为末，装入瓶中封盖，每日打开鼻嗅数次，1次~2分钟。10日为1个疗程。

【说明】本方醒脑通窍。适用于三叉神经痛。

健康生活提示

注意保暖，避免冷风直接刺激面部，保证足够的睡眠和休息，避免过度疲劳带累；保持心情舒畅，忌冲动、恼怒；忌食油炸、辛辣等食物，海鲜产品以及温热食物也要少吃。

神经衰弱

病症介绍

神经衰弱是指易疲乏、易激怒、头痛、抑郁、失眠、注意力不集中及缺乏欢乐感的一种神经症。中医属"不寐"、"郁证"、"虚劳"等范畴。临床主要表现有入睡困难或浅睡多梦，寐短早醒，健忘，注意力不集中，心烦意乱，无精打采，常感力不从心，稍事工作即感疲惫不堪、

第一章 内科疾病

周身困乏，思维亦减退，轻微头痛或伴头晕、头胀，还可伴有心悸、胸闷、消化不良、阴茎勃起障碍、早泄、月经不调等症状。一般起病缓慢，病情时轻时重，如迁延日久不愈，则病情加重且持久而固定。

秘方选用

处方1 含白芷、细辛、川芎、白芥子、冰片各适量。

【用法】取穴：印堂、太阳、百会、玉枕、风府、阿是穴。根据头痛部位选相应穴位，将诸研碎，置于胶布上，贴穴位上，以手心压之，用药10分钟后即可减轻疼痛。每隔1~2分钟活动大拇指，以促经气运行。同时从智力康复器按压太冲穴，使患者有酸、麻、胀、痛和灼热感，每次20分钟，1次/日，6次为1个疗程。

【说明】用上法治疗神经衰弱150例（均为用脑不当所致本病的学生），痊愈145例，显效3例，有效2例，总有效率为100%。

处方2 沉香25克，公丁香10克，山柰15克，肉豆蔻10克，光明盐15克，荜茇10克，花椒10克。

【用法】上药共研细末，用香油调成泥状，敷贴于脐穴，1日1换，7日为1疗程。

【说明】该药有息风补气，交通心肾，对精神恍惚，胸闷憋气，气喘不平均有良效。

处方3 菊花1千克，川芎400克，牡丹皮、白芷各200克。

【用法】用上药充当枕头添充物，供睡眠时枕用。每装药1次可连续使用半年。

【说明】用本方治疗神经官能症患者36例，症状明显好转者28例，减轻者6例，无效者2例，总有效率为94.4%。本方对于治疗高血压病亦有显著效果。

健康生活提示

（1）当一个脑力劳动者，长期坚持持续和繁重的工作而使神经过分

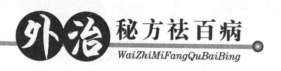

紧张，且没有注意合理的休息；精神创伤引起的抑郁、悲伤、委屈、恐惧等不能及时化解；长期处于心理矛盾冲突和情绪压抑之中，经常出现易于疲倦，记忆力下降，工作效率减低时，应注意是否有神经衰弱存在。

（2）神经衰弱患者的饮食调养和普通人的饮食没有太大区别，仅在症状明显的时候应注意节制食量。此外，应多食有镇静安神的食物，如龙眼肉、大枣、小麦、百合、莲子、猪心、羊心等，可有助于神经衰弱症状的减轻。

（3）应忌酒、浓茶、辛辣之品。可参加体力劳动和从事体育锻炼，但应避免过于剧烈的活动，如在活动中有心悸等不适感，应立即停止活动。

（4）起居调养方面，要求病人合理安排自己的生活、工作和学习，建立有规律的生活制度和紧张而有序的工作方法。注意劳逸结合、用脑卫生和睡眠卫生。

第六节　杂病

自　汗

病症介绍

自汗是不分昏醒，时时汗出，动辄益甚为主证。临床常见的有全身自汗、头部自汗、两手心自汗、腋下自汗、两足心自汗等，有的甚至时时汗出淋漓，不能自止，患者甚为苦恼。自汗常因气虚、血虚、阳虚、痰阳、伤湿等因素所致，也有伴见于其他疾病的过程中。治疗中结合中药外用，其效显著。

第一章 内科疾病

秘方选用

处方4 五倍子、五味子、浮小麦各适量。

【用法】将上药共研为细末，调水使成糊状，敷于脐部，盖以纱布，胶布固定。1日1次，连用3～5次。

【说明】本方收敛止汗。主治自汗、盗汗。

处方5 五倍子20克。

【用法】研细。取适量用水醋调成糊状，贴敷脐部，胶布固定。如当日汗未止，第2日再如法外敷。

【说明】本方亦用治盗汗。

处方6 黄芪15克，麻黄根、艾叶各20克，白术、防风、白芷各10克。

【用法】加水600毫升煎煮上药，待药汁约300毫升，去渣。将3个洁净口罩浸泡其中，温度适宜后，将口罩覆盖神阙穴、关元穴15分钟。然后重新将口罩浸泡药汁，再敷于肺俞、大椎两穴15分钟，每日1次。

【说明】适用于气虚自汗。

处方7 黄芪30克，葛根30克，荆芥9克，防风9克。

【用法】上药加水煎煮，滤汁，倒入盆中，乘热熏洗双手20分钟。每日1次。连用2次愈。

【说明】本方宜于手汗甚者。

处方8 何首乌、五味子、黄芪各等份。

【用法】上药共研细末，加入药用基质，制成每粒含生药1克的锭剂。将脐部洗净，放1粒药锭于脐窝，上盖塑料薄膜，外敷纱布，胶布固定。24小时换药1次，8次为1个疗程。

【说明】益气活血，收敛止汗。适用于自发性多汗症。

处方9 五味子3克。

【用法】研细末，以唾液调成饼，临睡时敷脐上，上盖纱布，以胶布固定，至天明取下。每晚1次。

【说明】敛汗。治盗汗。

外治秘方祛百病

处方 10 黄芪15克，麻黄根、艾叶各20克，白术、防风、白芷各10克。

【用法】上方加水600毫升煎煮，待药汁煎至300毫升时去渣。将两洁净口罩浸泡其中，温度适中后，将口罩敷盖于神阙、关元穴15分钟，然后重新将口罩再浸药汁，敷于神阙、大椎穴15分钟，每日1次。

【说明】气虚自汗。症见体弱纳少，汗出恶风，动则尤甚，面色萎黄无华，舌苔薄白，脉细弱。方用黄芪、白术、防风益气固表止汗，即玉屏风散，三药合用，补中有散，散中有补，止汗泄，御风邪，治表虚自汗；白芷祛风散寒而解表；麻黄根收敛止汗；艾叶有助于增强药效。合用则止汗益气。

处方 11 蛇床子30克，藁本30克，山茱萸30克，防风15克。

【用法】将上述药物加适量洁净水煎煮，煎至3000毫升，去渣取汁，趁热熏洗。

【说明】治膀胱肿硬，下部痒痛，阴汗不止。山茱萸补益肝肾，收敛固涩，治虚汗不止；蛇床子温肾壮阳，燥湿散寒，治阴汗；藁本、防风辛温，祛风散寒燥湿。四药合用，功专人下焦，补肾助阳，散寒燥湿，多用治下焦寒湿，痒痛，阴汗不止之症。

健康生活提示

保持室内温度、湿度适宜，空气新鲜。患者起居要有规律，顺应寒温变化；适时增减衣服。避免劳累、精神紧张，解除思想顾虑。平时出汗后，必须及时用毛巾擦干，穿衣盖被均不应暴露胸背，以免感受风寒，引起感冒等其他病症。出汗后应注意休息，多饮白开水或淡盐水，以恢复体力。经常保持患者衣服、床单、被褥干燥清洁，汗湿后及时更换。食物宜营养丰富，忌辛辣刺激性食品。

盗汗

病症介绍

盗汗是以入睡后汗出异常，醒后汗泄即止为特征的一种病症。盗汗有生理性和病理性之分。中医认为盗汗主要是由于心血不足及阴虚火旺，致阴气空虚，睡则卫气乘虚陷入阴中，表无护卫，肌表不密，荣中之火独旺于外，迫精外泄，醒则气固于表，玄府密闭而汗止。

秘方选用

处方1 郁金30克，五倍子9克。

【用法】研成细末。取10克细末，用适量蜂蜜调成两块药饼，置于两乳头上，外用纱布覆盖，胶布固定，每日1次。

【说明】收涩止汗、治自汗。

处方2 五倍子、郁金、蜂蜜适量。

【用法】前2药混合研末，加入蜂蜜调和成膏，取适量药膏分别敷贴于涌泉、灵墟、神阙，盖以纱布，胶布固定。每日换药1次，7～10天为1个疗程。

处方3 五倍子（蜜炙）、枯矾各等份，人乳适量。

【用法】2味药混合粉碎为末，过筛，加入人乳调和成膏。每穴取药膏15克，选取神阙、气海、肾俞贴敷。每日1换，10～15天即效。

【说明】本方适用于盗汗。

处方4 郁金适量，蜂蜜少许。

【用法】上药磨蜜，每晚睡前涂于双侧乳晕上，胶布固定，连续外涂3次。

【说明】用上药治愈盗汗109余例，不需服药，效果明显，一般3日即愈。

处方5 乌梅10枚，生地黄10克，浮小麦15克，大枣5枚，白芷9克，黄芪、透骨草各12克。

【用法】加水600毫升煎上方，待药汁约300毫升，去渣，将口罩浸于药内，温度适中敷盖于神阙、气海穴约15分钟。后重新浸药汁敷于肺俞、心俞两穴15分钟，每日1次。

【说明】本方适用于阴虚盗汗。

处方6 五倍子粉50克。对厌食、倦怠、便溏患儿加服荞麦饼（苦荞麦（去壳）60克，小麦50克，芡实20克，扁豆、山楂各30克。

【用法】将五倍子研细末备用。每晚睡前用适量药粉加温水调和，揉成软面状，填平脐孔，用胶布固定。次晨起即取下。将以上5味共磨细粉（即荞麦饼）加白糖及水适量，共分烤成6个小饼，每日2次，每次1个。

【说明】健脾益气，固表止汗。主治盗汗。治疗27例，其中伴厌食者12例，加用1剂荞麦饼。治疗3次汗止者8例，4次汗止者10例，5次汗止者8例，5次以上汗止者1例，有效率为100%。

处方7 朱砂3克，五倍子9克。

【用法】将上药共研为极细末，装入瓶中备用。用时先将脐窝洗净，然后将上药放入神阙穴，用大块（5厘米×5厘米）胶布粘紧密封即可（可用醋少许将药调成糊状，不用亦可），1次/日，5次为1个疗程。

【说明】采用上药治疗各种盗汗症，包括：气阴两伤、痰热内蕴的慢性支气管肺气肿；外感余热未清；肺肾阴亏如系统性红斑狼疮等病。病因不同，但均取效。一般用药1次收效，可连续使用5~10日。

处方8 五倍子粉2~3克，飞辰砂1.0~1.5克。

【用法】将上药加水适量，调成糊状，涂在塑料薄膜上，敷于脐窝（神阙穴），用胶布固定，24小时换药1次，连续用药至症状消失。

【说明】用上药治疗肺结核盗汗患者30例，有效者25例（用药1~6次），无效者5例（连续用药7次未见明显效果）。治程中未见不良反应。

第一章 内科疾病

健康生活提示

（1）饮食方面，要摸索出与自己病症有利有弊的饮食宜忌规律，进行最适合自己的食疗调养，如阴虚、血热及阴虚火旺的患者，应禁食辛辣及食物，切勿饮酒，并多食一些养阴清热的水果蔬菜。

（2）适当的调节一下居住环境的温度与湿度，如阴虚白热者的居住环境应稍偏凉一些。

（3）患者的被褥、铺板、睡衣等，应经常拆洗或晾晒，以保持干燥、并应经常洗澡，以减少汗液对皮肤的刺激。

中 暑

病症介绍

中暑亦称发痧。系指夏季感受暑邪而发生的急性病证。本病原因，是人们夏季长时间受烈日曝晒，或高温环境影响下，体质虚弱，抗病能力低下，暑邪乘虚侵入人体而发病。

本病在临床上有轻重之分。轻者面赤身热，头晕头痛，恶心欲呕，烦热口渴；重者则突然闷倒，昏不知人，面色苍白，或四肢抽搐，牙关紧闭。

秘方选用

处方1 鲜薄荷草200克，50度白酒50毫升。

【用法】将薄荷草捣碎，放入碗中，倒入白酒，用纱布包，药涂搽全身。

【说明】把病人抬到阴凉处，解开衣服，让病人安静平卧，用鲜薄荷草加酒擦全身。使体温很快下降，神志恢复正常。如无薄荷草，用紫苏、生姜、柚子叶、柑果叶（任选一种）均可。已用本方治疗3例均获愈。

处方2 路边热土、人尿各适量。

【用法】把患者急移阴凉处，掬路边热土在肚脐上作窝，令人溺满，暖气透脐，患者即苏醒。

【说明】适用于中暑昏倒。此法出自张仲景，其意殊绝，非常情所能及，实救急之大术也。盖脐乃命带，暑喝伤气，温脐所以接其元气之意。

处方3 川黄连1克，薄荷油0.5克，桉油0.1毫升，蒸馏水100毫升。

【用法】将川黄连放容器内，加蒸馏水2~4分钟。过滤，加薄荷油、楠桉油搅匀，每次滴鼻1~6滴，1日滴3次。

【说明】本方具有清心祛暑作用，治疗中暑，临床反复验证，疗效很好。

处方4 吴茱萸、广地龙各适量。

【用法】上药共研细末，加入适量面粉混匀，用米醋调为糊状备用。取药糊适量，敷于双足心涌泉穴，用纱布包扎固定。每日换药1次，7日为1个疗程。

【说明】清热化痰，导热下行。主治中暑，头痛头晕，恶热心烦，面红气粗，口燥渴饮，汗多等。屡用效佳，多数1次见效。

处方5 冰片适量。

【用法】研细末，加入3~4倍凉开水，混匀。用棉花蘸药液反复擦洗胸背、四肢皮肤，至皮肤微红为止。

【说明】退热。治中暑发热。

处方6 滑石6钱（18克），甘草1钱（3克）。

【用法】上药水煎熨，并敷脐腹。

【说明】中暑烦渴。滑石能清暑热，利小便，配合甘草加强清利之功，为治暑常用之方。

处方7 附子、干姜各20克。

【用法】研细末，取适量，温水调膏，敷于两足心30~60分钟。

【说明】回阳救逆。治中暑汗多虚脱、四肢不温者。

处方8 生石膏60克，知母30克，山药10克，生甘草10克。

【用法】上药水煎取汁，以纱

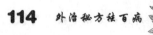

第一章 内科疾病

布或毛巾湿熨胸部募穴、背俞穴及气海穴；药渣装袋，热熨脐腹部，以症状缓解为度。

【说明】主治中暑。本方即白虎汤去粳米加山药，有清热生津之效。

健康生活提示

（1）在夏天要注意个人防护，避免烈日暴晒而中暑。

（2）对中暑患者要立即使其脱离高温环境，将其移到阴凉通风处，解开衣襟，安静休息，适当吹风，补充清凉饮料，或多饮温开水，少加食盐和糖，以免耗伤津液。

（3）病重者须及时送医救治。

脚 气

病症介绍

脚气又称脚弱，是指两脚麻木，软弱无力，或肿胀，或萎枯的一种疾病，因本病先起于腿脚，故称为脚气。本病发生的原因，主要是外感湿邪风毒，或恣食肥甘厚味，过食辛辣，湿热内生，流注于脚而形成。临床上常见的有干脚气病和湿脚气病两种类型。现代医学维生素 B_1 缺乏症可参考施治。

秘方选用

处方1 吴茱萸、木瓜、槟榔、大黄各10克，行水膏1贴。

【用法】将前4味药研成细末，装瓶备用。用时取药末10克，用水调成膏状，敷于患者脐孔内，外用行水膏封贴。每2～3日更换1次。

【说明】本方适用于湿脚气。

症见足胫肿大，麻木重着，软弱无力，小便不利，苔白腻，脉濡缓。

处方2 煅甘遂、煅二丑各15克，荞麦面适量。

【用法】将以上诸药混合共研为细末，贮瓶备用。用时取药末10克，用水制成药饼，在锅内蒸熟后贴于患者脐孔上，盖以敷料，胶布固定。每日换药1次。

【说明】适用于湿脚气。方中甘遂苦寒有毒，切不可入口，以免引起不良反应。

处方3 麝香0.3克，轻粉0.3克，葱白1根，活田螺去壳3个。

【用法】上方除麝香另研外，其余药物混合共捣烂如膏状。先取麝香纳入患者脐孔内，继取药膏盖之，用纱布覆盖，胶布固定。每2日换药1次，病愈为度。

【说明】本方适用于湿脚气。

处方4 活田螺10个，食盐适量。

【用法】将田螺去壳和食盐共捣烂如膏状，敷于患者脐孔上，盖以纱布，胶布固定。每日换药1次。

【说明】适用于干脚气病。症见足胫无力，麻木酸痛，挛急，脚不肿而日见枯瘦，食少，小便热赤，舌红，脉弦数。

健康生活提示

（1）保持脚的清洁干燥，汗脚要勤换鞋袜，趾缝紧密的人可用草纸夹在中间，以吸水通气。

（2）平时不宜穿运动鞋，旅游鞋等不透气的鞋子，以免造成脚汗过多，脚臭加剧。

（3）忌吃容易引发多汗的食品，如辣椒、生葱、生蒜。

（4）情绪宜恬静，激昂容易诱发多汗，加重脚气。

第二章 外科疾病

疖

病症介绍

疖是金黄色葡萄球菌或白色葡萄球菌自毛囊或汗腺侵入所引起的单个毛囊及其所属皮脂腺的急性化脓性感染。多发生于头面及项背部。任何季节均可发病，夏、秋两季高发。疖可发生于任何人群，个人卫生习惯不良是本病的诱发因素。中医认为其由热毒侵犯而致。

疖初起时，在毛根部形成一个小硬结，有触痛，逐渐扩大，局部红、肿、热、痛加剧；随着硬结逐渐变软，疼痛减轻，中央出现黄白色脓头；破溃后有少量脓液，红肿消退而痊愈；局部淋巴结可肿大。一般没有全身症状，如热毒较重可有全身症状出现，如发热、畏寒、全身不适、头痛、乏力、便干、尿黄、食欲减退等。

秘方选用

处方1 大黄、黄柏、姜黄、白芷各25克，制南星、陈皮、苍术、厚朴、甘草各10克，天花粉50克。

【用法】上药共研细末，用葱汁、酒、醋、麻油、蜜等调敷患处，每日换药1次。

【说明】适用于一切痈疖之初

期、中期。症见患处结肿，灼热红痛，根脚浮浅，肿势局限；或疮形突起，疼痛增剧，按之软陷应指，有头或无头。本方即《医宗金鉴》之金黄膏。为外科病通用方，具有清热除湿，散瘀化痰，止痛消肿之功，主要用于疮疡阳证。痈及丹毒亦可用此方治疗。

处方2 干蒲公英适量，甘油与75%乙醇（比例为1∶3）适量。

【用法】干蒲公英研为细末，与甘油、75%乙醇和成糊状，装瓶密封备用。用糊剂敷于患处，然后用消毒敷料包扎，每日换药1次。对已破溃的疮面只敷4周，留下中间，以利引流。

【说明】本方见效快，用于疖痈疔疮等急性炎症。

处方3 马齿苋、野菊花各30克。

【用法】将以上药物入布包之中，加水煎煮20分钟，取出趁热敷于患处。

【说明】此方适用于疖肿初起，局部红、肿、热、痛时。马齿苋清热解毒，凉血消肿；野菊花亦具有清热解毒之效，为外科疗痈之良药。2药合用疗效显著。

处方4 垂盆草（又名佛甲草、地蜈蚣草）60~120克。

【用法】将新鲜垂盆草洗净，捣烂加干面粉少许，调成糊状。外敷患处，每日或隔日1次。如脓肿已出头，中间要留一小孔，以便排脓。

【说明】本方消肿止痛，治疗痈疽、蜂窝织炎、无名肿毒等疗效满意。

处方5 天仙子50克，藤黄、浙贝母、蚤休各10克，赤勺15克，乳香、没药各6克。

【用法】将上药共研细末，加入研细冰片3克调匀备用。取适量药粉，加蒸馏水调成糊状，摊于纱布上，面积大于疖肿，厚1~2厘米，贴敷患处。并用大黄、黄芩各30克，黄柏15克，黄连5克，加水煎成浓缩液，用纱布吸附药液，盖于本品上，每日数次，保持患处湿润。疗程10日。

【说明】采用上药外敷治疗疖肿476例，痊愈465例，无效11例，治愈率为97.7%。

第二章 外科疾病

处方6 鲜蒲公英叶适量。

【用法】掐断叶即可见乳白色液体,用其涂患处,每日3～5次。或用干品30克,研细末,加热醋调成糊状,摊于敷料上外敷,每日换药1次。

【说明】清热解毒。治疖肿及无名肿毒。

处方7 大将军,根叶各50克(拉祜族方)。

【用法】将新采来的根、叶混合捣烂,分为2份,取1份炒热,然后2份混合,包患处。

【说明】此植物为半莲科,有毒,不可入口。

处方8 生大黄60克,鸡蛋1个。

【用法】将大黄研细末,取适量,以鸡蛋清调匀,敷患处,胶布固定,每日换药1次。

【说明】清热解毒。治疗疮痈肿及无名肿毒。

处方9 无毒蛇1条。

【用法】加清油150毫升,瓶内密封(瓶要无色透明),悬挂阳光照射处,使其自然溶解,最短需1年,时间久些更佳,应视其完全溶化为准。取油外涂疮面,涂后包扎或暴露均可。每日1次或隔日1次。如未化脓者,多3～7日愈。

【说明】本方亦可用于各种刀伤、枪伤,如外伤伤口小者不需缝合,可直接涂敷即可。

处方10 新鲜桃树嫩叶适量。

【用法】将上药捣烂,加入食盐少许,做成饼状,敷于患处,盖以纱布,胶布固定。1日换药1次,连用至愈为止。

【说明】本方治疗疖肿,不论初起,还是成脓已溃,皆有良效。

处方11 蛞蝓10条。

【用法】瓦上煅干,研细,用麻油调成糊状,取适量搽敷局部,敷后包扎或暴露均可,每日3～4次。一般1周即愈。

【说明】本方尤宜于蝼蛄疖,其效甚佳。蛞蝓又名蜒蚰。无毒,功能清热祛风、消肿解毒、破瘀通经。

处方12 川黄柏30克,明

矾 1 克，徐长卿 30 克，野菊花 30 克，地肤子 30 克。

【用法】上药加水 1 升，煎至 400 毫升，过滤去渣，洗搽患处，1 日 3 次，1 次 5~6 分钟，或用药液纱布湿敷。

【说明】本方用于小儿热疖，初起皮肤潮红、丘疹、瘙痒或汗出较多者，以本方外洗可免患疖之苦。

处方 13 蔓陀萝叶 20 克，芦笋 20 克，红糖 5 克（拉祜族方）。

【用法】以上 3 味药混合捣烂，包敷患处。

【说明】此方治疗疖肿初起。

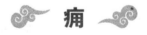

患者宜吃清凉、清淡饮食。忌吃一切辛辣刺激性食物；忌吃性热有火的暖性、油腻、荤腥食物；忌吃煎炸炒爆、香燥助火伤阴食物；忌吃鹅肉、猪头肉等发物；忌香烟、白酒等。

疖肿初起时，可用中药拔毒膏外敷或湿热敷，促使炎性结节消散（"危险三角区"除外）。任何部位的疖肿，不要用手触摸、挤压，以防止将致病菌挤进血管内，使感染扩散，引发败血症。对已全部熟透的疖肿，而表皮未破时，要及时到医院切开排脓，以避免脓栓不能清除，脓液引流不畅，创面长期不能愈合。对于身体各部位同时出现、反复发生多个疖肿时，要到医院进行检查是否患有糖尿病、免疫能力低下和营养不良。患有糖尿病的病人在抗感染的同时要注意饮食，并用胰岛素控制糖尿病。

痈

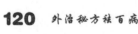

痈是指金黄色葡萄球菌引起的多个相邻毛囊和皮脂腺或汗腺的急性

第二章 外科疾病

化脓性感染性疾病。中医属"有头疽"、"发"等范畴。多见于颈部、背部、腰部、腹部、臀部。初起局部发红、肿胀、灼热、疼痛，并伴有发热、头痛、全身不适、食欲减退等全身症状，继而创面渐坏死、腐烂，形如蜂窝状，并出现高热、口渴、溲黄、便秘等，最后脓液畅泄，疮口渐愈，病程约1个月。若处理失时，可引起"内陷"（即败血症），出现气短息促、神昏谵语等。

秘方选用

处方1　土狗5只，红糖10克。

【用法】上药共捣烂如泥。取适量外敷局部，纱布覆盖，胶布固定。每2日换药1次，一般3~5次即愈。

【说明】土狗即蝼蛄，必须活捉，捣烂前洗净。本方主治破溃痈肿者。

处方2　生石膏、冰片。

【用法】将上药按9.5∶0.5比例，共研成极细末，装入干净瓶内备用。用时视肿块的大小，在上药粉中加入少许食醋及适量冷开水，调匀成膏状，然后直接敷于病变部位（阿是穴），纱布固定。如药粉出现干燥，用冷开水予以湿润。每日换药1次。待病变部位消失后止。

【说明】用石膏外敷治疗痈肿患者40例，其中治愈38例，无效2例（转外科手术治疗），治愈率为95％。

处方3　露蜂房30克，梅片5克，白矾适量。

【用法】先将露蜂房放在一块铁板上，露蜂房口向上，孔内填满白矾末，然后置火上加热，烧至露蜂房变黑、白矾变成海绵状为止。冷却后研成细末，加入梅片后再研，备用。患处用淡盐水冲洗、去除脓痂，取药粉少许，用麻油调成糊状，涂搽局部，纱布覆盖，胶布固定。开始每日1次，3日后每2日1次。在涂下一次时，前次涂的药不除掉，直至结痂落壳为止。

【说明】梅片为龙脑冰片，其质上等，非一般机制冰片。治疗期

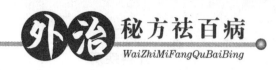

间忌食鱼虾、鸡肉、辛辣等食物，并节制房事。

处方4 熟石膏27克，升药3克。

【用法】上药共研细末，收贮备用。用时将药粉撒于疮面，消毒纱布包扎，隔日掺药1次。

【说明】适用于痈之溃脓期。九一丹为中医外科经典古方，方中熟石膏敛疮生肌，升药拔毒、去腐。

处方5 象皮30克，穿山甲30克，山栀80个，儿茶10克，人头发60克，血竭5克，硇砂15克，黄丹、香油各适量，桑槐桃、柳杏枝各165~170厘米。

【用法】以上4枝用香油2000克，炸枯去渣，入象皮、穿山甲、人头发，化后入栀子，枯去渣，再煎，每500克油入黄丹300克，待滴水成珠时入血竭、儿茶、硇砂搅匀溶化，入水中扯药千次备用。摊贴患处。

【说明】去腐生肌。适用于痈疽发背恶疮。

处方6 大黄、黄芩、白蔹各30克，芒硝15克。

【用法】上药加水500毫升，煎沸3分钟，趁热用药棉浸药液置于患处，每日早中晚各1次，每次15分钟。

【说明】痈之初起，红肿痛者。方中白蔹有清热解毒，消痈散结之功，与大黄、黄芩、芒硝共用达到清热解毒，消肿软坚之效。

处方7 当归50克，角霜125克，乳香40克，地龙40克，红花40克，炙马前子100克，血竭125克，土虫40克，无名异炭125克，白芷40克。

【用法】共为细面，以凡士林油调和，或以70%蜜、30%醋调和。外敷患处。

【说明】适用于一切痈疽，外伤肿胀，消肿止痛。

处方8 松香50克，苦杏仁7个，香油50克。

【用法】将松香、杏仁捣成细末，用香油拌匀，加微火焙解为紫状，装瓶密封后置于井水中冷却成膏备用。取3~6层消毒纱布块（局部肿块大小），将膏药均匀摊在纱布块上，敷患处。

第二章 外科疾病

【说明】治疗化脓性淋巴结炎150余例均愈。淋巴结炎未化脓者,敷后可自行消退,已化脓者,敷后可促进破脓及愈合。

处方9 苦参、黄柏各500克,烟胶500克,木鳖肉、蛇床子、点红椒、明矾、硫黄、枫子肉、樟冰、水银、轻粉各100克,白砒25克。

【用法】共为细末,以熟猪油1200克化开入药,调匀备用。外敷患处。

【说明】适用于痈疽。

处方10 石椒草、白酒各适量。

【用法】鲜品捣烂敷患处,1日1换。

【说明】石椒草系芸香科松风草属植物。味辛、性苦,温,气臭。有拔脓生肌、消炎解毒、行气止痛之效。药用全草。

处方11 黄连30~50克。

【用法】加水煎煮,待药水温度适中时洗患处。

【说明】清热燥湿,泻火解毒。治热毒痈疽疔疖,皮肤红肿热痛。

处方12 松香30克,明矾10克,皮硝30克。

【用法】上3药加醋50~100克,放在铁勺内文火熬化成糊状,摊于布上,敷于患处。敷药后,不需换药,直至自然脱落。如肿未消尽,再用上药如前法。一般1~2次即可肿痛消失。

【说明】本方治疗肿块、淋巴结炎,肿痛微热,但无头,局部不红者。

处方13 血藤根、叶粉各20克,蜂蜡100克。

【用法】将蜂蜡装入缸内置火上熔化,掺入血藤根、叶粉,搅匀,离火,趁未凝固时捏成1厘米厚的与痈肿面积大小形状相等的圆饼。取本品覆盖于疮面上,外加敷料,胶布固定,每日换药1次。

【说明】有头疽共治疗65例,经治3~11日均治愈。

处方14 野地黄叶适量。

【用法】将采集的新鲜野地黄叶用清水洗净,放入锅内,小火煮烂,取出地黄叶并用纱布将药汁挤出，再将药汁浓缩糊状。用时将药膏涂在纱布上，敷于患处，胶布固定，每日1次，5天为1疗程。

【说明】痈证各期。

处方15 杏仁、蜂房各50克，玄参25克，蛇蜕5克，黄芪15克，黄丹250克，血余1大团，香油500克。

【用法】油入锅内，再入血余熬开，待发焦尽入杏仁，焦时去渣。再入玄参、黄芪，文火熬4个小时，候冷入蜂房、蛇蜕。文火再熬，用柳枝不住搅，呈黄紫色时去渣，加入黄丹急搅后移于火上。文火熬之至滴水成珠，摊膏备用。用时贴于患处。

【说明】适用于一切阴疮，痈疽发背。

健康生活提示

（1）饮食宜清淡，不宜食鱼腥、辛辣、热性食物。

（2）忌挤压，防止碰伤。

（3）注意卫生，保持皮肤清洁，疮口皮肤更应保持清洁，可用淡盐水清洗。

丹 毒

病症介绍

丹毒又名火丹。因患部皮肤红如涂丹，热如火灼，故名。其因多为血热内蕴，外染毒邪所致。丹毒发无定处者名赤游丹，发于头部者名抱头火丹，发于小腿者名流火。本病来势迅速，容易反复发作。多见于年老体弱者与婴儿。发病前皮肤或黏膜常有损伤或溃疡，初起局部为小片红斑，迅速蔓延成鲜红色一片，边缘清楚，按之红色消退，局部灼热，

第二章 外科疾病

痒痛，继则可出现水疱，并有发热恶寒、头痛口渴等，甚者有壮热烦躁、神昏、恶心等毒邪内攻之证。一般5~6日局部皮色由鲜红转为黯红，逐渐脱屑而愈。治疗丹毒不论药物内服或外用，总以清热解毒为原则。

现代医学认为，丹毒系甲组链球菌所致的急性皮肤浅层感染，用抗生素治疗。

秘方选用

处方1 大黄、黄柏、玄参、紫花地丁、蒲公英、苍术、石膏各100克，青黛300克，薄荷100克。

【用法】将上药研为细末，根据患处大小，取大黄粉适量加植物油和白酒调成糊状外敷患处，敷药厚度以0.2~0.4厘米为宜，外裹纱布，每日换药1次，连续用药至症状消失为止。研细末加陈醋与药末调成糊状，外敷阿是穴（即丹毒部位），以湿润为度，1次/日。抬高患肢。体温>38.5摄氏度，用抗生素。并用金银花、蒲公英各30克，连翘15克，知母、玄参、牛膝、茯苓、赤芍各10克，生地黄20克。随症加减，每日1剂，水煎服。

【说明】用上药治疗下肢丹毒36例，均获治愈。治程中未见不良反应。

处方2 紫草25克，升麻50克，贯仲10克，赤芍50克，紫荆皮25克，当归100克，防风25克，白芷100克。

【用法】共研细面过重罗，每200克药面加血竭花面5克、山奈面10克、乳没20克、凡士林200克，调匀备用。使用时外敷患处。

【说明】活血化瘀，软坚消肿止痛。适用于慢性丹毒、流注、结节性红斑（瓜藤缠）、新生儿头皮血肿（头宣）。

处方3 紫草25克，赤芍50克，当归100克，贯仲10克，升麻50克，白芷100克，荆芥穗25克，紫荆皮25克，草红花25克，儿茶25克，红曲25克，羌活

25 克，防风 25 克。

【用法】共研细末备用。用蜂蜜调合或荷叶煎水调和，外敷患处。

【说明】疖、痈、疽初起毒热盛者勿用。散风活血、化瘀消肿。适用于慢性丹毒肿胀（无名肿毒），红斑性结节性疾患（瓜藤缠）。

处方 4 白颈蚯蚓适量，米醋适量。

【用法】将白颈蚯蚓去内脏晒干，研成粉末，贮瓶备用。使用时将白颈蚯蚓粉末调米醋成糊状，涂抹患处，1 日数次，至愈。

【说明】配合内服黄常山干根 15 克、鲫地黍全草 60 克、鸡矢藤茎叶 60 克煎汤温服，1 日 1 剂，疗效更佳。

处方 5 鲜鸭跖草叶（宽叶）50 片。

【用法】上药放入食醋 500 毫升内浸泡 1 小时后，用叶片外敷患处（将病灶全部覆盖），干后更换，每日换 4～6 次。

【说明】清热解毒。治丹毒。

处方 6 海桐皮、姜黄、汉防己、当归尾、红花、苍术、黄柏、香砂各等分。

【用法】上药加水 1500 毫升，煎沸 3 分钟，趁热先熏后洗患处，每日 2 次，每剂可用 2 日。

【说明】下肢慢性丹毒。海桐皮、姜黄、汉防己、苍术、黄柏祛风化湿通络；当归尾、红花、香砂行气活血止痛。

处方 7 生石膏 50～150 克，寒水石 80 克，桐油适量。

【用法】上药共研极细末，以桐油调匀成软膏状备用。取药膏涂敷患处，每日 1～2 次。

【说明】治疗丹毒 10 余例，均获痊愈。

处方 8 红花、大黄、黄柏、丹皮各 100 克。

【用法】将上药浸泡 1 小时，煎沸 10 分钟，再以文火熬至 250 毫升，过滤，药渣再加水同上，煎煮浓缩至 250 毫升，过滤。2 液混合即可。用 6 层纱布浸湿本品敷贴患处，待纱布干燥后再行湿敷，每日保持 5 小时。结合全身治疗，丹

第二章 外科疾病

毒用抗生素；接触性皮炎用抗过敏药。

【说明】共治疗丹毒、接触性皮炎300例，其中丹毒162例，接触性皮炎138例，全部治愈。

健康生活提示

禁忌一切发物、助湿食品及酒类、辛辣物，多饮开水。日常饮食以清淡为主，如牛、羊肉及海鲜等偏热的食物及辛辣的食物在发病时都不能吃。在发病期间要戒烟、戒酒。要保持良好的卫生习惯，为防止接触性传染，不与家人共用洁具，每天要用温水洗脚，切忌用太热的水烫脚。

平素应养成勤洗脚的良好习惯，保持下肢清洁卫生，应勤晒袜，有条件者可以经常更换鞋袜。在全身和局部症状消失后，尚需继续用药数日，不宜过早停药，以防复发。本病痊愈后，往往在原发部位有反复再发的倾向，应保护原发部位，防止意外撞伤、虫叮、蚊咬或用力搔抓。

痔 疮

病症介绍

所谓"十男九痔"、"十女十痔"，可见痔的发病率非常高。痔是指直肠末端黏膜下和肛管及肛缘皮下的静脉丛瘀血曲张，扩大形成柔软的血管瘤样病变。据痔的部位分为外痔、内痔、混合痔等。发作时有便血、疼痛、脱肛和坠胀等。中医认为脏腑本虚、气血亏损是痔的发病基础，而情志内伤、劳倦过度、长期便秘、饮食不节、妇女妊娠等为诱因，使脏腑阴阳失调，气血运行不畅，经络受阻，燥热内生，热与血相搏，气血纵横，经脉交错，结滞不散而成。

秘方选用

处方1 刺苋（野苋菜、刺苋菜）适量。

【用法】上药全株水煎熏洗，1日1～2次。

【说明】痔疮。刺苋为苋科苋属植物。味甘淡，性微寒。有清热解毒、收敛之效。

处方2 五倍子5克，冰片2.5克，乌贼骨20克，白芨10克，枯矾10克，硼砂10克，芒硝10克。

【用法】上药共研细末，用2500毫升开水冲化后，趁热熏洗患处，1日1次，每次30分钟。

【说明】用于各类痔疮术后，有消炎、消肿、止痛、止血作用。临床使用10年余，未见不良反应。

处方3 刺猬皮（烘干炒焦，研末）30克，冰片20克，陈菜油60克。

【用法】将上药前2味共研为细末，以陈菜油调成糊状。先行肛门坐浴，再将本品敷于痔疮上，内痔出血及肛裂者，可将本品涂于纱布上塞入肛门，每日2～3次，5日为1个疗程。

【说明】痔疮感染、内痔出血脱出、肛裂疼痛等症共治疗136例，显效78例，有效54例，无效4例，总有效率为97.1%。

处方4 香椿叶25克，五倍子30克，大黄20克，芒硝10克，黄连19克。

【用法】将上药共为粗末，装入纱布袋内，置于锅内，加入500毫升水煎取汁，先熏后洗。待温后坐浴，每次15分钟，每剂药可用1～2天，1天34次，10天内可愈。

【说明】本方适用于外痔、脱肛、子宫脱垂等疾病。

处方5 鲜马齿苋适量，白矾10克。

【用法】取鲜马齿苋适量，洗净后捣烂如泥，将白矾均匀掺于泥膏中。用时外敷患处，每日1次。

【说明】适用于炎性外痔及内痔嵌顿水肿者。马齿苋有清热解毒的功效。

第二章 外科疾病

处方 6 生艾叶 30 克,川椒食盐各 1 撮,带须葱 5 根,无花果汁 15 克。

【用法】将上药用净白布包好,煎煮 30 分钟,取出药渣,每次熏洗 10 分钟,1 日 1 次,7 天为 1 疗程。

【说明】治疗中亦可配服莲子乌梅汤(建莲子 30 克、乌梅 25 克、阿胶珠、炙米壳各 10 克、大枣 7 枚、蜂蜜 50 克)。

处方 7 炉甘石、煅乳香、煅没药、大黄、水龙骨各 30 克,冰片、轻粉、枯矾各 10 克,黄连、黄柏、儿茶、血竭各 15 克。

【用法】上药共粉碎后,过 100～200 目筛,用茶油(或凡士林)调成糊状,外敷患处。

【说明】适用于混合痔及内痔嵌顿者。水龙骨解毒退热,祛风利湿;儿茶解毒收湿,敛疮生肌;血竭化瘀止血,敛疮生肌。全方共奏清热、活血、祛瘀、消肿之功。

处方 8 三七粉 10 克,冰片 5 克。

【用法】将开水 1000～2000 毫升倒入盆中,加入上药,先熏后洗,每日 2 次。

【说明】清热凉血,活血止痛。治痔疮肿痛、便血。

处方 9 白砒 6 克,白矾 60 克,月石 6 克,雄黄 6 克,硫黄 6 克。

【用法】上药各研细末,除硫黄外,混合装入罐内,用纸封闭。中间剪 1.5cm 孔,将罐置予炭火上煅,有黄烟出,待黄烟变青烟至烟量少时放入硫黄。待青烟尽,罐内响声消失,取下冷却,倒出细末,过 2 个月后方可使用。外搽患处。

【说明】适用于内痔。

处方 10 新鲜猪胆 1 个。

【用法】取汁外敷患处,每日 1 次。

【说明】清热解毒,通便消痔。治外痔,无论炎症性、结缔组织性、静脉曲张性及血栓性皆有效。

处方 11 大黄、黄芩、黄柏、五倍子、枳壳、威灵仙各 20 克,苦参 30 克(均包)。

【用法】治疗组 106 例,每日

外治秘方祛百病　129

1剂，将上药水煎取液，熏洗患处；对照组42例，用1∶5000高锰酸钾液坐浴；均每次20～30分钟，2次/日，7日为1个疗程。

【说明】采用上药外用治疗炎性痔疮患者，用1个疗程后，2组分别显效59，7例；有效40，15例；无效7，20例；总有效率为93.4%，52.4%。

处方12 活田螺1枚，白矾少许（研细末）。

【用法】把活田螺外壳洗净，用清水漂养1天，使其吐尽泥沙，然后以针刺破，加入少许白矾末，过1夜后，除去田螺壳，用棉花蘸汁涂患处，每小时1次，一般3～8小时即愈。

【说明】适用于脱出性痔。解毒杀虫，燥湿止痒。

处方13 大黄、桃仁各25克，乳香20克，芙蓉叶15克。

【用法】将上药研为极细末，装入瓶内备用。用时先用金银花、黄芩、蒲公英、赤芍、地榆各30克，野菊花、槐花、苦参、五倍子、延胡索各20克。每日1剂，水煎取液，熏洗患处。每次30分钟，再用上药粉适量，冷开水调成糊状，敷于患处，纱布固定，2次/日，5日为1个疗程。

【说明】中药熏洗合外敷治疗痔疮肿痛87例，用1～3个疗程后，均痛止。

处方14 京墨50克，胡黄连10克，熊胆15克，麝香2.5克，儿茶10克，冰片3.5克，牛黄1.5克。

【用法】用猪胆汁、生姜汁、大黄水调上药备用。以毛笔蘸药涂患处。

【说明】适用于热肿诸疮、痔疮。

处方15 红砒、明矾、朱砂、雄黄、没药各适量。

【用法】取红砒30克、明矾60克混合匀置瓦壶内，四面用炭火烘，火力宜猛，约2～3小时后（黑烟消，白烟出）取下冷却成砒矾化合物。取明矾、砒化合物8份，朱砂2份，雄黄4份，没药1份。米饭（糊状干米汁）16份。将诸药研成细粉，米糊调匀，搓成铁钉状药锭，阴干备用。将药锭放入痔漏中。

第二章 外科疾病

【说明】适用于痔疮痔漏。

处方16 银花1500克，荆芥500克，蒲公英500克，地丁500克，川乌250克，苍术300克，草乌250克，艾叶250克，槐花300克，地榆300克，大黄300克，甘草300克，苦参500克，马齿苋1000克，紫草500克，芒硝1500克，明矾150克。

【用法】将以上诸药置于锅内，加水35千克，武火煮沸后，改用文火煎60分钟。再将芒硝、明矾纳入锅溶化，退火待凉去渣。以500毫升等量温开水坐浴，1次10分钟左右，1日1次。

【说明】本方具有清热解毒、消肿止痛、收湿止痒之功，主要用于各种痔瘘、肛裂以及肛门病手术后，兼治肛门及会阴部尖锐湿疣、湿疹等。治疗已达2000例以上，总有效率达95%。其中尖锐湿疣36例，2周后全部治愈。用后有清凉舒适感觉，无不良反应。

健康生活提示

（1）得了痔疮以后，切忌以手抓痒，以免损害静脉管壁。大便前可以润滑肛门，如以凡士林涂肛门内1.5厘米处，清洁肛门时，应以不含刺激性及化学成分的卫生纸，轻轻擦拭。发生直肠脱垂时，不要紧张，可将肛门内膜向外突出物以手推回肛门内，避免演变成血块。

（2）不吃或少吃辛辣食物，戒酒。多吃蔬菜和水果，保持大便通畅。

（3）保持肛门的清洁卫生，经常清洗并保持干燥，选择柔软的便纸，不要用力擦揩，以避免对局部的刺激。

（4）从事久坐或久立性工作的人，应每隔一段时间活动一下，或做提肛动作，每次5分钟，每日多次。

（5）热水坐浴可促进局部血液循环，预防痔疮的发生。

（6）加强身体锻炼，增强体质，促进全身血液流畅和大便通畅。

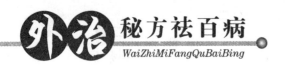

静脉炎

病症介绍

静脉炎是指静脉内膜发炎。临床常见的有输液后静脉炎和血栓性静脉炎。输液后静脉炎是多种原因引起的继发性、无菌性的静脉炎性反应,以输液后静脉出现条索状红线或硬结、病变区域皮肤红肿及烧灼样疼痛为主症,根据其症状轻重常分为5度。血栓性静脉炎是静脉腔内的血液凝固而形成血栓后的静脉炎症反应,常见的原因是化脓性炎症扩展至静脉管或长期静注高渗葡萄糖、创伤时损坏血管内膜和静脉血流郁滞等均可造成。由于原因与部位的不同,面部疔痈引起的颅内血栓性静脉炎,出现高热、眼肿、眼球突出、昏迷或脑膜炎症状;下肢深部血栓性静脉炎则肌肉触痛、皮肤紫红色、水肿等。

秘方选用

处方1 雄黄50克,明矾30克,冰片1克。

【用法】上药共研细,用60度白酒调成糊状。棉签蘸取药糊,外涂局部,纱布覆盖,胶布固定。每日2次。2日即愈。

【说明】雄黄为含硫化砷的矿石,有毒。本方用量较大,操作时慎防入口。外用亦不可过度,以免中毒。

处方2 鲜芦荟适量。

【用法】洗净,用小刀刮去表皮,将芦荟汁滴在病变局部,用消毒压舌板沿血管走向轻轻刮匀。如有皮肤溃破者以生理盐水洗创面,芦荟汁直接滴于破损处,覆盖凡士林纱布,每日3次。

【说明】清热解毒,活血散瘀。治输液后静脉发炎,局部红肿、微热。

处方3 大青叶60克,芙蓉叶60克,泽兰40克,马齿苋40

第二章 外科疾病

克,大黄20克,黄连20克,紫草20克,防己20克,乳香20克,没药20克,川芎20克,丹参20克,王不留行20克,红花20克,三棱15克,穿山甲15克,全蝎15克,冰片10克。

【用法】上药共研细末,用凡士林调成30%软膏。取适量涂敷局部,以超过患处1厘米范围为宜,纱布覆盖,胶布固定。每日1次,1周即愈。

处方4 新鲜丝瓜叶数片。

【用法】洗净捣成糊状,用量视静脉炎症面积大小而定,敷于患处,厚度0.2～0.3毫米,稍大于炎症范围,上面覆盖一层塑料薄膜,以防蒸发、干燥,用胶布固定。每日换药1～2次,以保持湿润为宜。

【说明】清热凉血。治静脉炎,局部红、肿、热、痛。有人敷此药有痒感,但能忍受,2小时后痒感可自然消失。

处方5 伸筋草50克,透骨草25克,祁艾50克,刘寄奴25克,桑枝50克,官桂25克,苏木15克,穿山甲25克,炒红花15克。

【用法】将上药碾碎,装纱布袋内,用桑枝架水锅上蒸后用,或煮水浸泡后用。蒸后热熨或浸泡,隔日1次。

【说明】活血通络,温经软坚。适用于硬皮病(皮痹疽),下肢静脉曲张(炸筋腿),象皮肿等;急性炎症及破溃成疮者勿用。

处方6 黄连、黄柏、黄芩、大黄各等份。

【用法】上药共为细末,过100目筛后,装瓶备用。使用时,以75%酒精,或食醋将药调膏状,以无菌纱布包扎。1日2次,3日1疗程。

【说明】本方主治因输液外渗,引起局部肿胀疼痛、发凉或麻木、液体不易滴入,沿静脉走向发红、皮温高、压痛明显,甚至形成条索状物者。

处方7 桑枝30克,芒硝30克,苦参30克,红花15克,苏木30克,当归30克,透骨草30克。

【用法】上药为粗末,加水2500～3000毫升,煎汤去渣。熏洗患处。每日1~2次,每次30分钟左右。若患肢红肿者,加蒲公英、地丁;若患肢紫黯发凉者,去苦参加桂枝、艾叶。

健康生活提示

饮食上忌辛辣食物及浓茶、烟酒、咖啡;宜抬高患肢,忌长时间站立和走动。

疝 气

病症介绍

凡是腹内脏器通过腹壁无天性或后天性缺损或薄弱区向体表突出,在局部形成一包块者,统称为腹外疝。其中以腹股沟疝为最多见,股疝次之,脐疝则多见于婴儿。一般症状为下腹胀痛,包块站立时突出,仰卧后消失,按压即可回入腹腔。嵌顿疝、绞窄疝则很难推回至腹腔。

秘方选用

处方1 田螺肉30克,牛脚筋30克,团鱼头1个。

【用法】上药用文火焙干,研细,装入布袋内,按照患者臀围大小,缝制1条布袋,将药袋固定于耻骨上,药袋上方放1块木板,布带紧束臀部。3日1换,需3个疗程。

【说明】本方对大人、小儿、妇女(腹股沟疝)疝气疗效很好,经多次临床应用,甚为满意。

处方2 樟脑10克,大茴香50克,川楝子25克,凡士林适量。

【用法】前3味研细末,加凡士林调糊状。敷肚脐,纱布敷盖,胶布固定,每日1次。

【说明】温经散寒,行气止痛。治疝气。

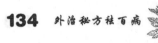

第二章 外科疾病

处方3 树上万军巢（连蚁）1个。

【用法】将上药置锅内，加水适量，煮沸25分钟，取水洗患处，每日2次，每次30分钟。

【说明】洗时有些痒感，行走片刻即消，本方适用于疝气、睾丸一侧或两侧胀痛，卧则入腹，站则出腹，甚至胀痛难忍，汗出面青，腰部疼痛，屈不可伸，脉弦迟。

处方4 生大黄粉30克，生桐油适量。

【用法】上药调膏，外敷患处，纱布敷盖，胶布固定，3日换药1次。

【说明】通利大肠。治疝气。

健康生活提示

饮食上少吃易引起便秘及腹内胀气的食物；避免过分劳累及重体力劳动、不宜长久站立。

脱 肛

病症介绍

脱肛是指直肠黏膜、肛管、直肠全层和部分乙状结肠向下移位，进而脱出肛门外的一种疾病。又称肛管直肠脱垂。多见于体质较弱的小儿和老年人、经产妇、身高消瘦者亦较易发生。如脱垂部分在直肠内，肛门外无异常所见，称为内脱垂；如肛外见有肠黏膜或肠壁全层，称为外脱垂。

秘方选用

处方5 五倍子15克，冰片0.6克。

【用法】共研细末备用。取药末适量，以香油调涂患处。

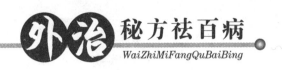

【说明】适用于脱肛。

处方6 干地蟠龙30克，风化硝6克。

【用法】上药锉研为细末。肛门湿润者干涂，干燥者用清油调涂，先用荆芥、生葱煎水，候温洗净，轻轻拭干，然后敷药。

【说明】适用于肛肿翻肛。

处方7 取苍术10克，黄柏15克，苦参20克，五倍子15克，白蒺藜10克，地丁15克，枯矾20克，朴硝30克。

【用法】上药除枯矾、朴硝外，加水3000毫升，煎沸15分钟后，将药汁倒入盆中，再将枯矾、朴硝加入药液中，先利用热气熏蒸肛门10分钟，待药至温热时，再将肛门坐浴盆中10分钟。每日1剂，每日2次。

处方8 取酸石榴皮20克，乌梅炭20克，枯矾20克，五倍子20克。

【用法】上药共研细末，过120筛，待患者大便后，用温水洗净脱出物，将药末敷于脱出物黏膜上，并使脱出物缓慢复位，动作要轻。15日为1个疗程。

处方9 蝉蜕9克，麻油适量。

【用法】蝉蜕研细粉末，用麻油调成糊状外涂患处，每天1次。

【说明】本方适用于脱肛。涩肠固脱，清热止痛。

处方10 五倍子适量。

【用法】将五倍子焙成焦黄色，待冷却后研成极细末，过筛，装瓶备用。用时以蜂蜜、黑醋调和成膏药，敷于患处，面积要超过患处1厘米，厚度为0.5厘米以上。也可用干燥的五倍子粉外撒患处。

【说明】主治脱肛。有人用上药治疗脱肛患者，效果显著。

处方11 苦参、菊花各60克，蛇床子、金银花、石榴皮、五倍子各30克，白芷、黄柏、地肤子各15克，石菖蒲9克。

【用法】取上药加水煎药液2000毫升，先熏后洗，每天早晚各1次。

【说明】主治脱肛。苦参、蛇床子、地肤子燥湿止痒，金银花、菊花清热解毒，黄柏清热燥湿，五

第二章 外科疾病

倍子、石榴皮涩肠固脱。全方共奏涩肠固脱，清热止痛之功。

处方12 臭牡丹根、芭蕉根各100克。

【用法】用臭牡丹根洗净煎汤，坐浴30分钟；芭蕉根捣烂取汁外搽患处，1日3～4次。

【说明】用本方治疗脱肛，一般3日内可回复，且疗效巩固。

处方13 粉堂果根100克，倒提壳100克，升麻50克，小铁子50克，生黄芪50克。

【用法】上药煎汤坐浴，1日2次。

【说明】粉堂果系云南中草药，有收敛之效；小铁子可消炎、收敛、止痛。本方对子宫脱垂、脱肛、疝气均有疗效。内服可半剂量，加适量红糖，天水煎，1日2次。

处方14 石榴皮（鲜品佳，干品亦可）50～100克。

【用法】煮水熏洗肛门。再用亦石脂若干研极细末过筛，均匀撒在敷料上，将敷料托住肛门并用胶布固定。

【说明】涩肠收肛。治直肠脱垂。

健康生活提示

脱肛的病人平时可食用补气升提的食品，如牛肉、鸡肠、鹌鹑、鲫鱼、章鱼等，以促进脱肛痊愈。若舌苔腻有湿时，可食用薏苡仁，以补气升提祛湿。同时富含纤维的食物也应多食用，以保持大便的通畅。

肛 裂

病症介绍

肛裂又称肛门裂，是由于粪便干硬，肛管皮肤受到损伤而发生裂口。通常发生在肛门后中线处，裂口有时深达肛门括约肌，如不注意往往经久不愈。其症是排便时肛门后部感到割裂样剧痛，常伴有少量鲜血。由于裂伤后括约肌痉挛，常于便后数小时仍有疼痛。本病运用外治有很好的疗效。

秘方选用

处方1 血竭、轻粉、白芷、当归、甘草、紫草各100克。

【用法】先将上述药物研粉搅拌均匀，然后将1千克的麻油加热至沸，稍凉后加入上述药粉0.5千克，搅拌并使药膏溶化，趁热把药液倒入盛有纱条（长5厘米，宽1.5厘米）的搪瓷方盆中，不断用无菌镊子挤压纱条，使药液完全渗透到纱条中，至深红色时待用。

【说明】治疗时让病人采取膝胸位，局部用1%的苯扎溴铵棉球清洁创面后，再用无菌镊子夹起浸好药液的纱条，将其轻轻贴敷于裂口上，外敷纱条，胶布固定，1天1次，1周为1个疗程，一般1~2个疗程即愈。

痊愈：肛裂创面愈合，症状消失；好转：肛裂创面愈合欠佳，症状消失；无效：肛裂创面未愈合，症状稍有缓解。

该法治疗肛裂19例，其中痊愈9例，好转8例，无效2例，总有效率为89.5%。

处方2 阿胶。

【用法】便后睡前清净肛门后用药。取阿胶花生米大小，置水中温浸后搓成条状，长约2厘米，立即送入肛门，肛外以塔形纱布封固，2次/日，5日为1个疗程。

【说明】有人用阿胶外用治疗肛裂患者30例，全部获得治愈。疗程中未见不良反应。

处方3 黄芩20克，黄柏20克，苍术20克，川芎20克，当归20克，黄芪20克，丹参20克，元胡20克，白芷20克，地榆15克，槐花15克，制乳香、没药各10克，冰片3克（后下）。

【用法】将以上药（除冰片外）置于瓷盆中加水4000毫升，

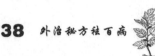

煎半小时左右后下冰片,坐浴至药凉,下次加水加热再坐浴。每日2次,每剂药可用2～4次,一般3～5剂可愈。另外,调整饮食结构,必要时口服麻仁滋脾丸,保持大便通畅。治疗1周为1疗程,观察结果以2个疗程为准。

【说明】痊愈:症状消失,肛裂愈合;显效:症状减轻,肛裂缩小;无效:症状及体征无改变。

中药坐浴治疗一、二期肛裂效果最佳,有效率100%,三期肛裂为73.77%,总显效率为96.88%。

处方4 芒硝30克,花椒15克。

【用法】上药加水2000毫升,煎至1590毫升,坐浴。1日1次,连用10次。

【说明】芒硝咸以软坚,可除热,外用有清热散结消肿之功;花椒消肿止痛。两药配伍,活血止痛,生新祛瘀。此方治疗早期肛裂和陈旧肛裂共80例,都取得较好疗效。

处方5 乳香5克,没药5克(均去油),儿茶5克,珍珠1.5克,冰片1克。

【用法】将以上药碾成细末,撒于疮面,1日1次。

【说明】本方有生肌收口之功效,主治溃疡久不收口者。曾治陈旧肛裂52例,均在7～10天愈。亦可用于慢性小腿溃疡、褥疮等。

健康生活提示

(1) 肛裂忌食辛辣、刺激、油腻、生冷及热性食品。

(2) 肛裂饮食宜食用纤维较为丰富的及具有润肠作用的食物,如荠菜、白木耳等。

(3) 不宜食用香燥煎烤的食物,如油煎的食物及炒货等。

(4) 养成每天定时排便的习惯,保持肛门卫生,勤洗澡,勤换内裤,可有效的防止感染。

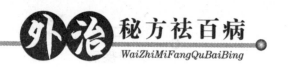

跌打损伤

病症介绍

跌打损伤有内伤、外伤之别，可表现为局部或者全身的疼痛、肿胀、伤筋、出血、皮肤青紫、血肿等外伤现象，也包括呼吸时内部刺痛等内脏损伤表现。

秘方选用

处方1 大黄500克，白芷、姜黄、生乳香、生没药各150克，蜂蜜、凡士林各适量。

【用法】将前五味研细末，每100克药粉加凡士林50克、蜂蜜1000~150克。先加热溶化凡士林及蜂蜜，后加药粉调匀成膏，贮瓶备用。冬季或陈旧性疾患用时加适量白酒，夏季加适量白醋，加热调匀，视损伤部位大小，将药膏摊于棉垫之上，用绷带包扎。冬季48小时换药1次，夏季24小时换药1次，换药时须先洗净皮肤。

【说明】活血化瘀，消肿止痛。治跌打闪挫及其他原因所致局部血肿，四肢关节脱位后软组织肿胀，以及骨折后瘀血。

处方2 血竭、生蒲黄、生大黄、黄柏、红花各150克，赤芍、苏木各120克，儿茶、白芷、木香、延胡索、海桐皮、乳香、没药各90克，冰片60克。

【用法】除冰片外，其他药粉研碎为细末，然后加冰片拌匀，根据软组织损伤范围大小，取药粉适量与温开水调成糊，涂于纱布上敷于患处，用绷带包扎，每日换药1次。

【说明】适用于急性闭合性软组织损伤。

处方3 红花适量（视受伤面积而定），50~60度白酒适量。

【用法】用白酒将红花拌匀，以挤压红花时有酒精渗出为宜；用火点燃，燃烧时搅拌均匀，见红花表面变黑，无红色为宜，盖灭。待温度适宜时涂于白布上，贴敷于患处。如皮肤破损先清创再贴；如有出血者，红花一部分可延长燃烧时间，先敷于出血处，再以剩余部分涂于患处。每日3～5次，连续敷用2日。

【说明】活血化瘀，消肿止痛。治跌打损伤。

处方4 当归、白芷、杏仁、元参、皂角、草乌各15克，白胶香400克，葱10根，发1团，滴青400克。

【用法】用青油400克将上药（除胶得滴青）熬枯去渣，入胶香、滴青搅匀，下黄蜡50克、乳香、没药各25克搅匀备用。外敷患处。

【说明】适用于跌打损伤，恶疮，风湿寒证。

处方5 芒硝5克，大黄、栀子各30克，桂枝10克。

【用法】将上药共研为极细末，装入瓶中密闭备用。用时取药末适量，用水、酒各半调敷于患处。1次/日，连续用药至症状消失。

【说明】有人用上药治疗跌打损伤患者30例，一般用药3～5日即可治愈。附验案1例，李某因骑自行车不慎跌倒，致右脚踝关节处损伤，X线照片检查骨质无损伤。虽用数法治疗，疼痛不能缓解，次日就诊时，查右脚处踝肿胀明显，已看不清腓骨头外观标记，局部压痛明显，脚不能行走。仅外敷上药1日后复查，肿胀消退显著，有瘀斑显露，疼痛明显减轻，能下地行走，5日获得治愈。

处方6 两石针2克，八角王2克，大罗伞2克，生南星2克，生半夏2克，红狗尾2克，香胶叶2克，樟脑0.6克。

【用法】樟脑单独研成细粉（100目筛），其余干燥后碎成细粉（100目筛），加入樟脑混匀即成。外散患处。

【说明】散瘀消肿，止痛。适用于跌打肿痛，风湿骨痛。

处方7 田七、七叶一枝花、琥珀、红花、归尾、续断、杜仲各等量。

【用法】上称量配全，炮制合

格，放置瓦缸内，加入白酒浸泡6个月。

【说明】消肿止痛，活血散瘀，去腐生肌。适用于骨折，外伤，瘀血，肿痛。外用为主，兼内服。

健康生活提示

进行科学合理的锻炼。保持有氧运动和无氧运动的锻炼均衡；运动前不要空腹，运动前后要饮足量的水；忌过度劳累，防止肌肉疲劳导致的损伤。

烧 伤

病症介绍

烧伤是由物理、化学、放射线等各种因素作用于机体而造成的急性损伤。中医称"火烧疮"、"烫火伤"。烧伤的成因是由火焰、钢水、放射线、强酸、强碱等因素导致人体皮肤及皮下组织受到灼伤，使皮毛不存，渗液流津，气脱阴竭，火热蕴毒，溃蚀肌肤，损伤脏腑，进而引起多种全身症状。烧伤的严重程度取决于受伤组织的范围和深度，烧伤深度可分为Ⅰ度、Ⅱ度和Ⅲ度。

秘方选用

处方1 中国杨树穗（春季杨穗落时采收）500克，冰片10克，地榆炭200克，黄连30克。

【用法】先将杨树穗炒黑存性，待冷后与他药共研细末。有渗液者，以干粉撒局部。无渗液者，用香油或菜油调成糊状，涂敷患处，或纱布包扎。每日3次。一般药后5～10分钟止痛，3～7日结痂而愈。

第二章 外科疾病

【说明】本方适宜于1～2度烧伤者。

处方2 酸枣树皮内层500克。

【用法】将上药加水3000毫升，煎煮3小时，过滤去渣，再煮，浓缩成500毫升。每次用消毒纱布润湿敷伤处，1日3～4次。

【说明】临床治疗局限性烧伤50余例，其中Ⅰ、Ⅱ度烧伤36例，Ⅲ度烧伤14例，用药15～25天治愈。本法简便易行，有感染少、疤痕少等优点。

处方3 大黄10克，黄连10克，栀子10克，连翘10克，当归10克，乳香10克，没药10克，儿茶10克，米糠10克，海螺蛸10克，冰片5克。

【用法】上药共研极细末，用香油调成糊状。取适量外敷患处，或纱布包扎。第1、2日每小时换药1次，以后隔日1次。若创面感染者，加入0.5%量的红升丹。一般1周内可愈。

【说明】红升丹原名小升丹，又称红粉，为中成药，药店有售。该药系水银、硝石、白矾加工而成，为治疮口坚硬等外用药。该药有毒，慎防入口。

处方4 一枝蒿100克，石榴皮50克，血余炭25克，花椒200克，冰片25克，硼砂25克，黄蜡250克，菜油500克。

【用法】菜油与花椒炼制，过滤弃渣，放入黄蜡熔化，稍降温后放入其他药粉，充分搅拌，冷却成膏。用膏涂创面，1日1～2次。

【说明】该方有消炎生肌的功效，可用于皮肤感染者。临床治疗烧伤290余例，治愈率为96%以上。如膏质过硬可酌加菜油。

处方5 虎杖1千克，儿茶500克，当归、红花、丹参、黄连、黄芩、萆薢、细辛、丁香、冰片各100克，80%乙醇适量。

【用法】将上药制成酒剂1升，每100毫升制剂加2%利多卡因10毫升。创面不洁者用1%。苯扎溴铵清洗，剪去感染、坏死的组织及表面异物，用喷雾器均匀喷洒本药，1～2次/日，用药5～10日。感染重，全身情况不佳者酌用抗生素。

【说明】采用上药外用治疗烧

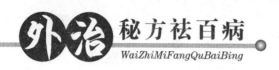

伤63例,均获治愈(浅二度创面完全愈合;深二度创面基本愈合,残余面已不需处理)。

处方6 大黄、虎杖各1800克,细辛360克。

【用法】将大黄、虎杖放入8000毫升水煮沸10分钟后放入细辛,煎至5000毫升时,经5~7层纱布过滤,加入冰片少许,融化搅匀,装瓶高压消毒备用。用1%苯扎溴铵冲洗创面,用一层消毒香油纱布覆盖,将上药喷于油纱布上至湿透为度,干纱布包扎。2日换药1次,无感染者在油纱布上再喷药即可。

【说明】适用于Ⅱ度烧伤。

处方7 生姜适量。

【用法】捣烂榨汁,用药棉蘸姜汁敷于患处,灼伤轻者,敷药1次即可。严重者可用姜汁纱布湿敷。24~48小时,创面干洁后自行结痂,脱落痊愈。

【说明】治水、火烫伤。

处方8 刘寄奴40克,冰片1克,花生油60毫升,等渗盐水500毫升。

【用法】先将刘寄奴、冰片和匀,磨成细粉,再加入花生油调成糊状备用。取等渗盐水洗净创面,水疱处剪去疱皮,取药液涂敷患处,不包扎,每日1次,7日为1疗程。

【说明】适用于Ⅱ度烧伤。

处方9 大黄、栀子、黄柏、紫草、薄荷各15克,石膏50克。

【用法】将药物放入500克麻油中浸泡24小时,再放入锅中加热炸枯去渣,离火后趁热加黄蜡150克,搅均匀成膏,备用。外涂于烧烫伤局部。

【说明】适用于烧烫伤。上药共奏清热解毒,凉血之功。方中紫草清热凉血。

处方10 虎杖500克,酸枣树皮500克。

【用法】将上药(鲜品)洗净,加水1500毫升煎煮约2小时,过滤,浓缩至500毫升。用消毒棉花蘸取涂患处,4~6小时1次。

【说明】本方具有消炎收敛之效。用于Ⅰ、Ⅱ度烧伤。

第二章 外科疾病

处方 11 虎杖、地榆各适量。

【用法】上药加水煎煮 20 分钟，去渣，取液，洗局部或浴全身。每日 1 剂，或隔日至数日 1 次。

【说明】适用于烧烫伤。上药共奏清热解毒，止痛之效。方中虎杖具有活血通经、祛风利湿、清热解毒之功；地榆具有凉血止血、清热解毒、消痈敛疮之功。

处方 12 紫草 40 克，黄连、蜜蜡各 5 克，猪脂膏 200 克，凡士林 300 克。

【用法】将紫草、黄连研末过筛备用，把猪脂膏煎熬成油去渣，分别加入凡士林、紫草、黄连搅拌，文火煎熬，待药性煎出，过滤去渣，加入蜜蜡搅匀，分装或制成药纱布。采用暴露法，药液加热溶化，待冷而未凝前直接将药涂薄层于创面，每日 1～2 次，形成药痂后即可停止。

【说明】适用于大面积Ⅱ、Ⅲ度烧伤及头面创面。

处方 13 鲜侧柏叶 300～500 克。

【用法】洗净捣烂如泥，加 75% 酒精少许调成糊状，敷患处，3 日换药 1 次。

【说明】清热凉血。治烧伤。

处方 14 地榆 100 克，大黄 100 克，苦参 100 克，冰片 5 克，麻油适量。

【用法】先将地榆、大黄、苦参、冰片和匀，磨成细粉，再加入麻油调成糊状，涂敷患处，不包扎，每日 1 次，7 天为 1 疗程。

【说明】适用于Ⅱ度烧伤。

处方 15 石榴皮 500 克。

【用法】用清水洗净，加水 500 毫升，文火煎至 250 毫升，过滤，置瓶中备用，夏季可加少许防腐剂。将医用纱布剪成 1 厘米×1 厘米大小，消毒后备用。清创后，将医用纱布用药液浸湿，贴患处，2 块纱布间可留 1 毫米宽间隙，成人用暴露法。次日观察创面，如无渗液，纱布块干燥，不必换药，直至痊愈；如纱布块被渗出液浸湿，应及时去除，重新更换浸有药液的纱布块。

【说明】治疗 45 例，其中深Ⅱ度 10 例，浅Ⅱ度 34 例，Ⅰ度 例，均痊愈。

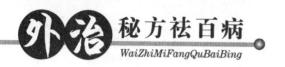

健康生活提示

（1）加强劳动保护，注意安全操作。

（2）开展防火、灭火宣传教育，学会灭火器的使用。

（3）教育儿童不要玩火，热油、热粥、热水尽量放置在远离儿童的地方。

（4）发生烧伤后，不要急于脱去被烫的衣服物，而应用凉水将衣物浸湿，再轻轻脱下，以免表皮随衣物被剥脱。

（5）烧伤后，注意居室的空气清洁，每日可用食醋熏蒸，以消毒空气，减少感染的发生。

第三章 骨科疾病

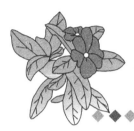

腰肌劳损

病症介绍

腰肌劳损是指腰部肌肉、筋膜与韧带等软组织慢性损伤或积累性劳损，是一种以腰痛发作与缓解反复交替，活动功能受限为主要表现的慢性疾病。本病属于中医（腰痛）范畴。

秘方选用

处方1 透骨草50克，两面针50克，陈皮50克，宽筋藤50克，大罗散50克，小罗散50克（壮族方）。

【用法】水煎外洗，1日2次。

【说明】用本方治疗腰肌劳损30例，均取得满意疗效。

处方2 艾绒120克，川椒3克，透骨草30克。

【用法】水煎取汁，熏洗患处，每次30分钟，每日2次，10日为1个疗程。

【说明】舒筋活络。用于腰肌劳损的辅助治疗。

处方3 食盐500克，小茴香120克。

【用法】将上药炒至极热，分成2份，各用布包好，轮流熨烫痛处，反复多次，每日上、下午各做1次。

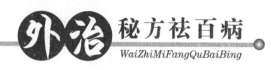

【说明】祛风散寒，温经活血。治腰肌劳损。

处方4 玉带草35克，盐炒杜仲25克，透骨草25克，骨碎补25克，果枸25克。

【用法】上药研细末，白酒调成膏状，加热后敷患部，1日1次。

【说明】玉带草有补肾、除湿、续骨之效，本方可加白酒1000克，泡1周后内服，早、晚各半小酒杯。忌食豆类食物。

处方5 野烟（大将军）500克，生姜599克。

【用法】上药切片，置于锅中炒热，捣为药泥，要适当加热，涂于腰部，纱布、绷带包扎，1日换2次。

【说明】野烟有毒，不可内服。此方对于外感风寒湿毒所致的腰痛，用药1次即要见效。

健康生活提示

（1）避免高温、湿热侵袭，改善阴冷潮湿的生活、工作环境，勿坐卧湿地，劳作汗后及时擦拭身体，更换衣服。

（2）劳动时腰部用力应适当，不可强力举重，不可久负久行，坐、卧、行走保持正确姿势。

（3）饮食上多吃一些含钙量高的食物，如牛奶、奶制品、虾皮、海带等经常吃，也有利于钙的补充，注意营养结构。

软组织损伤

病症介绍

软组织损伤，是指各种急性外伤或慢性劳损以及疾病病理等原因造成人体的皮肤、皮下浅深筋膜、肌肉、韧带、椎间盘、关节囊、周围神经血管等组织的病理损害。临床表现为疼痛、肿胀、畸形、功能障碍。

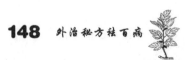

第三章 骨科疾病

秘方选用

处方1 生栀子、鲜松针各100克，芋头300克，米醋适量。

【用法】先将芋头放入火堆中烧熟透，取出，剥皮待用。将生栀子、松针2味捣烂，加以适量芋头再捣烂，再滴入几滴米醋调匀，敷在跌打损伤处，3日换1贴。

【说明】主治软组织损伤。该方治愈百余患者，有的1剂即愈，最多敷10贴，效佳。

处方2 生栀子、大黄各等份。

【用法】将上药共研为极细末，高压消毒，装入干净瓶内备用。用时取药粉适量，24小时内就诊者以醋调敷，24小时后就诊者以乙醇调敷。

【说明】用上药治疗关节扭伤150例，24小时开始消肿，48小时痊愈者130例，72小时痊愈者15例，96小时痊愈者5例，平均治愈时间52小时。

处方3 生大黄100克，丹参、红花各60克，延胡索40克，冰片10克。

【用法】共为细末，取药末适量用蜂蜜与75%酒精各半将药粉调为糊状，均匀地敷于患处，再以绷带包扎固定。每日换药1次。

【说明】适用于软组织损伤。本方疗效较佳，治疗250例，均获痊愈。

处方4 栀子、红花各500克，50%乙醇2.5升。

【用法】将上药浸泡7日后，备用。用时先用药酒按摩或推拿5分钟，后用药酒湿敷患处，每次30分钟，2次/日，用至症状消失。

【说明】用上药外用治疗急性软组织损伤206例，治愈106例，显效67例，好转33例，总有效率为100%。治程中未见不良反应。

处方5 生附子、生南星、生半夏各等量。

【用法】将上药碾细末备用。用时应根据患部情况，取药粉适量，用蜂蜜、鸡蛋清调匀，外包患处。每2日换药1次。

【说明】适用于四肢关节扭伤、软组织损伤，疗效满意。注意本方药品皆属毒品,故局部破损者禁用,孕妇禁用。药要妥善保管,以防误服。

处方6 珠兰(接骨金粟兰)叶60~100克,积雪草60~100克,白酒30~50毫升。

【用法】上药鲜品放铁锅内炒热,加少许酒再炒,至变色后取出,趁热(不能过热,防止皮肤烫伤)敷在跌打损伤之处,1日1剂,1~3剂可愈。

【说明】该方为祖传5代秘方,治疗过不少跌打损伤患者。

处方7 黄柏粉25克,侧柏叶粉30克,大黄粉30克,泽兰粉25克,薄荷粉25克。

【用法】将黄柏、侧柏叶、大黄、泽兰、薄荷均采用干品,经机械加工成80目细粉为五粉散,然后密封备用。将上药加入水、蜜各半调成糊状,放入锅内加热后烫患处,待药温降至约在50摄氏度~30摄氏度左右,以不灼皮肤为度,用绷带包扎药物在患处。每日1剂,每剂敷8小时后去除药物。一般在受伤48小时后外烫、外敷药,如有皮肤过敏即停药。

【说明】经用本方治疗急性软组织损伤127例,治疗时间最长15天,最短8天;均在治疗8天治愈97例,占76.37%;显效18例,占14.17%;有效9例,占7.08%;无效3例,占2.30%。总有效率97.64%。

处方8 鹅不食草30克,白花曼陀罗果30克,对节生30克,韭菜根15克,糯米面60克。

【用法】将以上4味药研细混匀,然后加入糯米面,用芭蕉叶包好放入火中煨热,取出用其包患处。每日1剂。

【说明】对节生为萝藦科须藤植物须药藤。

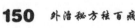

(1)忌烟酒,应少吃甜食,油腻与辛辣刺激性食品。

(2)要多饮水,常饮些绿豆汤、银花茶,以取其清热解毒、清心消暑之功。

第三章 骨科疾病

(3) 养成良好的卫生习惯，做到勤洗澡，勤洗手，勤换衣。

(4) 保持皮肤干燥清爽，汗腺通畅，是防止机体发生化脓性感染的有效措施。

扭挫伤

病症介绍

扭挫伤俗称伤筋，属外伤性疾病，多由剧烈运动或持重过度，或行走、跳跃不慎等原因而扭挫关节所致，以踝、腕关节以及腰部损伤为多见。临床表现为伤处肿胀疼痛，肌肤可见有红、青、紫等颜色改变，压痛明显，受伤的关节、腰部活动受限。

秘方选用

处方1 侧柏叶、黄柏、大黄、七叶一枝花、泽兰各100克，薄荷、三七、土鳖虫各60克。

【用法】将上药共研为粗末，水煎浓缩成糊膏状。取本品涂敷患处，1～2日1次。

【说明】骨、关节、软组织挫伤，腰扭伤。共治疗153例，显效136例，有效10例，无效7例，总有效率为95.4%。

处方2 新鲜韭菜250克。

【用法】切碎，放盐末3克，拌匀，用小木槌将其捣成菜泥。外敷损伤处软组织表面，以清洁纱布包裹固定，再将酒30克分次倒于纱布上，保持纱布湿润为度。敷2～3小时后，取掉韭菜泥和纱布。第2天再敷一次。

【说明】通络止痛。治足踝部软组织损伤。

处方3 飞天蜈蚣、土牛膝、续断、金纽扣、土当归、大伸筋、骨碎补各50克，岩川芎30克。

【用法】将诸药混合研细粉，过80目筛，用开水、凡士林适量调敷患处。

【说明】急性扭伤。应用本方治疗364例急性腰扭伤患者，效果显著，一般敷药3~5次即愈。

处方4 生山栀30克。

【用法】焙干研粉，用烧酒及面粉适量（或鸡蛋清1个及面粉适量）一起调成糊状，涂敷患处，每日换药1~2次，3~5日为1个疗程。

【说明】清热消肿，散瘀止痛。治扭伤、跌扑损伤，对四肢处的扭伤、肿痛尤其适宜。

处方5 鲜珍珠伞根、叶各30克，鲜竹根七30克，鲜蚤休10克，鲜朱砂根各30克，鲜竹叶参60克，鲜猕猴桃根皮60克，生桃仁20克，鲜打不死60克，鲜仙人掌（去刺）60克，见肿消20克，酿制白酒适量，酿制山西老陈醋适量。

【用法】将上药打烂，掺入白酒和老陈醋继续用力搓揉至糯膏状即可。对患处有关穴位进行持续20分钟的按摩后用本方外敷包扎，1天2次，药物汁液挥发后可再加点酒和陈醋，每副药膏可用3天。

【说明】本方治关节扭伤及外伤血肿，经100人次的临床观察，有效率在92%以上。

健康生活提示

（1）跌打损伤时要注意排除是否有骨折。

（2）有瘀肿但没有骨折时，宜用冰块或冷毛巾外敷，12小时后才可以热敷。

腰椎间盘突出症

病症介绍

本病是指腰椎间盘发生退行性病变以后，因某种原因（损伤、过劳

第三章 骨科疾病

等）致纤维环部分或全部破裂，连同髓核一并向外膨出，压迫神经根或脊髓引起腰痛和一系列神经症状的病症。疼痛、特别是根性疼痛为腰椎间盘突出症的主要症状，应用常规骨科止痛药往往无效，而对于疼痛剧烈或较重的早期病例，手法治疗多难以耐受，有些甚至引起症状加重；另一方面，应用麻醉或激素类药物虽然大部分效果明显，但对其副作用有较多禁忌。

秘方选用

处方1 七星草20克，川乌20克，红花10克，苏木8克。

【用法】将上药研细，加蛋清1个，蜂蜜适量，调泥状敷贴患处。1日1剂。

【说明】本方具有祛风除湿、温经通络、活血止痛的作用。

处方2 当归、川芎、三七、制乳香、制没药、骨碎补各30克，马钱子、红花各15克，桃仁、细辛、苏木、白芥子、伸筋草各18克，生川乌、生草乌、生大黄、赤芍、白芍、木瓜、羌活、独活各20克。

【用法】将上药水煎取液3000毫升，静置48小时，过滤冷藏浸湿药垫。取本品置于患处，接均效应电极板或小电热毯，局部温度约40摄氏度，每次90分钟，每日1次，14日为1个疗程，每疗程间隔7~10日。并用针灸和小针刀治椎旁棘间韧带等软组织损伤。

【说明】共治疗120例腰椎间盘突出症，经1~6个疗程，临床治愈78例，基本治愈30例，好转8例，无效4例，总有效率为96.7％。

处方3 伸筋草、透骨草、路路通、当归各20克，红花、乳香、没药各10克，独活、白芷各15克。

【用法】将上药研为粗粉，加适量白酒，以将上药浸潮润为度（约63克），缝入方形纱布袋内，在锅内蒸40分钟，取出后热敷于腰椎患处。为防药冷，温度降低可在药上加盖暖水袋以保持温度稳定，时间长久则效果更佳。

处方4 川芎、赤芍、苏

木、三棱、莪术、海桐皮、刘寄奴、络石藤、鸡血藤、千年健、伸筋草各50克，红花、丹皮各20克。

【用法】将上药装入布袋，煮沸30分钟。用毛巾浸本品药液，热敷患处，每次1小时，每日2次，5日为1个疗程。

【说明】治疗腰椎间盘摘除术后并发臀上皮神经痛65例，经治1~2个疗程，治愈61例，好转2例，无效1例，总有效率为98.5%。

处方5 甘遂、白芥子、没食子、千金子各50克，猪牙皂、威灵仙、全蝎、蜈蚣各40克，地龙、土鳖虫各30克，丁香、肉桂、雄黄各60克，冰片100克，共研极细末，密封保存备用。

【用法】每次取药末2克左右，与食醋调成膏状，制成直径约1厘米的药饼，置于麝香壮骨膏中，外敷患处。3日换药1次，连用15日为1个疗程。

健康生活提示

（1）腰椎间盘突出症的病因前提为椎间盘的退变和外伤，故预防重点在于避免椎间盘生理退变情况下的损伤，注意劳动保护，改善劳动姿势，避免长久弯腰和过度负重，以免加速椎间盘的病变，注意加强腰背肌的功能煅炼，加强对椎间盘的保护。

（2）腰椎间盘突出症患者，要注意卧硬板床休息，避免卧软床，以减少椎间盘承受的压力，缓解突出物对脊髓、神经根的刺激和压迫，以利局部炎症的吸收，并注意保暖，避免着凉和贪食生冷，加强腰背部的保护，佩戴护腰，并在医生指导下进行功能煅炼。

（3）病情较轻者经适当休息或按摩即可恢复。重症者，应去医院请医生手术治疗。

第三章 骨科疾病

骨 折

病症介绍

骨头的全部或部分断裂，叫做骨折。骨折可分为病理性骨折和外伤性骨折。病理性骨折指骨头本身有毛病，如肿瘤、囊肿、结核和骨髓炎等引起的骨折；外伤性骨折是指在暴力作用下造成的骨折。外治对骨折有一定疗效。

秘方选用

处方1 生柏叶、生荷叶、生皂角、骨碎补各等份。

【用法】共研细末备用。生姜汁调敷于骨折处。木板固定，如痒者加没药。

【说明】适用于骨折。

处方2 懒泥巴根皮100克，泡桐皮100克，宁麻根100克，八棱麻100克，金疮小草100克，川芎50克，接骨木80克，接木丹（又名百节藕）100克，刺老包根皮100克。

【用法】上药捣烂如泥，加酒适量调匀，正骨复位后，外敷患处再用夹板固定。每2天换药1次。

【说明】曾用本方治疗骨折患者8例，30天之内功能恢复，活动自如。

处方3 南星、木鳖各200克，没药、乳香各25克，官桂50克。

【用法】共为细末备用。取药末适量以生姜汁和醋调敷患处。

【说明】适用于骨折、脱臼。

处方4 榔木树（榆树、越南榆）160克，黄牛角粉30克，糯米面100克，绿葡萄30克，花椒7粒。

【用法】将药捣烂如泥，加醋调匀，敷患部。3天换药1次。

【说明】本方有接骨续筋、清热活血、消肿止痛之效。牛角用子

外治秘方祛百病 155

母灰烧炮。

处方5 熊胆粉10克，冰片5克，尼泊金乙酯1克，液体石蜡适量，凡士林适量。

【用法】将上药混合制成软膏1000克。骨折24小时开始使用本品适量，均匀涂布于肿胀部位的皮肤表面，每日3~4次，至肿胀消失为度。

【说明】共治疗骨折75例，有效69例，无效6例，总有效率为92%。消肿时间由常规2~10日缩短为2~7日。

处方6 五味子根50克，木芙蓉叶30克，血满草叶30克，打不死叶20克，糯米草叶20克，红糖60克。

【用法】将以上药加工为细末，加适量米醋和红糖调匀后，敷于患处，纱布包扎，1日换药1次。

【说明】上药以鲜品为佳。个别人用后有皮肤过敏现象，可暂时停药或在皮肤上涂少许猪油或凡士林。本品主要适用于骨折早、中期。

处方7 酢浆草30克，鳝鱼2条，蚯蚓4条，紫米50克。

【用法】将上药捣烂，炒烫，敷贴骨折处，包扎固定。隔日换药1次，7日为1个疗程，连用3周。

【说明】适用于跌打损伤。可促进骨痂形成和骨质再生，局部消肿作用也很显著。

处方8 蒲柴根皮（美丽胡枝子）100克，棕树根50克，土参（福建参）30克，珍珠龙伞（朱砂根）20克，糯米饭适量。

【用法】上药共捣烂，加入糯米饭搅匀，复位固定后，将此药敷于骨折处。四肢骨折，药量应加大，将患肢四周用药包敷，纱布扎紧。

【说明】适用于本方适用于闭合性骨折。

处方9 白紫草100克，玉带草、血满草、尖刀草根、飞天蜈蚣草各20克。

【用法】上药均取鲜品混合，加适量红糖捣烂。复位后包敷骨折处，包扎固定。或将上述药物干品研细为末，用水调匀，包敷骨折处。

【说明】闭合性骨折。用后骨痂生成快，愈合早。药粉干后结成硬块，可起固定作用。

第三章 骨科疾病

处方10 大接骨丹（植巴树、接骨木、中型叨里木）适量。

【用法】鲜根皮或叶捣烂，或干品研末外敷，亦可配方用。

【说明】本方具有接骨消肿、祛风除湿、活血止痛等功效。对软组织损伤也有很好疗效。

健康生活提示

（1）骨折患者通常会出现食欲下降、不想吃东西的现象，体质弱或心理承受力差的人更容易发生，受伤或手术后短时期内尤为明显。在心理护理的基础上，要在饮食上下功夫。做到营养丰富，适当多吃些西红柿、苋菜、青菜、萝卜等维生素C含量丰富的蔬菜，以促进伤口愈合。

肩周炎

病症介绍

肩周炎又称肩关节周围组织炎，是中老年人的一种常见病、多发病。以女性多见，多发生于50岁左右，故有人称其为"五十肩"。中医认为本病多为肩部受风寒所致，便称它为"漏肩风"。又因为患病后常见肩关节僵硬，不能活动，好像冻结了一样，所以又叫它"冻结肩"、"肩凝证"。

秘方选用

处方1 制川乌90克，制草乌90克，制附子90克，马钱子30克，乳香60克，没药60克，当归60克，片姜黄60克，雄黄30克，血竭60克，地鳖虫30克，川芎60克，延胡索60克，防风60克，红花30克，桂枝60克，三七10克，透骨草60克，甘草30克。

【用法】上药共研细，分装2个30厘米×15厘米的细布袋，每晚将药炒热后熨敷肩周局部。2袋轮流，每袋可使用5次。一般连用半个月即愈。

【说明】马钱子即木鳖子，有毒；雄黄为含硫化砷的矿石，有毒，该两味本方用量较大，操作时应掌握剂量，慎防入口，以免中毒。

处方2 天南星、生川乌、生草乌、羌活、苍术、姜黄、生半夏各20克，白附子、白芷、乳香各15克，红花、细辛各10克，白胡椒30粒，食醋、蜂蜜、白酒、葱白适量。

【用法】上药研细，与蜜、酒、姜、葱共捣烂，炒热后用布袋装，热敷患肩30分钟，每日2次，连用5～7日。

【说明】适用于寒湿阻络型肩周炎。症见肩部疼痛，肩关节活动受限，遇冷、遇风痛甚。上药合用有祛风寒，温经通络止痛功效。

处方3 吴茱萸、薏苡仁、莱菔子、菟丝子、紫苏子、食盐各30克。

【用法】先将食盐放在铁锅里炒黄，再加入上药拌炒，将药炒至微变色为度，然后倒在一块布上，包缠好后热熨患肩。一边熨，一边做肩关节上举、内收、外展、内旋等活动，直至熨药温度降低为止。3小时复炒以上药物，再熨烫1次，每日3次，同法连续治疗两日。第3日将以上药物水煎熏洗患肩两次。

【说明】散寒祛湿，行气活血，通络止痛。治肩周炎属风寒湿、瘀滞型，症见肩部窜痛，遇风寒痛增，得温痛减，畏风恶，沉重感，或肩部肿胀，疼痛拒按，以夜间为甚，舌质暗或有瘀斑。

处方4 生川乌、生草乌、生南星、生半夏、细辛各10克，麝香、冰片各1克。

【用法】取上药研成细末，用黄醋调和做成丸状。使用时用药丸涂搽患处周围，使其产生热感。

【说明】主治肩周炎。本法具有活血止痛、通络之功用。

处方5 细辛90克，老生姜300克，高粱白酒（60度）100毫升。

第三章 骨科疾病

【用法】细辛研末,生姜洗净,混合杵成泥蓉,铁锅内炒热,入白酒调匀,再微炒。将药铺于纱布上,热敷肩周疼痛部位,每晚1次。敷药时避免受凉感寒。

处方6 淫羊藿100克,陈醋50毫升,40度酒5毫升。

【用法】将淫羊藿研为细末,与等量面粉混合均匀,加入醋、酒和适量温开水,搓成面团,于睡前用纱布包在双足涌泉穴,次日早晨取下,连用3次即效。

【说明】用本方后,以取微汗为效佳。出汗时不宜受寒迎风,如汗甚立即去药,再次使用时减少酒的用量即可。

处方7 生川乌、生草乌各100克。

【用法】上药晒干或微火烘干,研成细末,加入樟脑末120克,用适量米醋调匀,稍蒸热后敷于患处,或将药末与米醋调匀后,装入纱布袋内,睡前放在患处,然后在布袋上放一个热水袋即可。连敷4~5次即可缓解。

处方8 川乌、草乌、樟脑各90克。

【用法】上药研末,装瓶备用。取药末适量,用醋调成糊状,均匀敷于压痛点,约0.5厘米厚,外裹纱布,用热水袋热敷30分钟,1日1次,一般1次即可见效。

【说明】本病多因受风寒湿而引起。寒湿浸袭经脉,气血痹阻不通,不通则痛,经脉受损活动受限,故用川、草乌,其味辛大热,气味雄烈,通行十二经,开泄腠理,驱逐风寒湿邪为君。辅以味辛大热之樟脑,温经脉散瘀滞。醋可化瘀散结。外加热敷,助诸药祛风散寒,使药力速达病所,以获效。用此法治疗肩周炎35例,34例获效,用药均在5次以下。

健康生活提示

(1)患者应注意肩部保暖防寒,防止受凉受潮。

(2)患者除一般治疗外,必须坚持肩关节练习。患者作内旋、外展、外旋、环转上臂、后背手等功能锻炼，锻炼必须要缓慢持久地进行，不可操之过急。要坚持早晚反复锻炼，才能有助于功能恢复。

(3) 肩关节周围炎在急性或亚急性期应去医院，请医生指导治疗。

骨质增生症

病症介绍

骨质增生，又称骨刺，古称骨赘是一种慢性骨质生长异常的退行性疾病。中老年人发病居多，好发于脊柱、髋关节、膝关节、跟骨结节。多因风、寒、湿三气杂至，侵入肌肉、经络、关节，客于经脉、邪气壅阻、气滞血瘀、关节磨损所致。或情志不畅、房劳过度、伤及肝肾；或外伤金刃、跌仆、闪挫，直接损伤筋骨；或过度负重用力均可引起性质增生。脊柱（颈、胸、腰、骶椎）、膝关节、足跟疼痛，或关节隐痛、触则痛甚，仰俯屈伸，转侧失灵，或伴见头晕、麻木。

秘方选用

处方1 老茶枯50克，葱头15克，猪牙皂15克，40度白酒250毫升。

【用法】将上药共捣烂后加酒炒热，以布包扎患处12小时，1日1剂。

【说明】经用本方治疗颈椎病、落枕300余例，临床效果满意。本方亦适用于关节肿痛患者。

处方2 三百棒300克，桂枝50克，马钱子15克。

【用法】将上药共研为细末，过6号筛，加沸水充分搅拌成糊状。取本品适量，摊于芭蕉叶上外敷于患处及明显放射疼痛相应部位，胶布固定。每日1次，10日为1个疗程。

【说明】共治疗脊椎骨质增生250例，经治2个疗程，治愈202例，显效17例，有效12例，无效

19例，总有效率为92.4%。

处方3 穿山龙20克，老公须20克，威灵仙20克，福建参20克，红筋仔20克，红酒250毫升。

【用法】上药共捣，放锅内炒热，兑入红酒，用纱布包熨患处，1日数次。

【说明】穿山龙系卫茅科南蛇藤。红筋仔系报春花科星宿菜，主治骨质增生所致腰痛。

处方4 当归、附子、川乌、草乌、白芷、桂枝、威灵仙、牛膝、杜仲、秦艽、鸡血藤、伸筋草各30克。

【用法】将上药捣碎，加新鲜生铁屑500克，加热拌食醋适量，装布袋、热敷患处，每日＞4小时，7～10日为1个疗程。同时内服中药丸剂：当归、杜仲各15克，赤芍20克，泽兰、苏木、地龙、骨碎补、钻地风、狗脊、苍术、羌活、独活、木瓜各12克，蚕砂、白芥子、川草薢、红花、松节各10克，土茯苓24克，威灵仙35克，共芷30克，细辛6克。共研细末，加米醋加蜜成丸。10克/次，2次/日，口服，1个月为1个疗程。

【说明】用上药治疗骨质增生42例，痊愈29例，好转13例，总有效率为100%。

处方5 乳香、没药各30克，川乌、草乌、仙灵脾、巴戟天、骨碎补、生南星各10克，樟脑粉5克。

【用法】将上药共研细末，过5号筛。用热酒调糊，装入布袋内。取本品敷于患处，用60～80摄氏度热水袋（或热盐水瓶）覆盖加温，绷带固定，每次2小时。14日为1个疗程。

【说明】共治疗骨质增生症220例，经治1～3个疗程，随访2年，治愈78例，显效86例，有效42例，无效14例，总有效率为93.6%。停用其他抗骨质增生药，忌食生冷、辛辣、酸腐食物，避免体力劳动。

处方6 鹅不食草、透骨草各250克，水泽兰500克，生川乌、生草乌、马钱子各750克。

【用法】将上药共研为极细末，装入干净瓶内密闭备用。用时取药末60克,先用200毫升水煮开后,将药末投入煎5~8分钟,再加45%乙醇(或白酒)20毫升调匀,然后捞出装入纱布袋,待温度适宜时,贴敷患处及其压痛点(阿是穴),纱布包扎固定。1次/日,每次贴敷2~3小时,3日更换药末1次(每次更换药末均按以上方法处理),6次为1个疗程,疗程间隔3~5日。

【说明】采用上药外敷阿是穴治疗增生性脊柱炎18例,显效(临床症状和阳性体征消除或显著减轻)8例;好转(临床症状减轻,阳性体征改善)9例;无效(治疗前后未见体征有明显改善)1例,总有效率为94.4%。治疗时间,在第1个疗程见效者16例,2个疗程以上见效者2例。如结合内服补肾药,能进一步地提高疗效。

处方7 威灵仙、透骨草、凤仙花各30克,没药、细辛各45克,陈醋适量。

【用法】上药研细末,装瓶封口备用。用时取药末适量,用陈醋和成膏状,纱布包敷于骨质增生相应体表部位及因骨刺影响而表现出的麻木、疼痛部位的有关穴位上(如颈椎骨质增生出现上肢疼麻时可敷贴于臂、手三里、曲池、内外关等。余类推,胶布固定。1日1换。

【说明】本法治疗各类骨质增生500余,都取得了满意疗效。根据观察,以疼痛为主者效果优于以麻木为主者。

处方8 羌活、当归、乌梅、炒艾叶、五加皮、防风、炙川乌、木通、萆薢、川椒各30克,生姜150克。

【用法】将上药用纱布包裹加水煎沸5分钟取药液。取本品趁热熏蒸患处,稍冷后用药液浴洗患处,并轻揉患处,每日1~2次,每剂用5~7日。

【说明】共治疗增生性关节病58例,显效30例,有效22例,无效6例,总有效率为89.7%。

处方9 川芎、威灵仙、桃仁、地龙(醋炒)、炮山甲(代)、没药各50克,红花、木瓜各75克,草乌40克,牡蛎100克,冰片15克。

【用法】将上药共研为细末,

第三章 骨科疾病

用时取药末适量，用陈醋、白酒各半调成糊状，敷患部0.5～0.75厘米厚，上盖塑料薄膜，外用绷带固定。腰椎处可缝制内衬塑料薄膜的纱布袋，将药填入布袋内层，紧贴腰部，固定。每次敷7小时，1次/日。

【说明】 用上药治疗颈椎病、腰椎增生、膝关节增生分别34，27，16例；分别痊愈28，18，7例；显效4，6，2例；有效1，3，6例；无效颈椎病、膝关节增生各1例；总有效率为97.1%，100%，93.8%。

处方10 橄榄树内皮100克，花椒树上的寄生草50克，倒推车5个，麻根藤30克，冰片25克，食醋2000毫升。

【用法】 将以上5味药，用食醋浸泡15日，备用。热敷按摩，1日1次。

【说明】 主治各种骨质增生。临床治疗6例腰椎增生患者，用药1周痊愈，效果满意。

健康生活提示

（1）均衡饮食。多摄取富含抗氧化剂的食物，如芒果、木瓜、香蕉、草莓、番茄等含有丰富维他命的食物。

（2）节制饮食，尤其是老年人，要控制饮食，保持相当的体重。

（3）避免在潮湿处睡卧，不要汗出当风，不宜在出汗后，即洗凉水浴和洗脚。

落 枕

病症介绍

落枕又名颈肌劳损，该病无论男女老幼皆可发生，是临床常见病。多因体质虚弱、劳累过度、睡眠时头颈位置不当；或枕头高低不适或太硬，颈部肌肉长时间过度伸展或紧张状态而引起颈部肌肉静力性损伤或痉挛；或因起居不当、严冬过寒、夏日受凉、风寒湿侵袭；或使颈部突

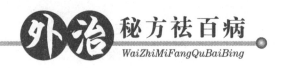

然扭转；或肩扛重物致使颈部扭伤所致。颈项部疼痛、强直、酸胀、转动失灵，强转侧则痛。轻者可自行痊愈，重者可延至数周。

落枕多发生在清晨，以颈部肌肉痉挛、僵硬、疼痛为主要特征。颈部活动受阻，头向患侧倾斜，下颌转向健侧，患处有肌紧张和压痛。轻者1～2日可自愈，重者颈项、上背疼痛严重，并向肩背和后脑发散，牵延数周不愈。

秘方选用

处方1 羌活、白芍各15克，甘草、川芎、姜黄各10克，葛根、威灵仙各12克。

【用法】每日1剂，装布袋，煎30分钟，用毛巾2块，浸药液，交替热敷患处，并转动颈部，每次20～30分钟，2次/日。

【说明】采用中药热敷治疗落枕患者126例，用3～5日，痊愈108例，显效12例，有效6例。

处方2 鲜五月艾300克。

【用法】将五月艾捣碎，放入锅中，加醋炒热，用纱布包紧呈球状，用此药球按摩痛处20～30分钟。1天2次，连用3天。如配合拔罐，效果更佳。

【说明】艾叶药趁热按摩有温通经络解痉作用，效果肯定。

处方3 鲜蓖麻叶适量。

【用法】取鲜蓖麻叶适量，捣料如泥膏状，贴敷于患部压痛明显处（即阿是穴），上盖塑料布（或油纸），胶布固定。每日贴敷1次，用至症状消失为止。

【说明】有人用鲜蓖麻叶糊剂治疗落枕患者，一般敷药1～3次即可治愈。

处方4 当归40克，桂枝20克，红花20克，苏木15克，威灵仙20克，八角枫20克。

【用法】将上药研粗末，放容器内，加米酒浸过药面，浸泡1～2周。过滤，装瓶备用。每次用10～25毫升，摩搽患处，以局部烘热为度。1日3～5次。

【说明】注意勿使药液入目中。

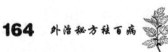

第三章 骨科疾病

健康生活提示

（1）选择有益于健康的枕头是预防落枕的关键。

（2）避免不良的睡姿，如俯卧把头颈弯向一侧；在极度疲劳时还没有卧正位置，头颈部位置不正，过度屈曲或伸展等。

（3）注意饮食平衡，荤素搭配合理，多摄入富含维生素、微量元素、钙的食品。

颈椎病

病症介绍

颈椎病又称颈椎综合征，主要是由于颈椎长期劳损、骨质增生，或椎间盘脱出、韧带增厚，致使颈椎脊髓、神经根或椎动脉受压，出现一系列功能障碍的临床综合征。中医认为颈椎病的形成是由于肝肾亏虚，筋骨衰退，加之慢性积累性劳损，以致腠理空疏、气血衰少、筋骨失于濡养，风寒湿邪侵入，痹阻经络，气滞血瘀所致。可分为颈型颈椎病、痹痛型颈椎病、瘫痪型颈椎病、眩晕型颈椎病，以颈型颈椎病及痹痛型颈椎病多见。

秘方选用

处方1 透骨草60克，川芎、白芷、制乳香、制没药、芒硝各30克，红花、桂枝各20克，川椒、制川乌、制草乌各15克，公丁香10克。

【用法】治疗组60例，将上药研末，加醋500克，炒热，装20厘米×20厘米×5厘米布袋中。2组均取大椎、阿是穴；神经根型配肩井。治疗组用时，将上药袋喷洒黄酒适量，蒸15分钟，凉至70~80摄氏度，敷熨穴位，上覆塑料薄膜、棉毯。药袋用毕阴干,每袋用 7 次。对照组 32 例,用骨质灵擦剂涂敷穴位,热敷。均每次 30 分钟,2 次/日,14 日为 1 个疗程。

【说明】采用上药治疗颈椎病患者,用 1 个疗程后,2 组分别临床痊愈 18,4 例;显效 25,8 例;有效 12,13 例;无效 5,7 例;总有效率为 91.7%,78.1%。治疗组疗效显著优于对照组。

处方 2 桐皮(海桐皮)30 克,杜仲 30 克,大接骨丹 25 克。

【用法】将上药研细,加蛋清 1 个,蜂蜜适量,酒几滴,调泥状敷贴患处,每日 1 剂。

【说明】应用本方治疗颈椎病,临床验证,疗效满意。

处方 3 壁虎 6 个,辰砂 6 克。

【用法】将上药研为极细末,贮瓶备用。用时取药末适量,撒于痛疼最明显处(阿是穴),外用强力麝香膏固定,隔日换药 1 次。30 日为 1 个疗程。休息 3～6 日后,可继续下一疗程,连续用药至症状消失为止。

【说明】据报道,应用壁虎散治疗颈椎骨质增生患者 20 例,均例满意疗效。

处方 4 赤芍 45 克,白芍 45 克,当归尾 45 克,桃仁 45 克,丹参 60 克,红花 45 克,川芎 40 克,杭菊花 40 克,葛根 60 克,牛膝 40 克,生地 40 克,蔓荆子 40 克,地龙 45 克,伸筋草 60 克,乳香 40 克,金毛狗 40 克,鸡血藤 60 克,没药 40 克,冰片 10 克,细辛 6 克。

【用法】闸棉白布做成 40 厘米×15 厘米枕芯备用。将药碾碎过 40 目筛,将冰片研成粉末加入调匀,一并装入枕芯袋内,枕于颈部,30 天为 1 疗程,一般治疗 2～3 个疗程。30 天换药 1 次。

【说明】治愈:临床症状与体征均消失,恢复体力劳动;显效:症状与体征减轻,或大部分症状和体征消失;好转:症状与体征减轻或部分消失;无效:症状与体征没有变化。

用本方治疗 9 例,治愈 5 例,显效 4 例,好转 6 例,无效 4 例。

处方 5 食盐 500 克。

【用法】食盐炒热,装入布

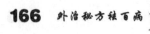

第三章 骨科疾病

袋,趁热熨颈部、肩背部或疼痛麻木处。每日1次,每次30分钟。

【说明】温经散寒。治颈椎病。

处方6 桂枝、白芍、细辛、防风、羌活、川芎、葛根、秦艽、木瓜、生川乌、生半夏、威灵仙、生南星、片姜黄、透骨草、肉桂、白芥子、木香、海桐皮、生草乌、白芷、当归、红花、乳香、淫羊藿、骨碎补、冰片、海风藤、蚕砂、石菖蒲、伸筋草等量。

【用法】将精选的处方药物打细装袋,制成袋长25厘米,宽15厘米的药枕,用胶袋封闭待用。嘱患者在睡觉时将本药枕放于颈部。

【说明】观察时间以3个月为1个疗程,连用2~3个疗程结束。显效:诸症状基本消失;好转:主要症状减轻,伴随症状消失;无效:诸症状无变化或加重。治疗27例全部显效。

处方7 羊骨头(生的或煮过均可)100克,白酒500毫升。

【用法】将羊骨头砸碎炒黄,浸入白酒中,3日后用药酒擦颈部,每日3次。

【说明】羊肾壮骨,活血通络。治颈椎病。

处方8 葛根60克,细辛30克,三棱30克,羌活30克,威灵仙30克,桂枝30克,红花30克,白菊花30克,白芷30克。

【用法】将上述药物干燥、混合。制成粗末,拌匀,装入一个20厘米×30厘米的布袋中,封口。每晚睡眠时将药枕放在一般枕头上,垫于患者颈部。一般每月更换1次药物,亦可将前一疗程的药物混合一起使用。大部分患者使用3个疗程以上。

【说明】经1~6个疗程以后,自觉症状和阳性体征消失为临床痊愈;自觉症状明显好转,阳性体征基本消失为显效;自觉症状和阳性体征均无变化为无效。共治疗17例,治愈4例,好转8例,无效5例。

处方9 独活、秦艽、牛膝、丹参、急性子各200克,威灵仙、防风各300克,细辛50克。

【用法】将上药加水5000毫升浸泡2小时,煎取1小时取汁,残渣加水再煎1小时取汁,2次药液合并浓缩至2000毫升,加3倍95%乙醇搅拌,回收乙醇,余药加2倍乙醇同法操作,回收乙醇至无醇味。将药液涂于纱布上,置于病变部位,超声治疗仪的声头放于涂药纱布上,启动电流,每5分钟往纱布上加药1次,每次20分钟,有微热感。每日1次,10次为1个疗程,每疗程间隔3日。

【说明】 共治疗颈椎病200例,治愈83例,显效25例,好转73例,无效19例,总有效率为90.5%。

健康生活提示

(1) 睡觉枕头不要太高太宽,保持头部轻度后仰位。

(2) 注意保暖,避免颈肩部受寒。

(3) 避免长时间伏案工作,减少颈部疲劳。伏案工作1小时,须起身活动一下颈椎。

(4) 注意饮食营养和锻炼,以增强体质,延缓身体的退变。

足跟痛

病症介绍

足跟痛症是由于跟骨的骨膜及周围纤维组织损伤所造成的无菌性炎症,常伴有跟骨骨质增生。好发于中老年人。主要症状是足跟底部疼痛,常于劳累后出现,疼痛呈持续性,足跟着地时疼痛加剧。

秘方选用

处方1 川芎、透骨草各150克,制乳香、制没药各200克。

【用法】将上药共研为极细

第三章 骨科疾病

末，装入干净瓶内密闭备用。用时根据痛变部位大小，取药末适量，用山西陈醋或酒将药末调成稠糊状，摊在布上，外敷疼痛最明显处（即阿是穴），纱布包扎。间隔5~7日换药。

【说明】用上药外敷阿是穴治疗足跟痛患者30例，基本全部治愈。临床观察，本方对闭合性创伤引起的肿胀疼痛、跟下滑膜炎、骨髓炎等病亦有显著效果。

处方2 川芎45克。

【用法】研细末，分装在用薄布缝成的布袋里，每袋装药面15克左右。将药袋放在鞋里，直接与痛处接触。每次用药1袋，每日换药1次，3个药袋交替使用，换下的药袋晒干后仍可再用。

【说明】行气活血，祛风止痛。治足跟痛。

处方3 川芎15克，生草乌5克。

【用法】将上药共研为极细末，装入布袋内（布袋宜与足跟大小相同），药袋厚0.3~0.5厘米。再将药袋垫在患足鞋跟疼痛明显处（即阿是穴），药袋上洒75%

乙醇适量，以保持药物湿润。5~7日药粉更换1次。疼痛消失后，宜再治疗1周，以巩固疗效，防止复发。

【说明】应用上药外敷跟骨阿是穴治疗足跟骨刺患者150例，治愈（疼痛消失，1年内无复发）135例，有效（疼痛基本消失，但步行劳累稍有疼痛）12例，无效（治疗前后未见明显变化）2例，总有效率为98.7%。

处方4 威灵仙20克。

【用法】捣碎，用陈醋调成膏状备用。先将患足浸泡热水中5~10分钟，擦干后将膏药敷于足跟，外用纱布绷带包扎。晚间休息时可将患足放在热水袋上热敷。每日换药1次。

【说明】祛风胜湿，通络止痛。治足跟痛。

处方5 花椒10克，吴茱萸10克，五味子10克，共研末。

【用法】按足跟大小缝制小布袋，将药末装入布袋内，封口，放入患者鞋内，足跟踩于药袋上，每5天更换袋内药末1次，15天为1个疗程。治疗期间每晚用热水泡脚。

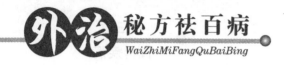

【说明】 治愈:症状及体征完全消失,功能恢复正常;显效:症状消失,体征部分消除;有效:主要症状减轻,体征无改变;无效:症状及体征无改变。

用本方共治疗27例,治愈5例,显效6例,有效11例,无效5例。

健康生活提示

足跟痛患者应该尽量避免穿着软的薄底布鞋;经常做脚底蹬踏动作,增强跖腱膜的张力,加强其抗劳损的能力,减轻局部炎症;温水泡脚,有条件时辅以理疗,可以减轻疼痛。

第四章 皮肤科疾病

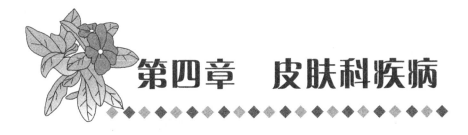

带状疱疹

病症介绍

带状疱疹系由水痘——带状疱疹病毒引起的，累及神经与皮肤的常见皮肤病。中医称"蛇丹"、"蛇串疮"、"蜘蛛疮"等。本病特点为单侧性、沿着被侵犯的脑神经或脊神经分布，呈带形的多片红斑基础上的成簇疱疹，并伴发热和神经痛，附近淋巴结肿大。一般2周内水疱干枯结痂，不留痕迹。

秘方选用

处方1 地龙5条，百草霜12克。

【用法】上药起研末，以菜油调匀，油适量，调稀糊状，清洗干净皮损处，擦干后涂以此药糊，每日2次。用药期间停用其他疗法。

【说明】将丝瓜络置于高温电炉内烤焦，冷却后研末，加50%酒精调成糊状，涂于患处。可反复涂抹，干后再涂，直至疼痛消失，水疱结痂脱落为止。涂药前用75%酒精清洗疱面。

处方2 金银花30克，青黛3克，川黄连4克，冰片3克，生甘草6克。

【用法】先将黄连、金银花、甘草用开水50毫升浸泡24小时后,入冰片、青黛均研细加75%酒精20毫升,和匀,贮存备用。用消毒药棉蘸药液涂擦患处,每日3次。

【说明】适用于湿热型带状疱疹。全方清热利湿。若属风火型者加防风9克。

处方3 雄黄粉50克,75%酒精100毫升。

【用法】2者混合备用。每日搽敷患处2次。如疼痛剧烈,疱疹多者,可在上方中加入2%普鲁卡因20毫升。

【说明】解毒,杀虫,燥湿。治带状疱疹。

处方4 鲜马齿苋100克,鲜仙人掌(去刺)100克,青黛10克,活心丸5粒。

【用法】前2味洗净,与后2味混放盆中捣烂,布包挤汁,贮瓶备用。用注射器接12号针头抽取药汁,均匀喷涂于疮面,每日2次。

【说明】适用于带状疱疹水泡未溃者。解毒祛湿,活血止痛。方中马齿苋清热解毒、凉血止血。

处方5 络石藤全草适量。

【用法】火煅存性,研为细末,调醋外涂,干则再涂,每日数次。

【说明】祛风燥湿,清热解毒,活血通经。治带状疱疹。

处方6 七厘散、凡士林。

【用法】取七厘散2份,凡士林8份,调匀成膏备用。局部皮肤常规消毒后,用七星皮肤针叩刺,以隐隐出血为度,然后将七厘膏均匀涂抹叩刺处,外敷消毒纱布,胶布固定,每3～5天治疗1次,一般连续治疗7～14次即可获愈。

【说明】适用带状疱疹后遗神经痛。方中七厘散具有清热解毒,活血止痛作用。

处方7 雄黄20克,白矾20克。

【用法】上药共研细,用茶水调成糊状。取少许外敷患处,约厚2毫米,纱布覆盖,胶布固定。每日4次,数日后疱干而愈。

【说明】雄黄为含硫化砷的矿石,有毒。本方用量较大,操作时慎防入口。

第四章 皮肤科疾病

处方 8 鲜蛇莓 100～200 克，糯米 15～20 克。

【用法】一起捣烂取汁涂患处。若病在颜面等暴露部位处，可用棉签蘸药液涂于患处；若病变在躯干等部位，可将消毒纱布浸湿后敷患处，并覆盖塑料薄膜，胶布固定，12 个小时换药 1 次。

【说明】或取鲜蛇莓叶适量洗净捣烂取汁外涂患处，每日多次，或取蛇莓捣烂后直接外敷（包扎），每日换药 1 次。

处方 9 雄黄 50 克，乙醇（95%）50 毫升，利多卡因（2.5%）4 毫升。

【用法】先将雄黄捣粉，然后与乙醇、利多卡因混合。取适量涂搽疱疹周围。每日 3 次，一般 3～4 日即愈。

【说明】雄黄为含硫化砷的矿石，有毒。本方用量较大，操作时慎防入口。外用亦不可过多，以免中毒。

处方 10 雄黄、枯矾、青黛各 10 克，冰片 2 克。

【用法】将上药共研为细末，装瓶备用。用时取普鲁卡因注射液 10 支（2 毫升/支），加 75% 乙醇 100 毫升混匀，加上药调拌成糊状，外涂疱疹处，2 次/日。治疗期间不用其他药物。

【说明】用上药外敷治疗带状疱疹 41 例，治疗 2～7 日后，均获治愈。2 例高龄患者有短暂后遗神经痛。

处方 11 雄黄 20 克，天葵全草适量。

【用法】上药同捣成泥状，纱布包裹，外搽患部。涂搽前，先用温水洗净患部。1 日涂搽 3～5 次。

【说明】使用本方法治疗带状疱疹 100 人次。疗效显著，有效率为 98%。

处方 12 蜈蚣 3 条，蛇蜕 10 克，冰片 5 克。

【用法】先将前 2 药分别用文火炒存性，研成极细末，然后将研好的冰片加入混匀，贮瓶内备用。用时取药末适量，用香油调成糊状，制成药饼（1 厘米厚度即可），贴敷病变部位，外用纱布包扎，胶布固定，每日换药 1 次。

【说明】采用上药治疗带状疱疹患者 32 例，治愈者 21 例，有效者8例，好转者3例，总有效率为100%。一般3~5日可愈。

处方13 白及15克，雄黄6克，蜈蚣2条。

【用法】将白及炒黄，蜈蚣焙脆，加入雄黄，3味药共研为细粉，用鸡蛋清适量调成糊状，涂搽于患处，1日涂搽2次，连用至愈为止。

【说明】带状疱疹。若疼痛不止，可酌加冰片少量。

处方14 生南星、半枝莲、白芷各12克，生半夏9克，雄黄6克，冰片3克。

【用法】将上药研末后，装瓶备用。局部出现红肿疼痛，有小疱者或未溃破流水者，取药粉用白酒调成糊状，涂于患处；有破溃处，则用菜油调涂。3~4次/日。

【说明】用上药治疗带状疱疹患者，一般用药2~6日治愈。

处方15 五倍子、生黄柏、伸筋草、生半夏、面粉各等份。

【用法】将五倍子与面粉炒熟放冷，然后与余药共研细末，过筛备用。取药粉适量，用醋调成糊状，大火煮熟。用本泥膏外敷病变部位，用白麻纸贴其上，再用胶布或布带固定之。每日或隔日换药1次。

【说明】清热，燥湿，止痛。主治带状疱疹。治疗22例，全部治愈。见效快，止痛作用强。

健康生活提示

宜食清淡、易消化之物，如牛奶、鸡蛋、瘦肉、鲤鱼、鸽肉、鸭肉等。多食新鲜水果、蔬菜，尤其富含B族维生素与维生素C类食品，如橙子、苹果、西瓜、猕猴桃、海带、芹菜、马铃薯、大豆、猪心、菠菜、荠菜等。

禁食热性、助火生湿类食品，如酒、油炸食品、大蒜、辣椒、咖啡、茴香、桂皮等调料。忌食油腻、肥甘厚味，不易消化、坚硬的食物。不宜食鱼、蟹等发物。

第四章 皮肤科疾病

寻常疣

病症介绍

寻常疣即千日疮。是由于风邪客于肌肤而变生，或阴血虚少，皮肤失养所致。现代医学认为，由乳头瘤病毒感染引起的一种良性皮肤赘生物。本病多生于手指、手背及指甲周围，头皮等处，为米粒至豌豆大的乳头状角质增生，质硬，呈灰褐、黄色，表面干燥粗糙，顶端可分裂呈刺状，境界清楚。初发为1个，后为多发。局部有轻度痒感，偶有压痛，摩擦或挤压后易出血。偶尔自愈，愈合后不留痕迹。

秘方选用

处方1 生石灰200克，烧碱20克，麻雀粪10克，糯米7粒。

【用法】石灰、碱、麻雀粪放于大碗中调匀，加水适量，候半时许，再将糯米置石灰浆上，水不可高出1粒横米之上。7天后，将米捞出，捣膏敷疣上，3天疣可自落。

【说明】用本方治疗百例，皆愈。此方亦可除痣。注意勿沾于正常皮肤。

处方2 鲜西河柳花15克。

【用法】将花置于疣面上，反复揉搓呈绿泥状，使疣表面硬痂脱失，充血发红，以有刺痛感为度。每2～3日1次，一般轻者1次即愈。重者3次愈。

【说明】取鲜西河柳花应以晨曦时为宜。

处方3 鲜无花果柄汁。

【用法】以近无花果果柄处的白汁外涂局部。每日1次。始疣变软，后层层脱落。一般15日皮肤正常。

【说明】柄汁以浓者为佳。近成熟果的柄处多为质浓。

处方4 鲜薜荔果蒂汁。

外治秘方祛百病　175

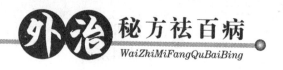

【用法】先用乙醇（75%）局部消毒后，用消毒针头刺破疣体，稍有出血。然后折断鲜薜荔果蒂，流出乳汁，滴于患处，出血即止。隔日1次。一般用药2～3次，即枯槁脱落，不留瘢痕。

【说明】每次用药前都要将疣刺破，方能有效。治疗时多数有局部微痒或轻度烧灼感，无疼痛现象。

处方5 补骨脂（压碎）300克，70%乙醇1000毫升。

【用法】将上药浸泡1周，过滤去渣。用火柴梗蘸上药液少许滴于疣表面，每日数次，至愈为度。

【说明】共治疗寻常疣56例，治愈51例，好转5例。仅1例出现过敏反应现象；2例出现新疣，均未在原发部位，仍用本品治疗获愈。

健康生活提示

寻常疣患者饮食上宜吃凉血解毒和清热类食品，如绿豆、黄瓜、苦瓜等。忌吃鱼、虾、蟹等海鲜产品以及葱、蒜、辣椒、烟酒等刺激性食物。

扁平疣

病症介绍

扁平疣是一种发病率高、治愈率低的病毒性皮肤病。该病传染性较强，可通过身体接触进行传播，亦可通过搔抓等行为自行接种。扁平疣易发生在人体皮肤柔嫩的面部及手背上，质地柔软、顶部光滑、有粟粒至绿豆大，是一种淡褐色的扁平状丘疹。

中医认为，扁平疣属于扁瘊等疾病范畴，多由外感风邪热毒或肝虚血燥、肝风内动而使筋气不荣所致。该病患者若能及时选用一些中药方

第四章 皮肤科疾病

剂进行治疗，可在短期内使疣体脱落，减少疣体对面部皮肤的损害（如色素沉着、留有瘢痕等），恢复面容的美观。

秘方选用

处方1 紫草、赤芍、丹参、板蓝根、三棱、莪术、香附、夏枯草、红花各15克。

【用法】将上药加入75%乙醇，密封浸泡10日，取上清液；用牙签蘸药液点涂患处，2次/日。同时内服中药：板蓝根、大青叶、虎杖各15克，生薏苡仁30克，莪术、苍耳子、赤芍各9克，生甘草3克。每日1剂，水煎后分2～3次内服，10日为1个疗程。停用其他药。

【说明】用上药治疗扁平疣156例，治愈125例，显效20例，无效11例，总有效率为92.9%。

处方2 取鲜马齿苋25克，苦参、陈皮各20克，蛇床子10克，苍术、蜂房、白芷各18克，细辛12克。

【用法】用时将上药用水煎后取汁，趁热用布或棉球蘸此药汁反复擦洗患处（以不擦破表皮为度），每日可擦洗2次，每剂药可使用2～3日。

处方3 鸦胆子30克。

【用法】加入食醋50毫升，浸泡3日。用棉球蘸取药醋，涂敷患处。每日1次，一般10日左右愈。

【说明】治疗期间忌用肥皂、化妆品之类。

处方4 地石榴叶5克（鲜用）。

【用法】先用70%酒精在扁平疣上及周围进行消毒，用针刺破疣子出血，出地石榴叶汁，搽于疣上。1天5～8次，10天后疣子陆续消失。

【说明】临床治疗数10例，均收到良好的效果。

处方5 板蓝根30克，紫草20克，香附20克，桃仁20克。

【用法】上药加水煎煮，滤汁，倒入盆中，用棉布擦洗患处。每日3次。一般半个月痊愈。

【说明】每次应擦至皮肤发红

或局部灼痛为度。

处方6 香附500克，木贼250克，苍耳子125克，70%乙醇适量。

【用法】上药分别研粗粉，浸泡于乙醇中泡10天，滤过后备用。有该酊剂涂患处，早晚各1次。

【说明】用本法治疗45例，总有效率为91.1%。皮损消退时间最短3天，最长2周。

处方7 冰片10克，玄明粉10克，苦参30克，板蓝根30克，大青叶30克，鱼腥草30克，桃仁10克，红花10克。

【用法】先将前2味研细。余药加水煎汁后，用毛巾浸湿。反复外敷局部，并擦洗15分钟。然后再将药粉用冷开水调成糊状，涂搽患处15分钟。每日2次。每日1剂。一般半个月痊愈。

【说明】冰片与玄明粉研粉后，在使用时要现调现用。

处方8 云故纸150克，乙醇1000毫升。

【用法】将云故纸破碎成块，入乙醇内浸泡1周，过滤去渣。用棉签蘸取本品涂布患处，每日早、中、晚各1次，7日为1个疗程。

【说明】共治疗扁平疣20例，经治1个疗程痊愈15例，2个疗程痊愈5例。随访1年以上无复发。

处方9 白胡椒30克，五倍子20克，薄荷冰5克。

【用法】将上药共研为细末，过100目筛备用。用药时最好先搓热局部，然后用醋或维生素B_6霜调涂于皮损上，也可以用药粉干擦局部，每日1次或数次。停用其他治疣疗法和药物。

【说明】用上药治疗扁平疣79例，治愈67例，有效4例，无效8例，总有效率为89.9%；治疗寻常疣40例，治愈33例，有效2例，无效5例，总有效率为87.5%。扁平疣疗程平均为25日，寻常疣疗程平均为18.7日。疗程、疗效与每日用药次数及是否坚持用药有关。

处方10 香附、木贼草各90克。

【用法】将上药水煎20分钟，滤渣取液。用毛巾浸湿本品湿敷患处，每次30分钟，每日2次。1

第四章 皮肤科疾病

剂用7日为1个疗程。

【说明】共治疗扁平疣42例，经治7～14日，治愈41例，好转1例，总有效率为100%。外敷后患处有轻微干涩感，可在药液干后涂擦少量润肤液；切忌外敷后立即清洗。

健康生活提示

（1）远离紫外线、电磁辐射。

（2）多饮水，多吃水果、蔬菜、可做水果面贴。

（3）忌酗酒，尤其是空腹喝酒。

（4）扁平疣患者吃烧烤时不宜吃直接与火接触的食物，其中含有的致癌物比电烤和铁板烧的要多。

手 癣

病症介绍

手癣是由霉菌引起的极为常见的皮肤病，常发生在指间、手掌和手背，俗称"鹅掌风"。临床表现为手部出现小水疱、浸渍、糜烂、皮肤粗厚、脱屑、瘙痒、皲裂等，常以一种表现为主。病程较长，易相互感染。平时手多汗。气候湿热、机体抵抗力低下时易发病或加重。

秘方选用

处方1 土槿皮16克，大枫子16克，乌梅16克，苦楝根皮9克，蛇床子9克，威灵仙9克，百部9克，苦参9克，黄柏9克，雄黄6克，羌活6克，枯矾6克。

【用法】上药加米醋1500毫升浸泡于大沙锅内5日，加盖封口，用药液浸渍患手30分钟，浸毕用清水洗涤。每晚睡前1次。如米醋蒸发，可适量再加。每年夏季初伏前5日开始至出伏为止。

【说明】本方对水疱型、擦烂型疗效好，对鳞屑角化型效果差。

处方2 煅牡蛎、大黄、地肤子、蛇床子各50克。

【用法】将上药加水浓煎至1000毫升备用，用时先以温开水清洗创面，用消毒针刺破水疱，将药液置于容器中，趁热擦洗5分钟，再用4层纱布湿敷，每日3次。

【说明】适用于手足癣。上药共奏清热解毒，除湿止痒之功。方中煅牡蛎软坚散结，收敛固涩。

处方3 乌蛇20克，蒲公英10克，紫花地丁10克，苦参15克，威灵仙15克，明矾15克，白鲜皮18克，白蒺藜18克，当归12克，赤芍12克，牡丹皮12克。

【用法】上药加水煎煮，滤汁，倒入盆中，外洗患部。每日4~5次。一般3剂即愈。

【说明】在治疗手癣期间，应忌食辛辣之品，忌食芫荽。同时，凡运用浸渍药液治疗者，一旦患手新皮长出，应停止浸泡。

处方4 鲜侧柏叶250克。

【用法】放锅内水煮二三沸，先熏后洗，每日2~3次。

【说明】凉血止血，祛风解毒。治手癣。

处方5 大黄、玉竹、生首乌各15克，雄黄10克，食醋50毫升（民间方）。

【用法】上药与醋加水1000毫升，共煎10分钟，待温，将手泡入药液中，每次10~20分钟，1日2次。

【说明】为防止复发，泡至疮愈后，可用猪油（凡士林亦可）加入适量雄黄粉涂患掌数日。

处方6 藿香、黄精、生大黄、皂矾各12克，米醋500毫升。

【用法】将上药放入米醋内浸泡5~7日，去渣备用。将患处放入药水内浸泡，每次浸泡1~2小时，每日1~2次。

【说明】抗真菌。治手癣。

处方7 金毛狗脊30克，苍耳子、金钱草、白芷、五倍子、

第四章 皮肤科疾病

苦草、当归各15克。

【用法】上药加水3000毫升,煮取2000毫升,将患处浸泡在药液中,每次10分钟,1天1次,1日2~3次,轻者1剂,重者2剂即愈。

【说明】本方对患部瘙痒、干燥、粗糙、附有层状鳞屑,劳动时皲裂出血、手足指(趾)皮肤失去弹性屈伸不利者均有效。

处方8 苦参、千只眼、千里光各100克,地肤子50克,苦胆3枚,酒精1000毫升。

【用法】将前4味药用75%酒精浸泡7日,取出,对苦胆入内搅匀,外搽患处。

【说明】经过300多例手癣患者的临床反复验证,效果满意。

健康生活提示

(1)讲究个人卫生,最好不共用脸盆、擦布等。

(2)手足多汗和损伤,往往是手癣最多见的诱因之一,平时要减少化学性、物理性、生物性物质对手足皮肤的不良刺激。

足 癣

病症介绍

足癣又称"脚气"、"香港脚",是真菌侵犯足趾间皮肤所致的一种皮肤病。主要是用公用脚盆、拖鞋等传染所致。好发于成年人,小儿少见,病程缓慢,夏季加重,冬季减轻。好发于脚趾缝或足底。临床表现夏天以痒性丘疹、水疱、湿烂为主;冬天以脱屑、开裂为主,裂口常发生于足跟,伴疼痛;足癣有不同程度的瘙痒。临床常用的外治法为涂搽法等。

秘方选用

处方1 白矾25克,轻粉15克,猪蹄甲5对,羊蹄甲5对,胆汁适量。

【用法】将前4味药研红,混匀,用牛胆汁调匀,涂搽患处,1日1~2次。

【说明】本方有杀虫解毒,燥湿止痒之效。

处方2 密陀僧60克,硫黄30克,硼砂75克。

【用法】上药共研为细末,凡士林调匀。先将足用温开水洗净,然后涂敷上药,每日2次。

【说明】适用于足癣。本方解毒、杀虫、止痒的作用。方中密陀僧消肿、杀虫、收敛防腐,硫黄解毒、杀虫,硼酸外用清热解毒、止痒。

处方3 鲜指甲草200克,白矾6克。

【用法】上药加水1000克,煎煮20分钟,滤汁,倒入盆中,先熏后洗20分钟。每日5~6次。3日后肿胀消失,即使糜烂者亦可愈合。

【说明】指甲草又名凤仙草,其花名指甲花,又称凤仙花,均入药。

处方4 枯矾24克,梅片7克,樟脑24克,滑石10克,硫黄120克,轻粉120克,熟硼砂10克。

【用法】共研细末备用。外搽患处。

【说明】解毒杀虫,干燥止痒。适用于脚癣。

处方5 生大蒜头5瓣,花椒15粒。

【用法】先将花椒炒焦,碾压成粉,然后与大蒜头一起捣成糊状,外敷患处,约1~2毫米厚,纱布包扎。敷后20分钟,药面即出现黄水,稍感疼痛。每隔日换药1次。一般1~2次即愈。

【说明】本方应随配随用。

处方6 大黄、扁蓄、白矾各10克,蛇床子15克。

【用法】上药加水2000毫升,水煎,待温后浸泡患脚,1日1

第四章 皮肤科疾病

次,每次 30 分钟。

【说明】脚癣分为干、湿两型。本方对于湿型者疗效较佳。上药在实验室试验证明有抑菌作用。

处方 7　枯矾、炉甘石各 10 克,阿司匹林 30 克。

【用法】共研细末,洗净后干搽患处,用药 3 日后即可达到收湿止痒之效。

【说明】适用于脚丫湿痒、糜烂、渗液者。

健康生活提示

严格注意个人卫生,不穿别人的鞋、袜,不用别人的毛巾。饮食宜清淡,多食用粗糖及新鲜蔬菜、瓜果。

疥　疮

病症介绍

疥疮是由疥螨（疥虫）感染引起的传染性皮肤病。引起疥疮的病原媒人疥螨,主要通过密切接触传播,常在家庭或集体宿舍内互相传播,也可凭病人用过的衣被等物间接传染。疥螨在表皮内钻成隧道,其末端出现米粒大小红色小丘疹或疱疹,因剧烈瘙痒抓伤后局部皮肤出现多数抓痕,形成结痂及色素沉着,或出现湿疹样变化,继发感染,甚至化脓。

秘方选用

处方 1　核桃（去皮）3 个,雄黄 10 克,水银 10 克,大枫子（去皮）250 克,樟脑 10 克,桃仁 5 克。

【用法】共捣成软膏备用。用纱布包包搽患处。

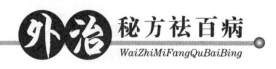

【说明】适用于脓痂疹，疥疮。

处方2 蜈蚣3条，花椒6克，木鳖子（去壳）6克，雄黄6克，生葱5根。

【用法】先将前4味研细，再入生葱，共捣如泥，然后加入适量菜油，调匀，用2层纱布包裹，搽擦患部。每日2~3次。一般3~4日即愈。

【说明】木鳖子即马钱子，有毒；雄黄为含硫化砷的矿石，有毒。该两味在操作时应掌握剂量，慎防入口。外用亦不可过度，终病即止。

处方3 大枫子肉49个，杏仁40个，花椒（去籽）49个，白矾100克，水银15克，茶叶末5克，樟脑10克，轻粉5克。

【用法】各研末调匀备用。外敷患处。

【说明】适用于诸疱疖癞。

处方4 花椒250克，地肤子250克，蜗牛壳100克，硫黄60克，雄黄60克，蛇床子125克。

【用法】花椒、地肤子混合，分为7份，取1份煎汤外洗。其余药材共研细，用香油调膏，洗后涂上药膏。每日2次，直至治愈。

【说明】雄黄为含硫化砷的矿石，有毒。本方用量较大，操作时慎防入口，外用亦不可过度，终病即止。

处方5 巴豆仁30克，香油5克，酸醋10毫升。

【用法】先将巴豆仁研极细末，与香油充分拌匀后，加入醋拌成糊状备用。同时取药2~3克，放在双手掌心内，深吸药气3次，随后将药涂于双侧膝部，并以手掌揉擦至双膝皮肤潮红发热，每晚临睡前用药1次。5~7次为1个疗程。

【说明】有人用上药治疗疥疮47例，全部治愈。其中，用药1个疗程治愈者30例，2个疗程治愈者17例。经随访2个月，无1例复发。

处方6 千只眼50克，千里光50克，苦参100克，石椒草100克，黄精100克，苍术50克，无娘藤100克。

【用法】用烫鸡的水煎上药

第四章 皮肤科疾病

30~60分钟后,脱衣泡洗30分钟,早、晚各1次,连洗3~5天。

【说明】此方主治疥疮、湿疹等所致皮肤瘙痒。临床治疗疥疮82例、湿疹41例、荨麻疹41例,共164例,治愈128例,显效10例,好转22例,无效4例,总有效率97.6%。急性患者平均用药3.5天,慢性患者平均用药6.6天。

处方7 石硫磺500克,生地黄500克,土木槿花银皮100克,露蜂房40克,马桑叶30克,土大黄100克,轻粉20克。

【用法】上药用60度白酒浸泡15天,外搽患处,1日4次。

【说明】用本方药治疗疥癣,搽后当即止痒,有舒适感。一般1剂药酒可治愈20人。有破溃者慎用。

健康生活提示

保持室内干净整洁,房间最好不要铺地毯,因地毯是疥螨最佳隐藏及繁殖之处。如房间安装有空调,每年夏季应用前,一定要清洗过滤网。患者与家人的洗漱用品一定要严格分开。患者应减轻思想负担,积极治疗。

冻 疮

病症介绍

冻疮是冻伤中最轻的一类,一般在低温和潮湿环境下发生。由于寒冷刺激,引起局部血管痉挛、瘀血。好发于手指、背、足趾、耳郭和颜面部。其临床特点为局限性充血性红斑、肿胀,遇热痒痛加重,有时出现水疱,水疱破后形成浅表溃疡,渗出浆液,并可感染化脓。治愈后遗留瘢痕,可见色素沉着或色素脱失。每年冬季易复发。

中医学认为本病多由寒邪外袭，血脉凝滞，损伤皮肉所致。一般分为以下2型：

（1）冻疮未溃型。受冻处皮肤发红或紫红，轻度肿胀，自觉瘙痒疼痛，甚则结成硬块。

（2）冻疮已溃型。受冻处局部明显肿胀，有大小不等的水疱，疱液澄黄，破后溃疡，渗出浆液。

秘方选用

处方1 95%乙醇100毫升，鲜红辣椒5～10克，甘油20毫升，纯樟脑10克。

【用法】将纯樟脑溶于乙醇，鲜红辣椒洗净切碎放入乙醇内，浸泡5～7天后再加入甘油。用时以油涂擦患处。每日2～3次。

【说明】冻疮。

处方2 桂枝60克。

【用法】加清水1000毫升，武火煎煮10分钟，稍凉后，即将患处浸于药液中，边洗边按摩，每次10～15分钟，早晚各1次。

【说明】温经散寒。治冻疮。

处方3 当归50克，紫草10克，大黄粉7.5克，香油500毫升，黄蜡200克。

【用法】用香油浸泡当归、紫草，3天后用微火煎至焦黄，离火将油滤出，去渣，加入黄蜡置火上熔匀，等冷后加入大黄粉（每500克油膏加大黄粉7.5克），搅匀成膏，敷于患处。

【说明】适用于冻疮。

处方4 土山楂120克。

【用法】加水2500毫升，煎半小时后去渣，温水洗患处，每日1次。局部已溃糜烂者，将鲜山楂砸成糊状，或用干山楂水煮后砸成糊状外敷，每日换药1次。

【说明】活血化瘀，散结止痛。治冻疮。

处方5 取白萝卜叶500～1000克。

【用法】水煎后趁热泡洗并不断按摩患处，有糜烂破损处按摩其

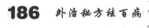

第四章 皮肤科疾病

周围。注意保持水温，以不烫伤为度。每次20分钟，每日2~3次，泡毕擦干并注意保暖。

处方6 生川楝子300克。

【用法】将上药加水反复煎取汁，去渣，浓缩成膏，每晚涂于冻疮处。

【说明】采用生川楝子膏治疗冻疮患者，疗效显著，一般用药3~5日即愈。

处方7 辣椒酊5毫升，樟脑3克，甘油15毫升。

【用法】上药混合，取95%酒精加至100毫升时备用。外涂患处，每日3~4次。

【说明】活血通络止痒。适用于冻伤未溃者。

处方8 甘草、芫花各12克。

【用法】上药加水1000毫升，煎煮，取药液温浴患处。每日2~3次。每次10~20分钟，不可内服。

【说明】适用于冻疮未溃者。方中芫花具有杀虫疗疮的作用。

处方9 生川乌、生草乌、桂枝各50克，芒硝40克，细辛、红花各20克，樟脑15克，60%酒精1000毫升。

【用法】上药放酒精中密闭泡浸7天，用药棉蘸药外涂患处，每天2次，每次涂药5毫升。

【说明】适用于冻疮未溃破者。上药共奏活血通络之功。方中生川乌、生草乌具有祛风湿、散寒止痛的作用。

健康生活提示

(1) 冬季要注意对身体暴露部位的保暖。

(2) 坚持体育锻炼，增强抗寒能力。

(3) 受冻后，不宜用热水温暖，或用火烘烤，否则冻处会溃烂。

(4) 受冻后皮肤瘙痒，不能用手搔抓，否则易使表皮破烂。

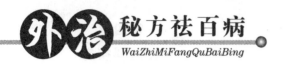

湿 疹

病症介绍

湿疹是一种常见的由多种内外因素引起的表皮及真皮浅层的炎症性皮肤病。其特点为自觉剧烈瘙痒，皮损呈多形性，对称分布，有渗出倾向，慢性病程，易反复发作。

祖国医学认为湿疹是由于禀性不耐，风热内蕴，外感风邪，风湿热邪相搏，浸淫肌肤而成。其中"湿"是主要因素。由于湿邪黏腻、重浊、易变，故病多迁延，形态不定。而慢性湿疹是由于营血不足，湿热逗留，以致血虚伤阴，化燥生风，风燥湿热郁结，肌肤失养所致。

秘方选用

处方1 骨黛30克，蛤粉90克，生石膏粉60克，芦荟、黄连末、黄柏末各6克，冰片5克。

【用法】将上药研为极细末，装入干净玻璃瓶中备用。用时先将患处洗净，取药末30克，用纱布包成小团，外抹搽患处，2次/日。

【说明】用上药治疗阴囊湿疹5例，均用药2次告愈。治疗期间，禁食辛辣酒类食品。

处方2 硫黄5克，轻粉5克，枯矾20克，松香20克，煅石膏50克。

【用法】上药共研细，用白凡士林100克调匀。取适量外搽局部，纱布覆盖，胶布固定。每日早、晚各1次。一般半个月即愈。

【说明】本方宜于慢性顽固湿疹。轻粉，又名汞粉，为粗制的氯化亚汞结晶，具有强烈的毒性反应，内服易中毒。调敷时应特别小心，慎防入口。

处方3 莱菔子60克。

【用法】将莱菔子放置于热沙锅中，拌炒30分钟，取出冷却后备用。用时取莱菔子末用棉籽油调

第四章 皮肤科疾病

成糊状,敷于患处,1次/日。

【说明】用上药外敷治疗急性湿疹4例,效果显著。

处方4 鸡蛋数个。

【用法】将蛋煮熟,取蛋黄放在铁锅内搅碎,用文火烤炼,待其熬成黑色,即见蛋黄油流出,每个蛋黄可炼4～5毫升油。将油盛入消毒容器内,冷却后用。用时先用生理盐水洗净疮面,除去痂皮,待水分蒸发后,用蛋黄油涂患处,用4层纱布敷盖,每日或隔日换药1次。

【说明】滋阴润燥,养血息风。治湿疹,症见患处有浅表炎性症状,并有渗出液、鳞屑、皮肤变厚和瘙痒等症。

处方5 煅石膏、轻粉各30克,青黛、黄柏各9克。

【用法】将上药研为细末,取适量撒敷患处,每日1次。

【说明】适用于急性湿疹。清热燥湿止痒。青黛、黄柏清热解毒;煅石膏、轻粉燥湿止痒。

处方6 制炉甘石、熟石灰、赤石脂各90克。

【用法】共为细末,加凡士林做软膏,外敷患处。

【说明】适用于皮肤病滋水浸渍者。

处方7 黄柏、黄芩、苦参、紫草、五倍子、明矾、花椒、甘草各10克。

【用法】取上药加水煎煮20～25分钟,去渣,取液,作冷湿敷。每日2次。

【说明】急性湿疹。清热解毒,收敛止痒。五倍子敛肺降火,敛汗止血。苦参、明矾解毒杀虫,燥湿止痒。

处方8 千里光150克,白胡椒6克。

【用法】将上药共水煎2000毫升,等水温降至不烫手时,搽洗患部,每次20～30分钟,1日1～2次,连用至愈为止。

【说明】本方有清热收湿之效。

处方9 黄柏30克,苦参30克,地肤子30克,野菊花30克,防风15克,生百部30克,大菖蒲30克,生地榆30克,徐长卿

30 克。

【用法】上药加水煎至 2000 毫升,将药汁倒入清洁盆内,先熏洗后坐浴约 20 分钟左右。

【说明】适用于慢性湿疹。祛风除湿,清热止痒。生百部润肺止咳、灭虱杀虫;生地榆凉血止血、解毒敛疮;徐长卿祛风止痛、止痒。

处方 10 柴草 20 克,大黄 5 克,黄柏 4 克。

【用法】用水冲洗干净后,切成碎块,装入大口瓶内,再加入生菜仔油 200 毫升,浸泡 1 个月后使用。用药时先用温开水清洗患处,后用消毒棉签蘸药液涂搽患部。每日早晚各 1 次,搽后用无菌纱布覆盖。

【说明】本方适用于慢性湿疹,一般用药 2~3 天瘙痒减轻,6 至 10 天即获痊愈。除湿收敛,杀虫止痒。适用于慢性湿疹(顽湿疹)、神经性皮炎(干癣)、皮肤瘙痒症(瘾疹)、痒疹(粟疮)等瘙痒性皮肤病。

处方 11 止痒药粉 50 克,祛湿药膏(或凡士林)450 克。

【用法】上药混匀成膏。外敷患处。

处方 12 黄柏 120 克。

【用法】水煎取汁 100 毫升,湿敷患处,每次 10 分钟,每日 4 次。皮损渗液少或无渗液者,可改用黄柏粉香油调涂。

【说明】清热燥湿。治小腿湿疹,症见双下肢红丘疹、渗液、糜烂、瘙痒;或治小儿脐疮,流脓水,臭秽难闻。

处方 13 苦参 200 克,薄荷 150 克,白芷 150 克,防风 100 克,芥穗 200 克,连翘 200 克,白鲜皮 250 克,鹤虱草 150 克,大黄 150 克,苍术 150 克,威灵仙 200 克,大枫子(碎)500 克,五倍子(碎)250 克,香油 5000 克。

【用法】将群药放香油内 1 昼夜后,文火炸黄焦,过滤,每 500 克油加青黛面 2.5 克。

【说明】除湿润肤。适用于急性湿疹(风湿疹),接触性皮炎。

处方 14 雄黄解毒散(雄黄解毒散:雄黄 50 克,寒水石 50 克,白矾 200 克为细粉)50 克,甘石粉100克，清凉膏350克。

【用法】上药调匀成膏。外敷患处。

【说明】除湿收敛，润肤止痒。适用于慢性湿疹（顽湿疹），下肢溃疡（臁疮）。急性湿疹慎用。

处方15 黄柏30克，藁本30克，食盐40克。

【用法】上药加水煎煮，滤汁，倒入盆中，浸洗患处20分钟。每日2次。每口1剂。一般数剂即效。

【说明】本方同时兼治鹅掌风、脚湿气、黄水疮及阴痒等症。如病久者，加艾叶10克。

健康生活提示

（1）饮食宜清淡，忌食辛辣、海腥等发物。

（2）皮损处忌过度搔抓、热水烫洗，忌肥皂等碱性物质刺激。

荨麻疹

病症介绍

荨麻疹俗称风疹块。是由于皮肤黏膜小血管扩张及渗透性增加而出现红色或白色风团为主的皮损为特征。可发生于全身各部位，先有皮肤瘙痒，随即出现红色或白色风团，大小形态不一，常高出皮面。一般持续数分钟至数小时，甚至数天，此起彼伏，可自行消退，不留痕迹。若严重者可伴全身症状，如发热、头痛、气喘、腹痛、腹泻等。短期内痊愈者为急性。若反复发作数月以上者为慢性。本病属中医"瘾症"、"风瘾疹"范围，多认为素体湿热内蕴，复感风寒，郁于皮腠而发。或肠内有虫，或食鱼鲜虾蟹、药物等过敏所致。或气血有虚，营卫不足，肤失所养而致。常反复发作，经久不愈者，多为气血亏虚。

秘方选用

处方1 马鞭草、土茯苓、益母草、夏枯草、白蒺藜各10克。

【用法】取上药加水煎煮20分钟,去渣,取液,浸浴患部,每日1~2次。

【说明】适用于慢性荨麻疹。白蒺藜祛风明目;夏枯草清热散结。上药共奏活血、祛湿、散风、止痒之效。

处方2 银柴胡、胡黄连、防风、浮萍、乌梅、甘草各等份。

【用法】上药共研细末,过筛后装瓶密封备用。取药末适量,填满脐窝,用手压实,纱布盖上,胶布固定。每日换药1次,1个月为1个疗程。

【说明】疏风止痒。主治荨麻疹。用药期间忌食生冷辛辣及鱼、虾、蟹、蛋类食品。

处方3 生山楂24克,青皮、陈皮各24克,猪苓24克,黄柏24克,枳壳24克,赤芍24克,木通24克,黄芪30克,大黄12克,芒硝12克,生石膏40克,蝉蜕24克,浮萍24克。

【用法】上药每日1剂,每晚水煎取汁,浸泡双脚至足背,温度以患者能耐受为度。

【说明】适用于肠胃湿热型的慢性荨麻疹。浮萍发汗解表,透疹,祛风止痒。上药共奏清利湿热,凉血祛风,调理脾胃,理气固表之效。

处方4 石椒草、千里光、臭牡丹、杏叶、防风各50克。

【用法】将上药混合水煎外洗,1日1剂。

【说明】适用于荨麻疹。本方有祛风止痒之效。

处方5 浮萍草150克,桂枝100克。

【用法】上药加水5000毫升,煎沸40分钟,令患者脱去衣服熏洗,以全身微汗为宜。1日1次,每剂药用2次。视病情可连续用药7~15剂。

【说明】此方主治慢性荨麻疹。方中浮萍辛寒,祛风解表透

第四章 皮肤科疾病

疹,桂枝辛甘温,温经通脉解肌,2 药合用,不寒不热,适用于各型荨麻疹。风寒,加麻黄 50 克;风热,加木通 50 克、苦参 50 克;脾胃积热,加酒军 30 克;气血不足,加黄芪 100 克、当归 50 克;风甚者,加蝉蜕 30 克、荆芥 50 克。

用本法治 51 例,全部治愈。

处方 6 百部 300 克,75%酒精 600 毫升。

【用法】将百部碾碎,放入酒精中,浸泡 7 个昼夜,过滤去渣,取出浸液,用棉棒、毛巾等蘸涂患处。

【说明】解毒杀虫,祛风止痒。治荨麻疹、神经性皮炎等瘙痒性皮肤病。

处方 7 新鲜桃叶 500 克。

【用法】切碎,加水 3000 毫升,武火煮沸之后,文火再煮 15 分钟,去渣取液,加食盐 20 克,拌匀,候温,用手巾蘸药液趁热洗擦患处 15~20 分钟;然后上床盖被休息 2 小时,不让风吹患处。1 次即愈,十分灵验。

【说明】适用于荨麻疹剧痒。

处方 8 鲜红萝卜全草 1000 克。

【用法】加水煎煮,滤汁,倒入盆内,熏洗,以出汗为度,洗后避风。每日 1 次。一般 3~6 次痊愈。

健康生活提示

慢性荨麻疹可以用芝麻治疗。皮肤容易起荨麻疹的人,可以常食用芝麻,以改善体质,增强体力,强化肌肤。常吃黑芝麻酱效果良好。

发疹严重时应禁食鲜虾、蟹、章鱼、贝类,或者竹笋、糯米、巧克力、咖啡、香辛料、砂糖等。

神经性皮炎

病症介绍

神经性皮炎是一种皮肤功能障碍性疾病,具有明显的皮肤损害。中医称为"摄领疮"或"顽癣",是一种常见的慢性皮肤病,以皮肤苔藓样变及剧烈瘙痒为特征,多发生在颈后部或其两侧、肘窝、腘窝、前臂、大腿、小腿及腰骶部等。常成片出现,呈三角形或多角形的平顶五疹,皮肤增厚,皮脊凸起,皮沟加深,形似苔藓;常呈淡红或淡褐色。剧烈瘙痒是其主要的症状。如全身皮肤有较明显损害者,又称之为弥漫性神经性皮炎。

秘方选用

处方1 虎掌根适量,香油适量。

【用法】将虎掌草根捣烂研细,用香油调匀。外搽或浸洗患处,1日5次。

【说明】此方对顽固性皮癣有效。

处方2 生川乌、生草乌各30克,闹羊花15克,细辛、蟾酥各24克,生半夏、生天南星各30克。

【用法】上药共研细末备用。取药末适量,用水、醋或酒调敷患处。

【说明】祛风解毒,燥湿止痒。主治神经性皮炎,患部剧烈瘙痒。治疗10例,6例痊愈,4例显著改善。

处方3 大蒜适量。

【用法】将上药捣如泥状,敷于病变部位,覆盖纱布,胶布固定,每次贴敷1日,7～10日贴敷1次,连续用药至症状消失止。

【说明】用蒜泥外敷治疗神经性皮炎患者,效果显著。有患者按上法贴敷2次,竞获治愈,2年无复发。

第四章 皮肤科疾病

处方4 京红粉75克,利马锥25克,凡士林400克。

【用法】凡士林熔化加上药,调均备用。外敷患处。

【说明】杀虫止痒,软坚脱皮,化腐生肌。适用于牛皮癣静止期(血燥型白疕),胼胝,神经性皮炎(顽癣),痈疽后腐肉未脱之疮面。对汞过敏者慎用。

处方5 肉桂200克。

【用法】将上药研为极细末,装入瓶内密封备用。用时宜根据病变部位大小,取肉桂末适量,用好米醋调成糊状,涂敷于病损处,2小时后糊干即弃去。若不愈者,隔7日后再依法涂敷1次。

【说明】用肉桂粉糊剂治疗神经性皮炎患者,一般轻者1次,重者2次治愈。

处方6 石榴皮、雷公藤嫩叶各100克,苦参50克,黄柏30克,冰片10克。

【用法】将上药用75%酒精浸泡7日,取出,外搽患处。1日3次,连搽数日。

【说明】适用于神经性皮炎。本方系经验方,有清热、祛风、燥湿、止痒之效。经临床反复验证,疗效可靠。

处方7 硫黄粉50克,止痒药膏450克。

【用法】上药调匀备用。外敷患处。

【说明】止痒杀虫,润肌收敛。适用于神经性皮炎、慢性湿疹(顽湿疡)、阴囊湿疹(肾囊风)。急性皮疹及新鲜肉芽疮面勿用。

健康生活提示

生活规律有序,不吸烟,少饮酒,避免食用刺激性和辛辣食物。不要用搔抓、摩擦及热水烫洗等方法来止痒。

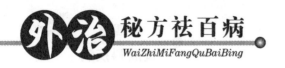

皮肤瘙痒症

病症介绍

皮肤瘙痒症是指皮肤仅有瘙痒感而无原发性皮肤损害的病症。许多疾病可以引起皮肤瘙痒，如糖尿病、肝脏疾病、肾脏疾病、某些肿瘤、神经官能症、皮肤干燥等。皮肤瘙痒症的发作多与季节有关，夏季发作的称为夏季皮肤瘙痒症，冬季发作的称为冬季皮肤瘙痒症，老年人患此症称为老年性皮肤瘙痒症。

本病的特点为无原发性丘疹、水疱等皮损，开始只有瘙痒，呈阵发性，有烧灼、虫爬、蚁走等感觉；多于精神紧张、气候变化、过度洗浴、饮食不当后加重。常有抓痕、搓破、渗液、结痂等继发损害。

皮肤瘙痒症可为全身性或局限性2种。全身性皮肤瘙痒症，老年人多因皮肤萎缩退化、比较干燥而引起；冬季多因皮肤干燥而发病。可由于糖尿病、黄疸病、血液病、妊娠等引起。局限性的多为阴囊瘙痒。女性外阴瘙痒和肛门瘙痒。外阴瘙痒与阴道真菌感染、滴虫病或白带刺激有关；肛门瘙痒多由于蛲虫病、肛裂、痔疮等引起。

秘方选用

处方1 红花、桃仁、杏仁、生栀子各等量，冰片适量。

【用法】将前4药研末，加入冰片，用凡士林或蜂蜜调成糊状。使用时共摊成3厘米×3厘米×1厘米大小饼块，直接贴脐上，再用敷料覆盖固定，每日1次。

【说明】本方适用于皮肤瘙痒症。

处方2 大万年青适量。

【用法】上药水煎外洗。

【说明】大万年青系桑科榕属植物。性味微苦涩，凉。可清热祛湿、解毒止痛，药用鲜叶。

处方3 食盐100克，米泔

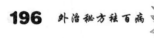

第四章 皮肤科疾病

水1000毫升。

【用法】上药共置于铁锅内，煮沸5分钟，然后倒入盆中，待温用毛巾蘸液，搽洗患处3分钟。每日早、晚各1次，一般1~2次见效，直至治愈。

【说明】治前先在局部搔抓，以舒松毛孔，使药力直达病所。忌饮酒类、鱼腥之品，平时洗澡时忌用碱性肥皂。

处方4 蛇床子10克，当归10克，威灵仙10克，苦参10克，明矾10克。

【用法】上药加水1000毫升，浓缩为700毫升，外洗患部（或坐浴），每次20~30分钟。

【说明】本方治疗外阴部瘙痒、溃疡及顽癣，可先熏后洗，但不宜口服。对于肾囊风属湿热为患，患处有颗烂状小疙瘩，瘙痒难忍，搔之疼痛才亦有效，但需连续用药10天以上。

处方5 艾叶90克，雄黄6克，花椒6克，防风30克。

【用法】上药加水煎煮，滤汁，倒入盆中，先熏后洗，待冷涂搽患处。每日2次，每日1剂，一般3剂愈。

【说明】雄黄为含硫化砷的矿石，有毒。操作时应掌握剂量，慎防入口。

处方6 海金沙藤、积雪草、凤尾草、天竹根各适量，雄黄少许。

【用法】前4味药用米泔水浸120分钟后，取出，加入雄黄，捣烂外搽，1日2~3次。

【说明】适用于皮肤瘙痒症。使用本方的同时，并应常食猪油。天竹系小檗科植物南天竹。

处方7 荆芥30克。

【用法】碾为细面，过筛后装入纱布袋内，均匀地撒布患处（如范围大，可分片进行），然后用手掌来回反复揉搓，至手掌与患部发生热感为度。

【说明】祛风止痒。治急，慢性荨麻疹及一切皮肤瘙痒症。

处方8 老松香、官粉、炉甘石、枯矾各30克，乳香60克，轻粉15克，冰片6克，密陀僧15克。

【用法】上药共研为细末，装入布袋外扑皮损处或用油调外敷，也可配成5%~20%软膏外用。

【说明】适用于皮肤瘙痒症。

方中轻粉具有解毒杀虫的作用。上药共奏祛湿收敛,杀虫止痒之效。

健康生活提示

(1) 饮食宜清淡,禁食辛辣、海腥等发物,忌饮酒类及咖啡。

(2) 皮损处忌过度搔抓、热水烫洗,忌肥皂等碱性物质刺激。

(3) 冬天不要过多洗澡,以保持皮肤的润泽。

(4) 保持大便通畅,注意皮肤清洁。

痱子

病症介绍

痱子即痱疮。为暑湿蕴蒸皮肤,汗泄不畅而引起。多见于夏天炎热季节,以小儿及肥胖人易患。多分布于头面、颈项、胸、腹、背、肩、股等处。发病突然,在皮肤汗孔处发出针头大小密集的红色丘疹,很快变成小水疱或小脓疱,周围红晕。如因痒搔破后,常可继发脓窝疮和暑疖。本病外治,疗效快捷。

秘方选用

处方1 金银花、车前草、野菊花各20克。

【用法】上药水煎取汁,加冰片少许混匀,外洗患处,每日3~5次。

【说明】适用于痱子。上药共奏清热解毒之功。方中车前草清热利湿、解毒。

处方2 鲜苦瓜叶适量。

【用法】取鲜苦瓜叶捣烂如泥,挤汁,涂搽患处,1日3次。

【说明】此方有清暑解毒之

效,可治身体各部的痱子。

处方3 菊花30克。

【用法】用布包裹,加水煎煮,滤汁,倒入盆中,洗浴患处或全身,每日1～2次,痱子能迅即消失。

【说明】适用于痱子。

处方4 冰片、薄荷各3克,甘石粉15克,滑石粉30克,黄柏6克。

【用法】上药共研为细末,直接撒扑。

【说明】适用于痱子、尿布皮炎。上药共奏清热敛汗、解毒止痒之功。

处方5 煤油30毫升。

【用法】用棉花蘸取煤油,擦洗患处,能很快使痱子消失。

【说明】适用于痱子。煤油即灯用煤油,俗称火油。煤油外搽治痱子有特效。经临床多次试治,确非虚言。

健康生活提示

此病注意不要把皮肤抓破,以免感染。不宜用热水和肥皂洗患部。夏季炎热常食西瓜、苦瓜、黄瓜等,有利于清热祛湿,促进疾病康复。

银屑病

病症介绍

银屑病,即牛皮癣,是以皮肤覆盖银白色鳞屑的大小不等的红斑、点状出血为主要症状的皮肤病。中医无此病名,然与松皮癣(白疕)相类似。该病为一种常见、易复发的慢性皮肤病。冬季加剧,夏季减轻。初起为红色丘疹,逐渐扩大至融合成片,边界清楚,町呈点状、钱币状、地图状、盘状等。皮损覆盖银白色鳞屑,剥去鳞屑可见红斑及点状出血，此为银屑病皮损之特点。有不同程度的瘙痒，缠绵难愈，常反复发作。现代医学认为，本病可能与遗传、感染、代谢障碍、内分泌影响、精神因素及免疫紊乱等有关，病因尚未定沦。

秘方选用

处方 1 赤芍 10 克，生地黄、葛根各 30 克，升麻、大枫子、丹参、甘草、水牛角粉各 9 克，冰片 6 克。

【用法】共研细末，每次适量填脐，外贴肤疾宁胶布，每日换药 1 次，7 次为 1 个疗程。

【说明】本方适用于银屑病。

处方 2 鲜野芹菜 500 克。

【用法】茎叶揉搓成团，在皮肤患处反复揉搽 2～3 分钟，使药汁完全湿染局部。每日早、晚各 1 次。一般 10 日可愈。如病程属进行期，则不易直接搽用，可将茎叶捣汁涂敷患处。

【说明】本病分进行期、静止期、消退期，进行期即为病情发展阶段。

处方 3 秦皮 30～60 克。

【用法】加水 1500 毫升水煎，煎液洗患处，每日或隔 2～3 日洗 1 次，药液温热后仍可用。每次煎水可洗 3 次，洗至痊愈为止。

【说明】清热燥湿。治银屑病。

处方 4 麻黄 10 克，白芷 10 克，紫花地丁 12 克，花椒 15 克，苦参 20 克，防风 30 克，雄黄粉 15 克。

【用法】先将前 6 味加水煎煮，滤汁，倒入盆中，然后加入雄黄粉，熏洗患处。每隔日 1 次，一般数次见效，直至治愈。

【说明】雄黄为含硫化砷的矿石，有毒。慎防入口。

处方 5 雷公藤 15 克（去皮），黄芪 30 克，黄芩 10 克，苦参 15 克，丹参 15 克，威灵仙 15 克。

【用法】煎汤 400 毫升分 2 次温服，余药渣再煎汤 1000 毫升外洗，10 剂为 1 疗程。

【说明】临床应用，效果良好。

第四章 皮肤科疾病

健康生活提示

（1）饮食上忌辛辣、牛羊肉及酒类。
（2）患处皮损忌过度刺激，避免继发感染。
（3）注意防寒保暖，加强锻炼身体，提高机体抵抗力。

黄褐斑

病症介绍

黄褐斑又名黧黑斑、肝斑等。由肾亏火旺，血虚不荣，火燥结滞或肝郁气滞所致。面部有黄褐色或暗褐色的色素斑，其形状不规则，枯暗无光，不高出皮肤，邻近者倾向融合，尤以两颊、额、鼻、唇及颏等处多见。孕妇或患有生殖器官疾病及慢性消耗性疾患者常见有黄褐斑。一般无自觉症状。

秘方选用

处方1 白及、白芷、白附子各6克，白蔹、白丁香各4.5克，密陀僧3克。

【用法】上药研细末，每次用少许药末放入鸡蛋清或白蜜内搅调成稀膏。晚睡前，先用温水浴面，继将此膏涂于斑处，晨起洗净。

【说明】适用于黄褐斑。应用本方治疗20余例，收到较好疗效，一般1个月内斑可消退。

处方2 王不留行。

【用法】用王不留行贴压耳穴：神门、大肠、肝、脾、肾、胆、肺、内分泌、面颊、枕、卵巢。两耳交替，隔日1次。每日自行按压3～4次。体穴：合谷、三阴交、太冲、行间、肺俞、脾俞、肾俞、肝俞。每次取3～5穴，1～2日针刺1次。均10次为1个疗程。

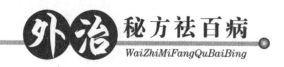

【说明】用上药治疗面部黄褐斑58例，痊愈14例，显效15例，好转24例，无效5例。

处方3 芦荟300克，绿豆150克。

【用法】共研为细末备用。用时取适量调水成糊状，薄薄覆盖于面部或患部，保留30分钟，早晚各1次。敷药后可配合手法按摩以助药力吸收。1个月为1个疗程。

【说明】清解郁热。治黄褐斑。

处方4 柠檬30克，硼砂15克，白糖15克。

【用法】先将硼砂、白糖研细，然后混入柠檬拌匀，装瓶封存3日。每晚取少许加入温水中，洗脸5分钟。坚持数日后，可自行隐退。直至治愈。

健康生活提示

（1）避免辛辣食物及烟酒、咖啡、浓茶等的刺激。

（2）不滥用化妆品，避免日晒。

（3）保持心情舒畅，避免忧郁、烦躁。

（4）积极治疗慢性肝肾疾病，纠正月经不调，调节内分泌功能等。

白癜风

病症介绍

白癜风是一种局限性的色素脱失疾病，又名白驳风。多因风湿搏于皮肤，气血失和，血不荣肤而成。本病好发于面、颈、手背、躯干及外生殖器，其大小形状不一，边缘清楚，周边与健康皮肤交界处皮色较深，可单发或多发，可相互融合成片，患处毛发变白，无任何自觉症状。白癜风以青年多见，经过缓慢，亦可呈间歇性发展。现代医学认

第四章 皮肤科疾病

为，本病与遗传、自身免疫、黑色素细胞自身破坏等有关。对于本病至今尚无特效的治法。

秘方选用

处方 1 硫黄 10 克，密陀僧 9 克，白蒺藜 15 克，紫草 10 克，蝉蜕 6 克，肉桂 4 克。

【用法】将上药共研细末，用水酒各半浸泡 2 周。用桑枝木蘸药汁外搽患处，1 日数次。

【说明】直至皮肤发红时，方可停止外搽本方。

处方 2 补骨脂 300 克，75% 酒精 600 克。

【用法】将补骨脂碾碎置酒精内，浸泡 7 昼夜，过滤去渣备用。用棉球蘸药涂于患处，并摩擦 5～15 分钟。

【说明】调和气血，活血通络。适用于白癜风（白驳风）、扁平疣（疣症）。

处方 3 乌梅 60%，补骨脂 30%，毛姜 10%。

【用法】将上药放入 80%～85% 乙醇（药物与乙醇 1∶3 配制）内浸泡 14 日后，过滤去渣即可使用。用时取棉签或纱布蘸药涂擦患处，每日次数不限，每次 1～5 分钟。

【说明】用上药治疗白癜风 235 例，治愈 51 例，显效 68 例，有效 85 例，无效 31 例，总有效率为 86.8%。治程中无不良反应。

处方 4 密陀僧 60 克，硫黄 30 克，枯矾、轻粉各 10 克，地塞米松霜适量。

【用法】将上药共研为细末，过 7 号筛，调入地塞米松霜成膏。取本品涂搽患处，每日 3～5 次。

【说明】共治疗白癜风 22 例，治愈 16 例，好转 4 例，无效 2 例，总有效率为 90.9%。本品有毒，严禁沾唇入眼，若用后眉目起粟粒样丘疹，则暂停用药，待疹退后再用。

处方 5 生穿山甲 1 片（如 5 分硬币大小）。

【用法】用穿山甲边缘刮白斑

处。若在阳面，从下而上，阴面从上而下，顺经络之循行方向，由轻到重连刮60次，以发红为度，不能出血。刮完后敷以红霉素软膏。每日2次，一般1周后消失。

【说明】阳面即人体的背部，阴面即人体的腹部。

健康生活提示

（1）少抽烟喝酒，少吃辛辣食品及少吃含维生素的食品，减少有害气体的吸入。晨练或运动时选择空气清新的场所。

（2）注意劳动防护，减少直接接触化工原料、油漆涂料、重金属有害物，注意房屋装修造成的污染。

（3）消除烦恼与忧愁，保持乐观情绪，发挥主观积极因素，增强心理承受力。

痤 疮

病症介绍

痤疮是一种毛囊皮脂腺的慢性炎症性疾病，是青春期常见病，多发于15～30岁男女青年。一般认为，本病多由于青春期间雄激素分泌增加，皮脂腺发育旺盛，使皮脂腺毛囊管壁出现角化，堵塞皮脂的排出而形成"脂栓"，且与遗传因素有关，但其确切发病机制尚未完全清楚。痤疮，在中医学中相当于"痤"或"痤痱"，或称之为"肺风粉刺"、"面疮"等。

秘方选用

处方1 苦参20克，枯矾5克，生甘草5克，蛇床子10克，

第四章 皮肤科疾病

香附10克，牡丹皮10克，连翘10克，黄芩10克，苍耳子10克，白芷10克，地肤子10克。

【用法】上药加水煎煮，滤汁。头汁内服，第2汁倒入盆中外洗，每日2～3次，一般3～5日即愈。

处方2 大皂荚（打碎）1个，橘叶30克，浙贝、薄荷、野菊花各30克。

【用法】将上药水煎药液约半面盆，待水温稍降后，用毛巾浸渍药液洗敷面部约10分钟，每晚1次，每剂用2日，第2次须加热后再用。

【说明】用上药治疗面部痤疮患者，一般6～10日即可收到显著效果。如症状随月经周期而发者，可重新治疗或配调经内服之剂。

处方3 生硫黄、白芷、瓜蒌、铅粉各2.5克，芫青7枚（去翅），全虫1枚蝉蜕5枚，雄黄、蛇床子各少许。

【用法】共为细面，再用麻油、黄蜡各2.5克，熬热调匀备用。每晚涂面。

【说明】适用于颜面生疮、粉刺。

处方4 菟丝子30克。

【用法】将上药加水500毫升，煎至300毫升，待温，外洗或外敷患处，1～2次/日，7日为1个疗程，连续用药至症状消失止。

【说明】应用菟丝子外用治疗面部痤疮50例，治愈者14例，显效者21例，有效者13例，无效者2例，总有效率为96%。

处方5 杏仁10～15克，鸡蛋清1枚。

【用法】将杏仁汤浸去皮，研如膏，与鸡蛋清混匀，入夜涂面上，次日晨以洗米水洗净。

【说明】祛风润肤，去皱增白。治痤疮及面黑干皱。鸡蛋清易污染变质，最好随用随配制。

处方6 断肠草100克，70%酒精500毫升。

【用法】将断肠草切细放入宽口瓶，倒进酒精浸过药面，15天过滤装瓶备用，每天搽2～3次。

【说明】断肠草酊外搽有杀菌消炎作用，配合在大椎、肺俞放血加拔罐有一定疗效。

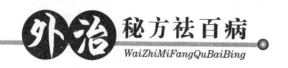

健康生活提示

（1）注意个人卫生，经常洗脸，保持面部清洁。

（2）饮食宜清淡，少食或不食辛辣、油腻、热性食物，戒烟酒。

（3）禁止用手挤压痤疮，以防继发感染。

（4）多饮水，保持大便通畅。

狐 臭

病症介绍

狐臭是腋下汗出带有狐膻臭味的一种疾病，多见于青年男女，以妇人更为多见。其腋汗色如柏汁，带有臭气，夏季臭剧，不可近人。治疗本病除外科手术外，运用中药外治亦具有很好的疗效。

秘方选用

处方1 川椒、陈皮、枯矾、白芷各6克，冰片0.5克。

【用法】先将前4味药研为细末，再加入冰片，研成极细粉，装瓶备用。用时，先将腋臭部位用温水洗净、擦干，用细纱布撒上药，在腋窝处揉搓。每日2～3次，10日为1个疗程。

【说明】消除狐臭。

处方2 精制淀粉适量，艾绒适量。

【用法】先剃去腋毛，洗净。将淀粉水调成糊状，涂于腋下，3～7天后腋出现一黑色小点，名"气孔"。用生姜片贴于气孔，艾灸3壮。

【说明】用此法一般3～5次可痊愈。

处方3 密陀僧240克，枯矾60克。

【用法】上药共研为细末。将药粉扑于腋下，每日1次。

【说明】适用于狐臭。上药共奏敛汗除臭之功。方中枯矾具有杀虫止痒之功。

处方4 辣椒、碘酒各适量。

【用法】将辣椒泡入碘酒中1周后,外涂患处。

【说明】治疗狐臭,短期内即可见效。

处方5 密陀僧400克,枯矾100克,马铃薯或甘薯1个。

【用法】前2味用热马铃薯块、甘薯块去皮后蘸药挟于腋下,变凉为度,此法3日1次。手脚多汗以药粉差搽。

处方6 西藏土碱20克,花椒20克,大蒜20克,锅烟尘20克,檀香30克。

【用法】以上5味药共研为细粉,用牦牛酥油调匀,搽腋下。1日1次。

【说明】本方有除臭之效。

健康生活提示

（1）常洗澡,勤换衣服,经常保持腋窝处干燥、清洁。

（2）戒烟酒,忌食辛辣、煎炒等刺激性食物。

（3）必要时可将腋毛剃除,破坏细菌生长的环境。

脱 发

病症介绍

脱发是指头发脱落。若脱发突然发生,成斑片状脱落,呈圆形或不规则形,头皮光滑,略有光泽,一般无自觉症状者,俗称"鬼剃头",中医称之为"油风",相当于现代医学的斑秃。若因皮脂腺分泌过多,日久导致头发稀疏脱落,并伴有头发油腻发光,头皮瘙痒,头屑增多,或头发干枯，缺乏光泽者，相当于现代医学的脂溢性脱发。

中医将本病分为虚、实两大类，虚有肝肾虚、气血虚，实有湿阻、瘀血。常见证型有肝肾阴虚证、气血两虚证、湿阻证、瘀血证等。临床常用的外治法有熏洗法、涂搽法等。

秘方选用

处方1 土细辛50克，铁线莲50克，酒糟水100克，清油50克。

【用法】将土细辛煅烧成灰，放入铁线莲，加水煮沸，再入酒糟水和清油搅匀，搽洗头部，2天1次。

【说明】若将此药搽在白发上，则可使白发变黑。因为烫伤等所致无毛发者，搽此药则可生发，并比原有毛发长得更为浓密。

处方2 新鲜侧柏枝叶（含青绿色种子）25～35克。

【用法】切碎，浸泡于60%～75%的酒精100毫升中，7天后过滤，静置取上、中层深绿色液备用。用时以棉棒蘸药液涂搽毛发脱落部分，每日3～4次，开始宜反复多次涂搽；待毛发开始再生时，宜反复蘸涂，以防因涂搽引起再生发毛脱落；待发已较粗黑，则稍用力反复涂搽。

【说明】本方对脂溢性秃发有一定效果。

处方3 透骨草45克。

【用法】用时加水煎煮后取汁，然后用此煎液熏洗头发，每次熏洗20分钟。熏洗后勿用清水冲洗头发。每日用1剂，可连续熏洗4～12日。适用于脂溢性脱发。

处方6 鸡蛋1个，食醋100毫升。

【用法】将鸡蛋打散，倒入食醋拌匀，装一瓦罐内密封15日后，用细毛刷蘸蛋醋涂患处。每晨1次，直至痊愈。

【说明】滋阴养血润燥。外用治斑秃。

处方7 川楝子50克。

【用法】上药研细末，治疗时取药末5克，用香油调成泥状，敷于患处。每日1换，2周为1个疗程。

【说明】祛湿，化瘀，生发。对斑秃也具疗效。主要用于脱眉毛。

健康生活提示

保持室内清洁、整齐、安静、空气流通和温度适宜，避免外来杂音的干扰。安慰病人，解除思想顾虑，避免抑郁、愤怒、烦躁等不良情绪。饮食宜清淡，富有营养；禁食鱼、虾、蟹等腥味发物和肥甘厚腻的食物。

斑 秃

病症介绍

斑秃为脱发之一种，是头发局限性骤然成片脱落。脱发面积大小不等，形状不一，有的呈圆形脱落，脱发处毫无炎症，亦无自觉症状，皮肤光滑油亮。严重者全部头发均脱，甚至累及眉毛、胡须、腋毛、阴毛。本病原因不明，属中医之"油风"、"鬼剃头"等范围。

秘方选用

处方1 草果15克，诃子、山柰、官桂各5克。

【用法】将上药研为细末，过60目筛后，再以樟脑5克，一起入香油125克中，装入盐水瓶中，密封浸泡3日后即可使用。用时先用温水、肥皂将头洗净、拭干，用手蘸浸泡液1～2滴，用力擦患处，每日早、晚各1次。同时内服补肾养血汤。

【说明】用上药治疗斑秃患者30例，均获治愈。治程中无不良反应。

处方2 红花60克，干姜

90克，当归、赤芍、生地、侧柏叶各100克。

【用法】将上药切碎，放入75%酒精3000毫升中密封浸泡，10天后备用。1日搽患处3～4次。

【说明】治疗23例，其中治愈15例，显效4例，好转3例，无效1例。

处方3 艾叶、菊花、防风、藿香、生甘草各10克，荆芥6克，白鲜皮、刺蒺藜各15克。

【用法】隔日1剂，水煎取液，洗头，30日为1个疗程。同时内服中药：龙胆草、木瓜、生地黄、熟地黄、当归、赤芍、白芍、天麻各10克，何首乌、旱莲草各12克，川芎6克。每日1剂，水煎分3次内服。

【说明】采用上药外用内服结合治疗头发全秃6例，用12个疗程后，均获治愈。

处方4 侧柏叶200克，60%酒精500毫升。

【用法】将侧柏叶浸于酒精中泡7天，滤取药液外搽秃发处，1日3次，连用数天。

处方5 干柏枝、椒红、生半夏各90克。

【用法】上药挫碎，用水500毫升，煎至250毫升，入蜜少许，再煎1～2沸。临用时入生姜汁少许，涂搽患处。

【说明】刺激新发再生，治疗斑秃、脂溢性脱发。

健康生活提示

（1）讲究头发卫生，不要用碱性太强的肥皂洗发，不滥用护发用品，平常理发后尽可能少用电吹风和染发。

（2）饮食要多样化，克服和改正偏食的不良习惯。油风是一种与饮食密切的病症，要根据局部的皮损表现辨证和分型，制定食疗方案。

（3）注意劳逸结合，保持心情舒畅，切忌烦恼，悲观和动怒。

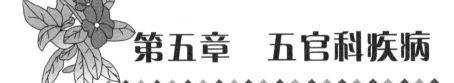

第五章　五官科疾病

结膜炎

病症介绍

结膜炎是眼睑结膜被细菌感染受化学物质的刺激所致的肿胀和充血，俗称红眼、火眼。中医称之为天行赤眼，系感受风热毒邪和时行厉气所致。本病发病急剧，多累及双眼，有传染性，常见春夏暖季。病初患眼有异物感，红赤水肿，痛痒交作，怕热羞明，眼痛流泪，迅即症状加重，眵多胶结，胞睑红肿，白睛红赤或点状、片状溢血。本病外治疗效明显。

秘方选用

处方1　秦皮250克。

【用法】加水500毫升，分煎2次，合2次药液，再熬成250毫升，用滤纸过滤。将滤液注入空眼药水瓶内，每支10毫升，滴眼。

【说明】清热解毒，清肝明目。治结膜炎。

处方2　星子草、鲜桃树尖嫩叶各适量。

【用法】把以上药捣烂后做成豆大的药饼，外敷在太阳穴上（左眼患病者敷右侧，右眼患病者敷左侧），并用胶布或纱布固定。一般敷后6～12小时见效。

【说明】用上药的同时,耳穴上取数滴血液效更佳;上法对结膜出血、沙眼、卡他性结膜炎均有显著疗效。

处方3 桑叶6克,金银花6克,大青叶6克,木贼草10克,生甘草5克,薄荷6克,女贞子10克,野菊花6克。

【用法】上药用纱布包裹,加水2000毫升,煮沸半小时,滤汁,倒入盆中,乘热熏洗双眼15分钟。每日2次,每日1剂,一般3~5日愈。

【说明】本方同时适用于麦粒肿、角膜炎、睑缘炎、虹膜睫状体炎等的治疗。

处方4 金银花、千里光、蒲公英各20克。

【用法】将金银花、千里光、蒲公英水煎取汤过滤后置于瓶内高压蒸汽消毒,滴眼。每日5次,每次2滴。或取其汤洗眼。

【说明】本方在民间广泛应用,治疗急性细菌性结膜炎,疗效显著。

健康生活提示

(1) 不用公共毛巾和面盆,病人的毛巾、手帕、面盆要单独使用,用后煮沸消毒,以免再传染。不用手揉眼睛,以免发生交叉感染。

(2) 忌食葱、韭菜、大蒜、辣椒、羊肉、狗肉等辛辣、热性刺激食物。酒酿、芥菜、象皮鱼、带鱼、鳗鱼、虾、蟹等海腥发物,也不吃为宜。

(3) 马兰头、枸杞叶、茭白、冬瓜、苦瓜、绿豆、菊花脑、荸荠、香蕉、西瓜等具清热利湿解毒功效,可作辅助性治疗食用。

(4) 最好闭眼休息,以减少光对眼球的刺激。

(5) 用眼药水点眼时,不宜先点患眼后点好眼,以免引起交叉感染。

(6) 患者不宜游泳,以免加重病情。

第五章 五官科疾病

麦粒肿

病症介绍

麦粒肿俗称"针眼"、"偷针眼",多数是由葡萄球菌感染引起的睑板腺急性化脓性炎症。初起眼睑缘皮肤局限性红肿,自觉有胀痛;数日后形成硬结,触痛明显;一般在3~5天后脓肿成熟,呈现黄色脓头,最后脓点穿破排脓。病情较重者则可伴有耳前淋巴结肿大、压痛以及全身发热等症状,并可演变成睑脓肿或睑蜂窝织炎。中医认为本病是由于风热、脾胃之热波及于眼睑经络、皮肤而致。

秘方选用

处方1 生草乌25克,生南星20克,生半夏45克,生栀子、大黄、黄药子、樟脑(研末)、白芷各50克,丹参75克,白蚤休、荔枝草各100克,凡士林300克。

【用法】将上药除樟脑粉外共研为细末,过7号筛,取凡士林在水浴锅内加热熔化,投入药末搅拌均匀,待温度降至60摄氏度左右时,加入樟脑粉搅拌均匀。

【说明】适用于疖痛肿毒、跌打损伤、麦粒肿、颌面炎症。有明显伤口及化脓溃烂者慎用,孕妇忌用。

处方2 川大黄90克,木香30克,玄参、白蔹、射干、芒硝各60克。

【用法】以上诸药共研为散,以鸡子清调和如膏状。敷贴眼睑长针眼处,药干即换之。

【说明】适用于本病的各个时期。川大黄、芒硝解毒消痈,用于热毒疮疡、暴赤眼痛、口舌生疮、齿龈肿痛等病症;木香具有行气止痛的功效;玄参、白蔹、射干均具有清热解毒的功效。众药合用对于本病的各个时期均有很好的疗效。

处方3 熟地黄10克,生天南星10克。

【用法】先将熟地黄切成蚕头

大1块，蘸满生天南星末，贴敷患侧太阳穴（眉梢与外眼角连线中点，向后约1寸凹陷处），胶布固定。每2日更换1次，一般1~2次愈。

处方4 生大黄。

【用法】大片生大黄，温水泡片刻使变软，临睡前平敷患眼上，外以布包，以防脱落，次日启布去大黄。每日1次，连用3~5次。

【说明】用于本病初起。

处方5 黄连3克，乳汁适量。

【用法】将黄连放入瓶内，然后把乳汁挤入，以浸没药物为度。浸泡1日，滤出其汁备用。用上药点患处，每日3~4次。

处方6 土大黄叶50克，臭灵丹50克，鬼针草30克。

【用法】将上药洗净分成2份，1份加水煎煮，过滤，取滤液熏洗患部。另1份捣烂如泥，外敷患部，每日2次。

【说明】以上药均为鲜品，经临床验证，疗效满意。

处方7 鲜鸭跖草50克。

【用法】洗净，在乙醇灯上烘烤一端，另一端流出清亮的液汁，贮瓶备用。用药液滴入眼内2滴，闭目10分钟。每日3~4次，一般2日即愈。

【说明】主治麦粒肿。

健康生活提示

（1）注意卫生，不用脏手或不洁手帕揉眼。

（2）眼部慎用化妆品。

（3）冬、春季节气温较低时，热敷眼部，有助于睑腺管通畅，预防睑腺炎。

（4）防止过度疲劳。

（5）保持大便通畅。

（6）不吃辛辣刺激性食物，多吃新鲜蔬菜和水果。

（7）有糖尿病者应积极治疗，防止并发感染。

第五章 五官科疾病

近 视

病症介绍

近视是临床常见的眼病，青少年尤多。多因青少年在光线不明处学习或工作；或阅读体位不正，或久读细小字体，或病后目力未复、用眼过度所致。患眼无异常发现，视远不清，移近则清楚，故又称"能近怯远症"。

秘方选用

处方1 草红花100克。

【用法】将上药加蒸馏水800毫升，浸泡7日，合并2次浸出液，水浴减压浓缩至800毫升，浓缩液冷藏7日后，过滤、加蒸馏水至1升，灭菌，溶入三氯叔丁醇细粉5克，过滤、分装备用。滴眼，1~2滴/次，3次/日，15日为1个疗程，连用4个疗程。

【说明】用上药治疗青少年近视眼253例（506只眼），视力恢复正常（1.0~1.5）38只眼，视力增进1行或1行以上但未达到1.0者371只眼，无效97只眼。

处方2 王不留行籽。

【用法】将王不留行籽贴压于神门、肝、眼、三焦等耳穴，穴位，每天压5天，以压痛为止，持续30秒钟。

【说明】本方具有舒筋活络、清肝明目的功用。

处方3 鲜生姜（洗净去皮）、明矾面各6克，黄连面、冰片各0.6克。

【用法】上药共研成泥膏状备用。病人取仰卧位，用3厘米长、1.5厘米宽的2层纱布条将眼盖好，然后在眉上一横指往下，鼻上一横指往上，两边至太阳穴区域内将药膏敷上，眼区可稍厚一些。敷后静卧，待药膏自然干裂时为止。每日敷药1次。

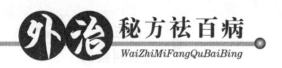

【说明】 清热明目。主治近视。治疗298只眼，显著进步143只，进步129只，无效26只。

健康生活提示

（1）饮食上多吃含维生素较丰富的食物，如各种蔬菜及动物的肝脏、蛋黄等。胡萝卜含维生素A，对眼睛有好处。

（2）阅读和写字要保持与书成30厘米以上的距离和正确的姿势，光线照明要适合眼睛；劳逸结合，并注意锻炼身体。

（3）学习和工作1~2小时后应远眺休息10~15分钟，使睫状肌松弛。

夜盲症

病症介绍

夜盲症是指由于体内维生素A缺乏导致眼睛在光线暗处或晚上视物不清的一种病症。中医属"雀目"、"雀目内障"等范畴，俗称"鸡盲眼"。严重者可致光亮处也看不清，甚至失明。同时还可伴有其他维生素A缺乏症的症状，如角膜干燥、软化，或因感染而穿孔，皮肤干燥，毛囊角质化，色素沉着等。

秘方选用

处方 桑叶5000克。

【用法】 每年立冬日，采桑叶悬风处，令自干，每日用10片，水1碗，于沙罐内煎浓缩，去渣温洗患眼，每日洗眼1~2次，忌肉、酒。

【说明】 此方乃彝族名医景星常传一洗眼秘方云：宋元丰年间，有太守年七十，双目不明，遇神医传此方，洗老年目疾，如童子、仙方也。

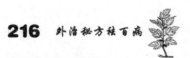

第五章 五官科疾病

健康生活提示

（1）多吃动物肝脏（如猪肝、羊肝、兔肝、鸡肝等）、蛋黄、奶类能补充维生素A，预防夜盲症。

（2）胡萝卜、菠菜、豌豆苗、辣椒等蔬菜中含有较多的胡萝卜素或类胡萝卜素，这类物质本身并不具有维生素活性，但在体内能转变为维生素A。因此膳食中增加这类有色蔬菜的摄入量，也能在一定程度上弥补维生素A的缺乏，从而预防夜盲症。

白内障

病症介绍

白内障属祖国医学的"眼内障"、"圆翳内障"和"惊震内障"等病范畴，是晶状体或其囊膜失去正常的透明，发生部分或全部晶状体混浊而影响视力的一种较为常见的慢性眼病。老年性白内障又为后天性白内障中最常见的一种。一般分为先天性和后天性2种。先天性白内障多因肾精不足、肝肾亏虚；后天性则多因脾胃虚弱、失于运化，或年老体衰气弱，或肝肾亏虚，或心肾不交，以致精气不能上荣于目所致。初起视物不清，眼前或见黑点，或素有黑影随眼移动，或如隔轻烟薄雾，或有单眼复视现象，甚则仅能分辨手指或明暗。

秘方选用

处方1 云母0.5克，铜绿0.8克，人乳、酒各适量。

【用法】云母放铜锅内煅爆2～3声响为度。铜绿研为细末，加入人乳和酒，炖汤浓缩，水洗搽点患处，每日点眼1～2次。

【说明】此方为一古老秘方，除治白内障外，对一切眼病均有疗效。亦可用水煎剂洗眼部。

处方 2 吉祥草（鲜品）50～100 克。

【用法】 上药洗净捣烂外敷眼球，外加消毒纱布固定。每日换药 1 次。同时水煎内服，每日 2 次。

【说明】 经验方。曾治疗多例，都有不同程度好转。

处方 3 羯羊胆汁 15 份，蜂蜜 1 份，生理盐水 15 份。

【用法】 将上药混合均匀，过滤，高压消毒。取本品 5 毫升点眼，并浸透棉布眼垫，接 ZCU 型直流感应电疗机，电流强度 2～2.5 毫安，以患者眼部有电刺麻感能耐受为度，每次 20 分钟，每日 1 次，10 次为 1 个疗程。

【说明】 共治疗中老年白内障 50 例，经治 2～3 疗程，显效 38.3%，有效 48.1%，无效 13.6%，总有效率为 86.4%。

健康生活提示

(1) 加强用眼卫生，平时不用手揉眼，不用不洁手帕、毛巾擦眼、久坐工作时应间隔 1～2 小时活动 10～15 分钟。

(2) 饮食宜含丰富的蛋白质、钙、微量元素，多食含维生素 A 的食物，平时多吃鱼类、能保持正常的视力，阻缓病情的发展。

(3) 吸烟易患白内障，故应戒烟。

中耳炎

病症介绍

中耳炎临床上多见于儿童，可分为急性和慢性，非化脓性和化脓性。急性非化脓性中耳炎在小儿仅见一般的上呼吸道感染症状，没有耳痛和耳道流水，可有轻度听力障碍。成人可自觉耳闷、耳鸣、耳聋、内耳剧痛。急性化脓性中耳炎可有发热、耳痛、听力减退、脓液外流等症状。如反复流脓，可转变为慢性中耳炎。

第五章 五官科疾病

秘方选用

处方1 鲜鱼腥草30克。

【用法】将鱼腥草洗净晾干，捣成泥状，置于干净的布袋内拧汁。用汁滴耳，每次5滴，每日3~4次。

【说明】在没有鲜鱼腥草时用糖衣鱼腥草片研粉吹入耳内亦有效。

处方2 穿心莲粉0.3克，猪胆汁粉0.3克，枯矾0.6克。

【用法】上3味药，各研极细，混匀。先以棉签清除耳中脓液，再将少许吹耳内，每日1次。

【说明】治耳内流脓，或黄或红，或有臭气。穿心莲具有清热解毒之效，猪胆汁具有清胆热之功，枯矾具有收敛祛湿除脓之功，3药相伍共奏清热解毒、敛湿之效。

处方3 紫草、苦参各100克，香油1000毫升，冰片12克，枯矾6克。

【用法】将上药前2味放入香油内浸泡24小时，加热炸枯呈黑黄色，过滤后再将后2味的混合细粉搅匀备用。先以3%过氧化氢洗净耳内脓液，取本品滴入耳内，每次1~2滴，再用消毒棉签蘸本品适量塞入耳内，最后用药棉堵塞外耳道。每日1次，3日为1个疗程。

【说明】共治疗化脓性中耳炎120例，经治2~15日后，治愈率为91.7%，显效率为5.5%，好转率为2.1%，无效率为0.7%，总有效率为99.3%。

处方4 蜈蚣2条（干、鲜均可）。

【用法】加适量乙醇（70%）浸泡半个月，过滤，密封。用棉签蘸取药液少许，捻耳内。每日1次，直至治愈。

【说明】本方对中耳炎流脓日久而不愈者效。

处方5 大活田螺。

【用法】将田螺洗净外壳，放置清水中吐尽污泥。用时先用生理盐水或双氧水反复擦干耳内脓液，剪开田螺尾部，使成漏斗状，对准患耳的外耳道，用物刺激螺盖，使螺体收缩，螺尖流出清凉黏液使之滴入耳内，滴数不限。每日1次。

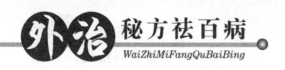

【说明】清热利湿。治中耳炎。

处方6 栀子12克,黄连12克,苍术12克,金银花12克,雄黄15克,米醋500毫升。

【用法】上药共置瓶中,暑天晒半个月,取其澄清液。用药液滴入耳内3滴。每日2次,一般10日即愈。

【说明】雄黄为含硫化砷的矿石,有毒。操作时应掌握剂量,慎防入口,外用亦不可过度,终病即止。

处方7 新鲜蒲公英适量。

【用法】洗净后用手揉烂,挤取其汁。先用消毒棉签将患耳内的脓汁擦净,再将蒲公英汁滴入患耳内,每次2~3滴,每日3次。连治2~3日。

【说明】化脓性中耳炎。

处方8 青黛粉60克,冰片12克,薄荷脑2.4克。

【用法】将上药共研为细末,混合密闭保存备用。用时先用过氧化氢溶液洗净外耳道脓液,把纸卷成筒状将药粉吹入穿孔处。每日吹药1次。

【说明】用治疗化脓性中耳炎6例,治愈5例,好转1例。

处方9 大活蛤蟆500克,95%酒精500毫升或大活蛤蟆1个,95%酒精100毫升。

【用法】将蛤蟆放入宽口瓶,然后倒入95%酒精浸15天过滤即成蛤蟆酊,先用双氧水将耳内脓液洗干净,然后用棉签将此酊滴入耳内1滴即可。

【说明】蛤蟆酊有杀菌消炎作用,对化脓性中耳炎、耳疖、耳道炎症均有效,尤其中耳炎初期有显著疗效。如已化脓用三棱针刺破排脓。除治疗中耳炎外,对体表各种炎症也有效。

处方10 生半夏末1份,50%乙醇3份。

【用法】将上药浸泡24小时以后,取上层澄清液滴耳。用时先用过氧化氢溶液洗涤外耳道,然后滴入本药液数滴,每日滴药1~2次。

【说明】用上药治疗急性中耳炎患者,一般1~2日见效,1周内治愈。

处方11 鲜芭蕉茎汁适量。

【用法】先用双氧水洗净患

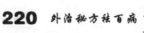

耳，以消毒后的5毫升注射器抽取芭蕉茎汁，滴入患耳2~5毫升，再用消毒棉球塞之，每日2次。

【说明】临床验证，效果尤佳。

处方12 中药川黄连、藏红花各等份。

【用法】上药混合后研磨成粉末状，再用香油调配成稀糊后滴入耳内，每日3次，每次5~6滴。耳内剧痛、流脓，均可治愈。

处方13 海浮石30克，没药3克，麝香0.1克。

【用法】以上3味药，研为细末。每次用0.05克，吹入耳中，1日数次。

【说明】经临床验证，本方对中耳炎耳底有脓有特别疗效。

健康生活提示

（1）挖耳朵所使用的挖耳器须消毒干净。

（2）不要服热性补药，如人参、肉桂及附子、鹿茸、牛鞭、大补膏之类。

（3）小虫进入耳道，不要急躁硬捉，可滴入食油泡死小虫后捉取。

（4）急性期后持续有分泌物流出或有其他症状者，应到医院就诊。

（5）在病情未完全控制时，应绝对禁止游泳，即使在病情已痊愈时，也要尽量避免。

（6）此病易引起听觉障碍及其他并发症。因此，要特别注意（尤其是幼儿），事先的预防和患病后的及早治疗，都很重要。

耳聋、耳鸣

病症介绍

耳鸣、耳聋是听觉异常的症状。中医更有"久聋"、"卒聋"、"暴聋"、"劳聋"、"风聋"、"虚聋"、"毒聋"、"厥聋"、"气聋"、"湿聋"

等称。耳鸣是自觉耳内鸣响，鸣声各别，或细或暴，有如潮声，有如蝉噪，有如钟鼓之声，有如机器轰隆声。耳鸣同时有头痛、目赤、心烦、易怒，或胸闷、脘胀、呕吐痰涎，或头目眩晕、腰膝酸软等。耳聋是听力不同程度减退乃至丧失，有听声不真之重听和不闻外声之耳聋区别。耳鸣多为耳聋之渐，耳聋常见于耳鸣之甚。

秘方选用

处方1 鲜黄花鱼的鱿石10块，冰片1克。

【用法】上药共研极细粉。取少许放在细竹管一端，对准耳孔轻轻吹入。每日1次，可迅速改善症状。

处方2 生草乌15克，75%酒精50毫升。

【用法】将生草乌浸泡于酒精中，1周后滴用。每日滴患耳1~2次，每次滴2~3滴。

【说明】散寒除湿，搜风止痛。治神经性耳鸣。本方对45岁以下的患者效果较好，切不可内服。

处方3 葛根50克，柴胡25克，沙参25克，黄芩10克，石菖蒲香附各12克，甘草8克。

【用法】水煎服，每日1剂，10天为1个疗程。药渣可用布包后蒸热捂患耳，每次半小时。

【说明】调理少阳，开窍益聪，主治突发性耳聋，无明显诱因，检查鼓膜正常者。对于药物性耳聋，应马上停止使用耳毒性药物，使用本方。

处方4 生地黄30克，杏仁（水浸去皮尖）15克，巴豆（去皮）15克，食盐15克，乱发灰15克。

【用法】上五味，捣烂如膏。捻如枣核塞入耳道，每日1次。当有黄水出，即去药。

【说明】适用于耳鸣、耳聋。生地黄滋阴养血，为"补肾之要药"；杏仁祛痰、宣肺气；巴豆祛痰开窍；食盐引药归经；乱发灰祛瘀止血。全方具有补肾养血，祛痰开窍之功。

第五章 五官科疾病

健康生活提示

（1）生活、工作环境噪声不宜过大，如噪声强度超过80～90分贝，可采取塞耳塞、戴耳罩等措施，以避免噪声对听神经的损害，同时使用耳机收听时音量亦不可过大。

（2）忌食辛辣刺激、温热香燥的食物，忌烟酒。

（3）保持心情舒畅。

鼻 炎

病症介绍

鼻炎是指鼻腔黏膜和黏膜下组织的炎症。鼻炎的表现多种多样，从病理学改变来说，有过敏性鼻炎、鼻窦炎、慢性单纯性鼻炎、慢性肥厚性鼻炎、干酪性鼻炎、萎缩性鼻炎等；从发病的急缓及病程的长短来说，可分为急性鼻炎和慢性鼻炎。此外，有些鼻炎患者虽发病缓慢，病程持续较长，但有特定的致病原因，因而有特定的名称，如变态反应性鼻炎（亦称过敏性鼻炎）、药物性鼻炎等。鼻炎的症状：鼻塞，鼻痒，流鼻涕，打喷嚏，头痛，嗅觉减退。重者还伴有鼻腔分泌物增多，可为单侧性或两侧性。鼻炎，类似中医文献中的"鼻鼽"范围。中医认为本病内因多与脏腑功能失调及个人禀赋体质有关，外因多由气候（风、寒、热、燥）等邪气侵袭鼻窍所致。脏腑功能失调与肺、脾、肾三脏虚损有关，其病主要在肺，其本在脾肾。

秘方选用

处方1 白芥子2份，延胡索、甘遂、白芷、细辛、制川乌、制草乌各1份。

【用法】治疗组60例，将上

药研粉，过80目筛，用生姜汁调匀成糊状；取适量摊于3厘米×3厘米纱布上，药糊直径为2厘米，于表面撒上一薄层肉桂粉；对照组30例，用安慰剂。均敷贴肺俞、膏肓、肾俞（均双）、大椎、膻中穴，胶布固定，每次敷贴4小时，7日1次，3次为1个疗程。

【说明】用上法治疗常年性变应性鼻炎患者，显效23，有效30，无效7，总有效率为88.3%。

处方2 辛夷花100克。

【用法】水煎1次余300毫升，去渣，过滤，装瓶备用，每日3次，每次1~2滴。

【说明】适用于急性鼻炎。症见持续鼻塞，嗅觉迟钝，鼻音重浊，鼻内黏膜肿胀，硬实。辛夷花性温味辛，归肺、胃经。因它辛散温通，芳香走窜，上行头面，善通鼻窍，为治鼻渊、头痛要药。

处方3 苦参100克，明矾20克。

【用法】苦参煎取药汁50毫升，加入明矾溶化后瓶装备用。每日滴3次，每次3~5滴，以愈为度。

【说明】清热解毒，止痒通窍，主治急性鼻炎，鼻黏膜充血，分泌物黄色或带血丝，或伴发热，舌红，脉数等热象者，对于燥性或萎缩性鼻炎不宜。

处方4 皂荚粉适量。

【用法】取皂荚粉少许，吹入鼻中，同时用热毛巾热敷鼻部，早、晚各1次。

【说明】有人用上药外用治疗过敏性鼻炎1例，用药5分钟后，病人喷嚏频作，鼻腔分泌物增加，约1.0分钟后鼻塞症状即消失。用药20日即获治愈。每年入冬后，预防性治疗15日，后未见复发。

处方5 鲜蜂蜜适量。

【用法】将蜂蜜装入干净的眼药水瓶内，于睡前、起床后各滴入鼻中1次，每次2滴。

【说明】润燥，解毒。治萎缩性鼻炎。

处方6 扑尔敏100片（每片4毫克），冰片2克。

【用法】将上药共研为极细粉。取本品少许，先从一侧鼻孔猛吸一下，再从另一侧鼻孔吸入等量，每日2～3次。

【说明】共治疗过敏性鼻炎83例，治愈80例，好转3例。另治上呼吸道感染鼻塞流涕100例，疗效满意。

处方7 熟石灰粉10克，川乌粉2克。

【用法】将上药混合加汽水10毫升，充分混均后，用棉花涂搽于患部。每日1～2次。

【说明】本方曾治愈患病15年的慢性过敏性鼻炎患者5例。

健康生活提示

（1）饮食宜清淡，忌食辛辣刺激性及燥热食物，戒烟酒。

（2）坚持体育锻炼，提高机体的抵抗力。

（3）及时增减衣物，预防感冒。

鼻窦炎

病症介绍

鼻窦炎是上颌窦、额窦、筛窦、蝶窦等处发生感染的疾病。急性炎症时多为单一处的感染，慢性炎症可累及多处，化脓期因黏膜水肿，血管扩张，纤毛上皮坏死脱落与白细胞和细菌混杂，分泌物多呈脓性。

中医学认为本病属于"鼻渊"范畴，多由肺经风热或胆腑郁热所致。

秘方选用

处方1 鱼腥草15克，鹅不食草15克，瓦松15克，冰片1克。

【用法】先将鱼腥草、鹅不食草、瓦松和匀，磨成细粉，再加入冰片调匀，装瓶备用。用时取药粉少许搐鼻，每日2~3次，7天为1疗程。

【说明】适用于肺经风热型鼻窦炎。

处方2 金银花、白芷、川芎、辛夷、黄芩各15克。

【用法】将药材放入较大水杯内（500~800毫升），用开水冲泡，然后将水杯盖严。5分钟后打开杯盖，杯口周围用手捂严，中间留出空隙，将鼻孔对准空隙处，取其热气熏鼻，间断深吸气，将气雾吸入鼻腔内，待无热气蒸发后治疗停止。一般熏10分钟左右，每日2次，7日为1个疗程。

【说明】宣通肺络，消炎止痛。治急慢性鼻窦炎。

处方3 鱼脑石6克，细辛3克，白芷3克，白豆蔻3克，丁香3克，明雄2克，冰片1克。

【用法】上药分别研细，混合。用棉球蘸取药粉少许，塞入1只鼻孔。每日3次，左右交替，直至治愈。

【说明】明雄即雄黄中颜色鲜艳、半透明、有光泽者。雄黄为含硫化砷的矿石，有毒。操作时应掌握剂量，慎防入口，外用亦不可过度，中病即止。

处方4 苍耳子（捣）、白芷、辛夷各60克，芝麻油500毫升，液状石蜡油1000毫升。

【用法】前3味与油置锅内浸泡24小时，加热，炸黑黄色捞出，再下余2味搅匀，冷却后过滤，分装滴瓶内，每次滴1~2滴，每日1~2次。

【说明】适用于急/慢性鼻窦炎。本方具有退热止痛、芳香通窍之功。

处方5 鹅不食草50克，白芷20克，薄荷15克，辛夷花15克，羌活20克，川芎15克，防风15克，樟脑10克，香五加皮15克，细叶香薷30克，橘皮10克，冰片10克。

【用法】上药研粗末，装入布袋内，放置于患者枕旁，1月1换，共需3个疗程。

【说明】此方在临床上经多年应用疗效很好，患者乐于接受，大部分患者用药后10天鼻通，头不痛，症状减轻，全疗程共3个月。

第五章 五官科疾病

处方6 丝瓜叶30克，冰片3克。

【用法】先将丝瓜叶磨成细粉，再加入冰片调匀，装瓶备用。用时取药粉少许搐鼻，每日2～3次，7日为1个疗程。也可将鲜石菖蒲捣烂取汁，调药粉成条状塞鼻。

【说明】适用于胆腑郁热型鼻窦炎。

处方7 薄荷20克，苍术20克，藿香20克，白芷20克，川芎20克。

【用法】上5味药，先用冷水浸泡30分钟，急火煎，沸后闻煎药之蒸气，约3～5分钟，服药液150毫升。隔1小时后再煎再闻并服汤液，1剂如此3次，1日1剂。

【说明】临床应用百余例，效果满意。为"芳香通窍、芳香化浊"之直接用法。适用于上颌窦炎。

健康生活提示

鼻窦炎患者应积极锻炼身体，增强体质，预防感冒。注意劳逸结合，不要过度劳累而使身体抗病能力下降。积极治疗邻近组织器官病变。饮食宜清淡而富于营养，戒除烟酒，少食辛辣刺激之品，患病期间更应注意。注意清洁鼻腔，保持鼻道通畅。还要注意擤鼻的方法，鼻腔有分泌物而鼻塞重时忌用力擤鼻，以免邪毒逆入耳窍，导致耳窍疾病。积极防治牙病，可减少牙源性上颌窦炎的发病。

鼻出血

病症介绍

鼻出血，医学称"鼻衄"，是临床常见症状之一。多由于"肺燥血热"，引起鼻腔干燥，毛细血管韧度不够，破裂所致。也可由全身疾病所引起，偶有因鼻腔邻近病变出血经鼻腔流出者。出血可发生在鼻腔的任何部位，但以鼻中隔前下区最为多见，有时可见喷射性或搏动性小动脉出血。鼻腔后部出血常迅速流入咽部，从口吐出。一般说来，局部疾患引起的鼻出血，多限于一侧鼻腔；而全身疾病引起者，可能两侧鼻腔内交替或同时出血。鼻出血按出血严重程度分类，可将鼻出血分为严重鼻出血、中度鼻出血及轻度鼻出血。

秘方选用

处方1 鲜薄荷叶（或干品）适量。

【用法】捣烂取汁，滴鼻。或以干品水煮，棉裹塞鼻。

【说明】清利头目。治鼻出血不止。

处方2 大蒜60克，大黄粉20克。

【用法】将上药共捣如泥状备用。用时先将足底用猪油擦过，再将上药贴于足心涌泉穴处，厚约1厘米，纱布包扎，血止后去掉。左鼻孔出血贴右侧涌泉穴，右鼻孔出血贴左侧涌泉穴。两侧鼻孔出血贴双侧涌泉穴。治疗期间，令患者注意闻到蒜味，使其心静神宁，有助止血。

【说明】用上药外敷涌泉穴治疗鼻出血患者20例，经贴敷后10～30分钟后，全部血止。咳血5例，0.5～1.0小时血止。治疗吐血3例，30分钟血止。

处方3 大蒜1个。

【用法】捣成泥，涂于纱布上，敷足心涌泉穴，左鼻出血敷右侧，右鼻出血敷左侧，双侧出血敷双侧，并用纱布固定好。止血后，即以温水洗足心。

【说明】引火下行。治鼻出血。涌泉穴位于足底，将5个足趾向足底蜷曲，在足掌心前面出现的凹陷窝即是。

处方4 白及30克。

【用法】研极细末。取适量用冷开水调拌，捏成条状，塞入鼻孔。若两侧均出血，则轮换塞鼻。一般能迅速止血。

第五章 五官科疾病

【说明】用白及调蜜，涂抹山根鼻梁部位，亦效。

处方5 大黄30克，肉桂3克，栀子10克。

【用法】将上药研细粉后，以米醋适量浸泡药粉，装入袋，烘热滚熨迎香穴和颈部。每次15～20分钟，每日2～4次。

【说明】本方临床反复验证300余人次均获满意效果。大部分患者用药2次即止血或减少出血量。药粉米醋浸泡24小时以后应用。

处方6 决明子10克。

【用法】研粉。取少许用陈醋调成糊状，外敷膻中穴（两乳头连线之中点），胶布固定。每6小时更换1次，每日4次。一般能当日止血。

处方7 山栀炭末10克，香墨块（研末）5克，枯矾末10克，白及粉15克。

【用法】以上4味药拌匀（研细）备用。用时先用脱脂棉团粘上药粉，塞入鼻孔内，鼻血即止。

【说明】本方经临床验证，屡用屡效。

处方8 鲜嫩葱叶1～2根。

【用法】葱叶剖开，用棉球在葱叶内膜上蘸取葱汁反复摩擦葱叶内膜至湿，塞入出血鼻孔。

【说明】适用于肺热证鼻出血。葱叶祛风发汗，解毒消肿。治感冒风寒，头痛鼻塞，身热无汗；中风，面目水肿；疮痈肿痛；跌打创伤。

处方9 栀子、乌梅各适量。

【用法】先将乌梅炒炭存性，与栀子共研细末，120孔筛子过筛。用消毒棉蘸药粉塞于鼻孔，直至血止。

【说明】用本方治疗鼻腔出血，疗效满意。

鼻出血的患者应食用对症的食品，可使出血减少，有利于疾病的康复。如属火热出血,应选用寒凉性的食物,如藕、柿霜、黄花菜、豆腐、绿豆等食用。藕可做成藕汁饮用,亦可做汤饮用,柿霜每次5~6克,温开水冲服;黄花菜或豆腐可做汤饮用;绿豆可煮汤或煮粥食用。若属气虚出血,可食用龙眼肉、莲子。若属瘀血所致出血,可用山楂或山楂炭,水煎服。

咽喉炎

病症介绍

咽喉炎包括咽炎、喉炎,因常同时出现,故可通称咽喉炎,有急性与慢性之分。慢性一般由急性治疗不彻底转化而来。急性咽炎是咽部黏膜、黏膜下组织的急性炎症,以咽痛、咽痒、咽干、咽部有异物感、痰黏、刺激性干咳为特征。急性喉炎是喉部黏膜特别是声带黏膜的急性炎症,以喉痛及声音嘶哑,甚至失声为特征。慢性咽炎是指咽部黏膜慢性充血,或增厚、萎缩,主要表现为咽部异物感,痒而作咳,无痰,声音或嘶哑或变调。慢性喉炎是喉部黏膜及声带弥漫性血肿,或增厚、萎缩,以长期声嘶、喉部干燥、有黏痰不易咳出为特征。

秘方选用

处方1 吴茱萸60克。

【用法】研末,分成4份。每次取1份以盐水调敷于双足涌泉穴,每日1次。

【说明】引火归元。治慢性咽炎。涌泉穴位于足底,将5个足趾向足底蜷曲,在足掌心前面出现的凹陷窝即是。

处方2 老蒜1瓣(独头蒜者佳)。

【用法】上药捣烂如泥备用。取豌豆大,敷经渠穴上,5~6小时,起一小疱,用银针刺破流水。

【说明】解毒散热。主治急性咽炎、咽喉炎。屡用效佳。挤去毒水即愈。

第五章 五官科疾病

处方 3 山豆根适量。

【用法】用醋磨汁，噙之。病重不能言者，频以鸡翎扫入喉间，引涎出。

【说明】清热解毒，利喉消肿。治咽喉炎，症见喉中发痛，红肿疼痛。鸡翎即鸡羽毛。

处方 4 黄连、白矾、牙皂各 5 克。

【用法】先将牙皂去皮弦，放新瓦上焙干，存性，然后与黄连、白矾共研细末。取少量吹咽部，吹入后垂头，流去痰涎，每日 3 次。或取少许用温开水调药漱口，仰头呵气，使药液在嗓内打泡，连漱数口，然后垂头流出痰涎，每日 3 次。两法均可，数次即愈。

【说明】慢性咽炎。本方对慢性咽喉痛反复发作者尤效。但药性太猛，不可多用。孕妇禁用。

处方 5 鹿角霜 5 克，人指甲 5 克，急性子 5 克。

【用法】上药碾为细末，少许吹入咽喉，每日 3 次。

【说明】本方对慢性化脓性咽炎有一定疗效。

处方 6 苦瓜霜 30 克，黄连、薄荷各 10 克，明矾、煅硼砂、冰片各 5 克，青黛、芒硝各 15 克，僵蚕 20 克。

【用法】两组各 30 例。治疗组用将上药含制成的喷雾剂，100 毫克/次，3 次/日，喷咽喉部。对照组用草珊瑚含片 2 片/次，2 小时 1 次含服；每日服 20 片。均 3 周为 1 个疗程，停用其他抗菌消炎药。

【说明】2 组分别显效（症状消失，咽部黏膜慢性充血消失，咽后壁淋巴滤泡消失或减轻）18，10 例；有效 10，12 例；无效 2，8 例；总有效率为 93.3%，73.3%。治疗组疗效明显优于对照组。

处方 7 生地 30 克，玄参 20 克，贝母 20 克，麦冬 20 克，丹皮 15 克，牛蒡子 15 克，大青叶 30 克，银花 30 克，连翘 30 克，甘草 10 克。

【用法】以上各药加水 1000 毫升，煎至 200 毫升，雾化器将药液雾化，每次 20 分钟，每日 2 次。

【说明】对咽炎、扁桃体炎、急慢性支气管炎、肺炎咳嗽，都有明显疗效。

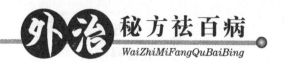

健康生活提示

（1）保持居室内空气湿润清洁，在室内不许他人吸烟，不把有刺激气味的物品放在室内。生炉取暖的家庭，在炉子上放置一盆水，以改善干燥环境。

（2）少食煎炒和有刺激性的食物。

（3）戒除吸烟，不少病人无决心戒烟，以致服药治疗效果极差，故慢性咽炎必须戒烟。

（4）避免过多大声讲话。注意休息，减少操劳，适当锻炼身体。

（5）有全身性疾病者应积极治疗。

扁桃体炎

病症介绍

扁桃体炎分为急性和慢性2类。中医称为"乳蛾"的范畴，急性扁桃体炎相当于"风热乳蛾"，慢性扁桃体炎相当于"虚火乳蛾"。急性扁桃体炎常由溶血性链球菌所致，葡萄球菌、肺炎球菌、非溶血性链球菌、流行性感冒杆菌等也可引起本病。多经飞沫、食物或接触传染。有些患者，先是病毒感染，然后继发上述细菌感染。起病较急，畏寒发热，体温较高，常在39摄氏度以上，并伴头痛、四肢酸痛、便秘等。双侧咽痛，吞咽时加剧，颌下淋巴结常肿大，有压痛。患者急性病容，面红。咽部检查可见咽部充血，扁桃体明显红肿，炎症较重时，扁桃体表面有黄白色渗出，脓点或融合成片状。在患过急性扁桃体炎后，链球菌、葡萄球菌等常积聚在扁桃体隐窝内，以后每遇全身抵抗力降低时，病菌繁殖，诱发慢性扁桃体炎。

第五章 五官科疾病

秘方选用

处方1 食盐、百草霜各适量。

【用法】用食指蘸食盐和百草霜按摩并涂搽扁桃体表面。每日3次。

【说明】本方治疗急性非化脓性扁桃体炎效果明显。

处方2 生大黄15克,芒硝15克,冰片5克,紫皮大蒜1头。

【用法】先将前3味共研细末,大蒜捣泥,共混合,调匀。取适量贴敷于患处相应的皮肤上,胶布固定。每日1次,一般2～7日即愈。

【说明】本方亦可治疗乳腺炎、阑尾炎。

处方3 白矾、儿茶、柿霜各6克,冰片0.6克。

【用法】上药共研细末备用。取适量,以甘油调成稠糊状,贴敷患处外侧(下颌骨下方肿大处)。每日换药1次。

【说明】消肿止痛。主治急、慢性扁桃体炎(乳蛾)。

处方4 百草霜5克,枯矾2克,硼砂2克,冰片1克。

【用法】将上药共研细末,盛竹管内,吹入患者喉中。每日3次,再次即愈。

【说明】本方每用即效,效果胜过六神丸一筹。

健康生活提示

饮食宜清淡,食性宜凉、宜寒,如面条、粳米粥、新鲜水果、瓜类及果汁、酸梅汤、冰汽水、冰牛奶、鲜藕汁、鲜芦根汁等。多饮水,保持二便通畅。饮食宜稀软,过硬之物易刺激喉部难以吞咽而引起疼痛。忌食辛辣刺激品及油腻肥厚的食物。忌烟酒。

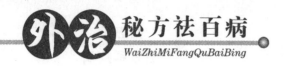

牙 痛

病症介绍

牙痛是临床常见的一种口腔疾病症状,多因牙齿与牙周局部组织疾患所引起。本病四季皆可发,外感内伤均可引起,如外感风邪、胃火炽盛、肾虚火旺、虫蚀牙齿等。严重时可直接影响进食、睡眠。

秘方选用

处方1 生巴豆1粒,红娘1个。

【用法】上药共捣烂如泥,敷于面部牙痛部位,胶布固定。待有烧灼难忍时,即将药物去掉,可见局部皮肤充血,随即起一小疱。此时牙痛即止。水疱不需处理,待自行消失。

【说明】红娘即红娘子,有剧毒,慎防入口。其外用敷贴,多治疗瘰疬、癣疮。如敷于正常皮肤,则使皮肤发疱,此即中医外治法中之发疱疗法。

处方2 蒲公英根7株,白酒100毫升。

【用法】将蒲公英根洗净,置白酒中浸泡24小时后取酒漱口,每日3~5次。

【说明】清热解毒。治牙痛。

处方3 丁香、荜拨、蝎梢、川椒各7个。

【用法】上药研为细末,每服少许,以指蘸药,擦于牙痛处,有津即吐。

【说明】治牙齿疼痛。方用丁香辛烈芳香,止疼痛,辟秽浊;荜茇、川椒辛麻止痛;蝎梢祛风通络,解毒止痛。众药合用对牙齿疼痛、无牙宣肿痛者,有较好的止痛作用。

处方4 公丁香适量。

【用法】研细末,贮瓶备用。用时取适量丁香粉纳入龋洞内或牙隙处,约数秒钟即能止痛,重者可

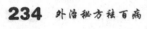

第五章
五官科疾病

连续使用2~3次。

【说明】镇痛。对解除龋齿牙痛有效。

处方5 紫金龙20克,川黄连5克,米酒100毫升。

【用法】将上药研粗末,放容器内,加米酒浸泡1周,过滤,装瓶备用。每日搽患处3处,小儿酌减。

【说明】应用本方治疗牙痛,临床反复验证,疗效满意。注意勿使药液入目。

处方6 蜂房20克。

【用法】先把蜂房放在75%酒精内浸泡15分钟,再把蜂房烧成灰,然后用少许蜂房灰慢慢地放入牙洞内,塞满牙洞为宜。1分钟后即可止痛。

【说明】牙痛。此方无副作用,安全可靠,效果显著,且药源广,适合广大农村及边远山区采用。

处方7 白芍9克,高良姜9克,炮姜7.5克,铜绿9克,飞明雄1.5克,冰片0.3克。

【用法】先将前3味研细,去杂渣,加入后2味药,共研细,然后再与冰片研至无声。取少量鼻吸,左牙痛用右鼻吸,右牙痛用左鼻吸,其痛立止。

【说明】飞明雄为明雄用水飞炮制,明雄系雄黄颜色鲜艳、半透明、有光泽者之习称。雄黄为含硫化砷的矿石,有毒。操作时应掌握剂量,慎防入口。

处方8 生姜10克,桃树根皮(去粗皮)适量。

【用法】先以桃树根皮煎水含漱,再用上2药共捣烂,放于痛牙上咬之,使涎水流出。

【说明】共治牙痛100例患者,均获良效。

处方9 金蒿枝15克(又名苦蒿枝)或赛素草15克。

【用法】将药放于杯中,加入开水100毫升浸泡10分钟后含漱。每隔2小时含漱1次。

【说明】本方有较好的清热止痛作用,此药也可内服。

健康生活提示

饮食需清淡，宜食富含维生素食品，久病体虚者宜食高蛋白饮食。应多食养阴清凉之品，如丝瓜、橄榄、西瓜、豆腐、藕、荸荠等。当据病症选食具有疏风、散寒、清热、泻火、解毒、消肿、杀虫、活血、益气、养血、滋阴、补肾等作用之食物，如生姜、韭菜、蜂蜜、咸蛋、木耳、甲鱼、绿豆、香榧子、胡桃、芝麻等。

忌辛辣刺激性食品。不应进坚硬之物。不可食过酸、过咸、过甜及过冷过热之物。不宜多食温热性食物。限制糖的摄入，禁烟酒。

牙出血

病症介绍

牙出血即牙龈出血，平时无症状，刷牙时症状明显，也有吃脆硬水果时出血。牙出血宜早治疗，拖延可致病情加重。

秘方选用

处方1 苦瓜藤适量。

【用法】取苦瓜藤（干品）适量，碾细末，填塞或撒于患处。

【说明】常用于拔牙后出血不止，也可用于牙龈出血。临床观察，疗效满意。

处方2 生地、白茅根、旱莲草各25克。

【用法】开水浸泡，含漱。每日6次。也可内服。

【说明】适用于阴虚热极牙出血，也可同时内服六味地黄汤加白茅根25克，每日2次。疗效显著。

第五章 五官科疾病

健康生活提示

（1）补充营养，牙齿出血原因很多，如果是缺乏维生素C，就应当在饮食上多补充富含维生素C的食物，多吃水果蔬菜。

（2）注意口腔卫生，坚持早晚刷牙，饭后漱口。

（3）忌酒及热性动火食品。

（4）多饮水，保持大便通畅。

口 疮

病症介绍

口疮是一种口舌局部浅表溃疡的病症。多见于唇、舌、颊黏膜，齿龈，硬腭等部位出现浅黄色或灰白色之小溃疡面，常见散在，溃疡浅而中间凹陷，边沿整齐而有红晕，疼痛往往较剧，反复发作，影响进食和吞咽。现代医学称本病为口腔黏膜溃疡。因其反复发作，又称为复发性口腔黏膜溃疡。

秘方选用

处方1　女贞子嫩叶20克。

【用法】上药清水洗净，嚼烂含漱10分钟，然后咽下药液，药渣吐出。或捣烂取汁涂在患处，每日3次。

【说明】用本方治疗口腔炎，对口腔溃疡也有作用，连用5天即愈，且不复发。

处方2　大黄40克，吴茱萸30克，胡黄连、天南星各20克。

【用法】将上药共研细末，装瓶密闭备用。用时取药末20克，加醋调成稀糊状，每晚睡前敷双侧涌泉穴，外用敷料固定，次日晨起除去药物，5次为1个疗程。

【说明】采用此方外敷涌泉穴治疗口疮256例，用1~2个疗程，治愈167例，好转52例，无效37例，总有效率为85.5%。

处方3 海螵蛸，白矾各3克，硼砂2克，青黛冰片各0.5克，绿豆7粒。

【用法】先将绿豆、白矾、硼砂装入一个蚕茧内，用镊子挟住放香油灯上燃烧，以蚕茧焦黑，白矾化开为度，然后掺入少量青黛、冰片用海螵蛸研末，瓶贮备用。用时涂搽在患面上，每日3~4次。

【说明】绝大多数患者在用本方1~2天后，即见减轻或痊愈。

处方4 生蒲黄。

【用法】将生蒲黄研为极细末，装入瓶内备用。用时将消毒棉签用水浸湿后，黏上生蒲黄，涂抹在口腔内溃疡面上，每日涂抹3次。

【说明】生蒲黄外用治疗口腔溃疡患者30例，全部获得治愈。其中1日治愈者15例，2日治愈者13例，3日治愈者2例。

处方5 灯芯草适量。

【用法】将灯芯草干品放入生铁小平锅内，放在火上烧，直至锅内药物焦黄或者黑末燃着为止，然后取出研末，涂抹于患处即可。

【说明】口疮。有人用灯芯草外用治疗口疮患者62例。其中用药1次治愈者58例，用药2次治愈者4例。治程中未见不良反应。

处方6 五倍子3枚。

【用法】各切一小口，分别纳入红糖、白糖各半，封口后用面粉包裹，煨至面团呈焦黄色为度，阴干，除去面块，将五倍子研极细末。取适量涂搽患处。搽后当即流涎，5~10分钟后擦干口腔。每日3次，一般1~2日愈。

【说明】本方尤宜于霉菌性口腔炎。

处方7 生大蒜1个，吴茱萸30克，醋适量。

【用法】先将吴茱萸研细粉，再把大蒜捣成泥，醋调做成铜钱大的小圆饼，贴敷在两涌泉穴上，外用纱布敷料包扎。

【说明】本方经治疗口腔炎30多人，用后第2天病情大转，能进食且痛减，连用3天痊愈。

处方 8 鲮鱼胆 50 只，冰片 2 克，孩儿茶 10 克，三花酒 50 毫升。

【用法】先将冰片、孩儿茶研末，倒入胆汁内（胆勿沾水），再加入三花酒，摇匀，蜡封，于阴凉处放置 1 个月，待冰片、孩儿茶溶解。用棉签蘸取少许，徐敷局部。每日 10～15 次，一般 3 日即愈。

【说明】该药液亦可同时内服。

健康生活提示

(1) 注意口腔卫生，预防继发感染。
(2) 饮食宜清淡，富于营养；忌酒及热性动火食品。
(3) 多饮水，保持大便通畅。
(4) 避免劳思过度、睡眠不足和精神紧张。

口 臭

病症介绍

口臭是指因胃肠积热、口腔疾病、慢性疾病而致呼气时口内发出难闻的气味。龋齿（蛀）、牙龈瘘管或牙龈发炎、牙周炎、鼻窦化脓、扁桃体脓肿、消化道疾病、糖尿病、消化不良等都可引起口臭。

秘方选用

处方 1 石椒草 30 克，大马蹄香 15 克，木香 10 克，公丁香 10 克，藿香 10 克，白芷 10 克，香茅 10 克，粉葛根 20 克。

【用法】将上药切节研碎，加水 1000 毫升共煎 10 分钟。经常用药液含漱，但不可服下，口腔黏膜有糜烂溃疡者不宜采用。每日 1 剂，用至痊愈为止。

【说明】主治口臭，有特效。

处方2 香附、莱菔子各15克，麸皮、生姜、葱白各30克，盐12克，丁香6克，酒曲2粒。

【用法】切捣炒热，以纱布包之，趁热熨胸下。

【说明】适用于消化不良导致的口臭。本方用香附、莱菔子理气除胀；丁香、生姜温中降逆；葱白辛散，通上下阳气；麸皮、盐、酒曲加强温散的作用。合用以理气消胀为主，除痞闷胀满之症，痞满除，口臭亦消。

处方3 丁香5克，茶叶3克。

【用法】将丁香和茶叶嚼于口中5分钟即可。5日为1个疗程。对口腔疾病引起的口臭疗效颇佳，对内脏疾病引起的口臭，配合相应内服药，疗效更好。治疗期间忌吃辛辣之物。

处方4 臭灵丹50克，薄荷脑5克。

【用法】将臭灵丹用米酒浸过药面，浸泡1周，过滤，装瓶备用，每次取10毫升，加凉开水25毫升，含漱。2次用完。

【说明】应用本方治疗口臭。临床反复验证，疗效满意。

处方5 大黄炭100克，冰片10克。

【用法】将上药共研为细末，装瓶密闭备用。用时，取此粉适量刷牙漱口，每日早、晚各1次。用药3～7日后，口臭症状均可消失。

健康生活提示

口臭患者要十分注意口腔卫生，清除口腔病灶，用一些漱口液。每天晨起、睡前和饭后认真地刷牙漱口；其次，戒烟戒酒，饮食要相对清淡；多参加体育锻炼。在治疗上，首先要积极治疗原发病，对于口腔、消化系统、呼吸系统等可引起口臭的疾病，要积极进行相应的治疗。

第六章 妇科疾病

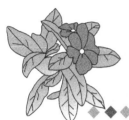

第六章 妇科疾病

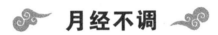

月经不调

病症介绍

女性月经不调已经成为社会和医学界关注的一个热点，尤其是近几年，这种现象更为普遍。月经不调是指月经的周期、经期、经量异常的一类疾病，包括月经先期、月经后期、月经先后不定期、经期延长、月经过多、月经过少等。中医治疗此病以月经周期和出血量的改变为主，结合月经的周期、颜色、质地、数量及全身症状从寒、热、虚、实4个方面辨证治疗。引起月经不调的病因是多方面的，但主要有外感六淫、内伤七情，以及饮食、起居、环境的改变等因素。其机制与肝、脾、肾及冲任等脏腑功能失常，气血阴阳失调有关，与妇女的"血少气多"的生理特点也有关系。

秘方选用

处方1 当归、川附片、小茴香、良姜、川芎、木香各500克。

【用法】上药用香油7500克炸枯去渣，熬至滴水成珠，入丹5000克，搅匀，收膏。另配细料：青毛鹿茸40克，肉桂50克，沉香40克，混合研成细粉。每800克膏药兑细料15克，搅匀摊贴。大张药重35克，小张药重22.5克。微火化开贴脐上。

【说明】有养血，散寒，止痛之效。适用于妇女宫寒，月经不调，腹痛带下。

处方2 乳香15克，没药15克，血竭15克，沉香15克，丁香15克，青盐18克，五灵脂18克，麝香1克。

【用法】前7味共研细。用时先取麝香0.2克放脐眼，再将药粉15克撒上，然后盖上槐皮，皮上钻一小洞，以艾绒捏炷放在槐皮上点燃灸之。在行经期间每日1次。连用数次经期，即可调准。

处方3 当归9克，肉桂、白芍、红花、干姜、川芎各6克，鹿茸3克。

【用法】共研细末，贮瓶备用。治疗时取上药适量，加醋调成糊状，敷于脐中，以纱布覆盖，胶布固定。每2日换药1次，10次为1个疗程。

【说明】温阳调经。治月经先期、后期或先后不定期。

处方4 炮姜10克，山楂20克，延胡索6克。

【用法】上药同研为细末，贮于瓶内。用时取药末6克，用黄酒调为糊状，敷脐部，外用纱布覆盖，胶布固定，每日1次，7～10日为1个疗程。

【说明】适用于月经不调，后期而至。症见腹痛，月经周期延迟，月经色暗淡，手足欠温，舌淡脉细。

方中炮姜温经止血，山楂活血化瘀，延胡索行气止痛，另加黄酒条用可增强行气止痛之效。4味共同作用于神阙穴，具有调经活血止痛的作用。

处方5 当归50克，大葱、血竭、柏叶各25克，冬虫夏草3克。

【用法】共为细末。每日2次，每次5克，温开水或相应药引子送服。又取药粉10克，香油和成泥状，外敷于脐穴，2日1换，10日为1个疗程。对月经不调，血瘀成块者用红花水引服；对经血不调，血稀水样者，用良姜水引服。

第六章 妇科疾病

健康生活提示

生活规律，劳逸有度，顺应日出而动，日落而眠的自然节律，当人体生物钟调整好，月经可逐渐恢复正常。勿冒雨涉水，以免小腹受寒邪侵犯。克制性生活，以蓄养肾中精气。必要时在医生指导下应用雌、孕激素，实施人工月经周期。

痛　经

病症介绍

痛经是指经行前后或经期出现下腹疼痛，或痛引腰骶部，甚至剧痛昏厥的一种症状，常会影响工作、生活。痛经可分为原发性和继发性。

原发性痛经是指盆腔内不伴有器质性病变，常见于月经初潮后6～12个月内。主要由于排卵周期刚建立，前列腺素分泌过多或不适，从而引起子宫痉挛性收缩，张力升高，峡部失去正常松弛性，子宫血流量减少而致痛经。原发性痛经和神经、精神因素关系密切，精神紧张、恐惧、忧虑、过度敏感、痛阈低下均导致原发性痛经。一般随着年龄增加，子宫内膜合成前列腺素的自生调节，神经精神因素的缓解可使痛经得到进一步缓解。

继发性痛经是指盆腔内器质性病变，常见于月经初潮建立后。这多是由于子宫发育不良，子宫过于前倾或后居，子宫颈管狭窄，常见于子宫内膜异位症、子宫肌腺病、盆腔炎等。这是由于器质性病变引起气血运行不畅，月经排出困难，不通则痛。

秘方选用

处方1 乳香、没药、白芍、川牛膝、丹参、山楂、木香、红花各等量，冰片1克（另研），姜汁或黄酒适量。

【用法】除冰片另研外，其余药物共碾为细末，贮瓶封密，备用。临用时取药末 10～15 克，加入冰片 1.2 克拌匀，以姜汁（或黄酒）适量调和成糊状，以药糊涂布于患者脐窝中，外用胶布固定之；每 2 日换药 1 次，连续涂药 10 次为 1 个疗程。

【说明】本方适用于血瘀型痛经，并治瘀血型月经过少、月经后期等证。

处方2 肉桂、地姜、生蒲黄、延胡索、五灵脂各 12 克，当归、川芎、赤芍、桃仁、香附各 10 克，琥珀末 3 克。

【用法】将上药共研为极细末，装入干净瓶内备用。经前 2 日，取药末适量，用 60 度白酒，将药末调成 1 厘米厚的药饼，贴敷于神阙穴，外用纱布覆盖，胶布固定。冬季每日换药 1 次，夏季每日换药 2 次，连续敷药 5～6 日。连续 3 个月经周期为 1 个疗程。

【说明】用上药外敷神阙穴治疗寒凝胞宫的痛经 40 例，治疗 2 个疗程治愈 22 例，显效 10 例，好转 6 例，无效 2 例，总有效率为 95%。

处方3 附子 3 克，肉桂 6 克，白芍 6 克，红花 6 克，全当归 9 克，川芎 6 克，干姜 6 克。

【用法】诸药共研为细末，贮瓶密封备用。于月经前取药末 15～20 克填入患者脐孔穴中央，外用橡皮膏或暖脐膏贴紧固定。每日换药 1 次，通常贴药 2～3 次即可奏效；如仍未能止痛，再续贴敷，直至病愈。

【说明】本方具有温肾通阳、活血止痛之效，用于肾阳不足，寒凝血瘀型痛经。症见经前或行经期中，小腹冷痛，痛连腰骶，腰膝酸软，手足不温等，舌质淡暗，脉沉紧或涩。

处方4 鲜五月艾叶 500 克。

【用法】捣烂酒炒热装入小布袋敷在下腹部，每天 2～3 次。

【说明】本方有温通月经作用，月经流畅疼痛即减轻或消失，已用本方治愈痛经者 14 人，效果极佳。

第六章 妇科疾病

处方5 食盐300克（细盐），生姜120克（切碎），葱头1个（洗净）。

【用法】将上药炒热，热熨腹部痛处阿是穴，葱头改成葱白亦可。每日数次，每次30分钟。

【说明】温经散寒止痛。适用于虚寒型痛经。

处方6 香附、失笑散、乌药、延胡索、细辛、桂枝、当归、丹参、赤芍、白芍、川芎、艾叶、黄柏、川续断各等份。

【用法】将上药共研为细末，加入蜂蜜、2%月桂氮草酮，调成膏状即成。用时取酒精棉球擦净脐部，用上药膏如蚕豆大，置于4厘米胶布上，贴敷神阙、关元穴。经前6日开始，3日换1次，用3次。2个月经周期为1个疗程。

【说明】穴位贴敷治疗痛经57例，痊愈28例，有效22例，无效7例，总有效率为87.7%。

处方7 大黄128克，玄参、生地黄、当归、赤芍、白芷、肉桂各64克。

【用法】小磨麻油1000克熬，黄丹448克收膏，制成膏药。用时敷贴关元穴或痛处。

【说明】适用于各种痛经。症见月经前或者月经期间小腹疼痛，牵扯腰、骶，甚至外阴、肛门坠痛。可伴见头晕、心悸、舌淡红，苔薄白，脉弦紧。本方生地黄、玄参、赤芍养阴生津补血，当归调经止痛，肉桂温补肾阳，白芷理气止痛，大黄活血止痛。诸药合用共奏活血止痛通经之效。

处方8 艾叶150克，白胡椒30克，桂丁30克。

【用法】先把艾叶捣绒，再把后两种药碾成细粉拌入艾绒装入布袋内缝好，固定在小腹部用热水袋热熨，痛止后半小时取下。

【说明】本方适用于虚寒性痛经，对于气滞疼痛者亦较适宜。

处方9 鸡血藤20克，香附12克，延胡索10克，桂枝、肉桂各8克，木香6克。气滞血瘀型加桃仁12克、赤芍10克，寒湿凝滞型加茴香12克、蒲黄6克。

【用法】将药物捣烂、炒热后外敷贴丹田穴（气滞血瘀加关元、命门穴，寒湿凝滞加八髎、神阙），以不烫皮肤为度，凉后加热再敷。

【说明】各种痛经。症见月经期间小腹疼痛,疼痛性质为刺痛或者胀痛,可牵引腰骶、外阴、肛门部疼痛,或者腹内瘕瘕包块;月经周期紊乱,舌淡苔白,脉沉涩。本方香附子、延胡索理气调经止痛,桂枝通络止痛,肉桂温补肾阳,鸡血藤补血活血,木香理气止痛。诸药合用疼痛自止。

处方10 吴茱萸25克,细辛5克,桂枝10克。

【用法】上药共研细末。取单层纱布约钱币大放脐孔中,再将药粉2克加少许食盐混匀置于纱布上,再外用纱布覆盖,胶布固定。并于每晚睡前用手指按摩5~10分钟。每2日更换1次。15日为1个疗程,休息3~5日再行下1疗程,一般连续3~5个疗程即愈。

【说明】本方同时适用于男子阳痿的治疗。

健康生活提示

痛经患者在月经来潮前3~5天内饮食宜以清淡易消化为主。应进食易于消化吸收的食物,不宜吃得过饱,尤其应避免进食生冷食品,以免诱发或加重痛感。

月经已来潮,则更应避免一切生冷及不易消化和刺激性食物,如辣椒、生葱、生蒜、胡椒、烈性酒等。经期病人可适当吃些有酸味的食品,如酸菜、食醋等,酸味食品有缓解疼痛的作用。此外,痛经者无论在经前或经后都应保持大便通畅,尽可能多吃些蜂蜜、香蕉、芹菜、甘薯等,因为便秘可诱发痛经和增加疼痛感。痛经病人可适量饮酒以通经活络,扩张血管。如经血量不多可适量地饮些葡萄酒,能缓解症状,在一定程度上还能起到治疗作用。少食含咖啡因的食物,咖啡、茶、巧克力中所含的咖啡因会使人神经紧张,可能促成月经期间的不适,咖啡也会刺激人的小肠。

第六章 妇科疾病

闭 经

病症介绍

闭经是指女子年龄超过18周岁尚未月经来潮，或已行月经而又中断达3个月以上的疾病。中医属"女子不月"、"月事不来"、"血枯"、"血隔"等范畴。闭经分为原发性闭经与继发性闭经两类。凡年龄超过18岁月经尚未来潮者称为原发性闭经；凡以往有过正常月经，现月经连续3个月不来潮者称为继发性闭经。闭经常伴有腰酸、腿软、疲劳、头晕眼花、腹胀、小腹痛、心慌甚至两眼眶黯黑、身体肥胖、白带多、毛发脱落或多毛、乳房萎缩、性欲减退、性交困难、低热、盗汗、发育不良、烦躁、消瘦等症状。

秘方选用

处方1 白芷40克，小茴香40克，当归50克，细辛30克，肉桂30克，红花40克，延胡索35克，益母草60克。

【用法】先将上药水煎2次，煎液浓缩成稠汁状，混入适量95%乙醇浸泡的乳香、没药液，烘干后研细末，加樟脑备用。用时每次取9克为1包，用黄酒数滴拌成浆糊状，外敷脐中神阙穴或关元穴，用伤湿膏固定，药干则调换1次，一般连续3~6天即可治愈。

【说明】温经散寒，活血通经。适用于瘀阻型闭经，也可治疗痛经、产后腰痛、恶露不下。人工流产术后腹痛等症。

处方2 蚕沙30克，麝香0.5克，黄酒适量。

【用法】先将麝香另研末备用，次将蚕沙碾为细末，以黄酒适量调和成膏备用。用时将麝香末0.25克填入患者脐孔中央，再取药膏敷贴在脐眼上，外以纱布覆盖，胶布固定。2天换药1次，连续敷至病愈为止。

【说明】主治妇女闭经不通。原发性闭经或继发性闭经均可治疗。

处方3 鲜山楂10枚，赤芍3克，生姜15克。

【用法】将药物共捣烂如泥，放锅中炒热熨脐部，每次熨30分钟，每天1次，连用3~5次。

【说明】适用于血瘀型闭经。症见少腹刺痛，月经停闭不通，或月经色暗淡有块，渐至停闭。舌淡暗，苔薄白，脉沉涩。本方山楂活血化瘀，化痰行气；赤芍行瘀止痛，二者合用可以达到活血通经的效果。

处方4 苍术、芒硝、肉桂各9克，陈皮12克，甘草6克，当归30克，益母草、人参各5克，川牛膝18克。

【用法】上药共为细末，装瓶密封备用。用时取药末适量，以黄酒调成泥状，做成如薄型男表大小饼状，贴在脐眼上，外以纱布覆盖，胶布固定。2天换药1次，连续敷至病愈为止。

【说明】用于妇女原发性闭经，或继发性痰湿阻滞型闭经。症见月经停闭，形体肥胖，胸闷欲呕，神疲倦怠，带下量多，苔白腻，脉滑。

处方5 绿矾15克。

【用法】将绿矾炒热，凉后研成粉末，取3克放入脐部，后用麝香膏胶布固定。1日1次。最好于入睡前用药，次晨除去。

【说明】本法用于育龄妇女继发性经闭而兼有小腹疼痛者有良效。

处方6 益母草120克，月季花60克。

【用法】将上2味水煎，用毛巾蘸药汁敷于病人肚脐及关元、气海穴上。如凉后再加热，要注意保持一定的温度，每次治疗需持续3~4小时，每日治疗1次，可连续使用。

【说明】适用于血瘀型闭经。症见月经停闭不行，伴胁肋痛或少腹胀痛拒按。舌质暗或有瘀斑，苔正常或薄黄，脉结或涩。月季花可以疏肝理气，活血通经；益母草通经之效尤甚。二者合用，通过关元、气海穴的作用而共达活血化瘀通经之效。

第六章 妇科疾病

处方7 矾石300克，杏仁100克。

【用法】共为细末，炼蜜和丸如枣核大。放入阴道内。

【说明】适用于妇人经水闭不利，脏坚癖不止，中有干血，下白物。

健康生活提示

（1）应进行妇科检查，找出闭经原因。

（2）保持心情舒畅，避免情绪紧张。

（3）饮食以清淡为主，不食生冷、寒凉食品。

（4）经期注意腹部保暖，避风寒，不宜游泳和涉水。

外阴瘙痒

病症介绍

外阴瘙痒是妇女较常见的疾病，可由多种原因引起，如外阴湿疹、皮炎或霉菌性阴道炎、滴虫性阴道炎以及宫颈炎的分泌物增多刺激局部所致。其特征是外阴及阴道瘙痒，甚则痒痛难忍，坐卧不安。由于病因不同，因而还有其他不同的临床表现。如外阴湿疹、皮炎可见局部皮肤发红、渗液，霉菌性阴道炎有豆腐渣样白带，滴虫性阴道炎呈现黄绿色泡沫状白带，宫颈炎则为脓性白带。它不仅影响妇女的健康，而且给她们在精神上带来了难言的烦恼和痛苦。

秘方选用

处方1 鹤虱草50克，苦参25克，狼毒25克，蛇床子25克，当归尾25克，威灵仙25克，猪胆汁（公猪的）2个。

【用法】上药除猪胆汁外，用水10碗煎成5碗，滤去滓，贮盆内，待药温热适度时再投入猪胆汁，搅匀即可。外洗患处。

【说明】用于阴唇内外起疙瘩，痛痒难忍，昼轻夜重，搔破流黄水，或流紫黑血。此症俗名"蚂蚁疮"。

处方2 马齿苋120克，青黛30克，香油少许。

【用法】将马齿苋置于新瓦上焙干，与青黛共研为末，入香油和匀，外敷于患处，每日换药2次，连涂7～10日。

【说明】适用于阴部湿疹剧痒。方中马齿苋清热利湿，青黛清热解毒。二者合用具有清热消肿，止痒解毒的效果。

处方3 花椒叶30克，射干20克，苦参20克。

【用法】将以上药物混合研为细粉，加水1000毫升，煎汤浓缩为800毫升，8层纱布滤过3次，冲洗阴道或坐浴，1日1次。

【说明】此方具有清热、解毒、杀虫、止痒之功能，用此方治疗霉菌性、滴虫性阴道炎或阴道瘙痒，疗效满意。

处方4 大枫子、苦参各50克，苍耳子30克，蛇床子、浮萍、稀莶草各15克。

【用法】加水2000～3000毫升，煮沸15～20分钟，倒盆中以熏蒸患部。待水温适度用纱布浸药湿敷3～5分钟，每日2～3次，每次20～30分钟。至病愈为止。

【说明】用于外阴瘙痒，局部有渗出，肿胀，瘙痒难忍等。本方大枫子、苦参具有燥湿止痒效果；苍耳子杀虫渗湿；蛇床子温肾消肿止痒；浮萍、稀莶草祛风除湿。诸药合用可以燥湿消肿，止痒杀虫。

处方5 磺胺10克（有过敏史者勿用），黄柏20克，儿茶5克，雄黄5克，黄丹10克，青黛5克，炉甘石5克，枯矾15克，冰片2克。

【用法】诸药菜研末，贮瓶封好备用。用时先将患处洗净，流水多者撒干粉；流水少者，用香油或凡士林将药末调成糊状，敷于患处，用卫生带衬干净细纱布扎好以防污染衣被。

【说明】本方具有清热解毒、

收湿敛疮、杀虫止痒之作用，故对外阴局部起红疹奇痒、皮肤溃破、流黏水者有效。

健康生活提示

保持外阴部清洁，每天清洗1次。内裤每日换洗，用沸水烫洗，太阳曝晒。患者勤洗手，勤剪指甲，防止抓破皮肤。治疗期间，夫妇双方应避免性生活。加强营养，忌食煎烤、油腻、辛辣食物。

阴道炎

病症介绍

阴道炎是阴道黏膜及黏膜下结缔组织的炎症，多由于病原体侵入阴道引起，临床常见的有细菌性阴道炎、滴虫性阴道炎、霉菌性阴道炎、老年性阴道炎，是妇科门诊常见的疾病。中医认为，阴道炎多由于肝、脾、肾三脏感及风、冷、湿、热之邪。西医则认为阴道的环境经常受到宿主的代谢产物、细菌本身的产物及外源性因素（性交、冲洗及其他干扰）的影响，导致不稳定而引起炎症。

秘方选用

处方1 苦参70克，桃树叶50克，柳树叶50克，蛇床子10克，贯众50克（以上为1人1个疗程量）。

【用法】将以上5味药加水300毫升，煎煮2次，过滤去渣，将滤液浓缩至80毫升，做14个大棉球，用线扎紧留线10～15厘米，高压消毒后浸入上述浓缩液中饱吸，即得。每晚用1%高锰酸钾水清洗外阴后，取药栓1枚送入阴道内，次日晨取出，连用14天为1

个疗程。

【说明】杀虫止痒。适用于阴道滴虫病。

处方2 蛇床子、苦参、花椒、百部、枯矾各10～15克。

【用法】上药水煎取汁，先熏后洗阴部，每日早晚各1次，10日为1个疗程。

【说明】燥湿，杀虫，止痒。治滴虫性阴道炎、真菌性阴道炎。若外阴破溃者应去花椒，以减少刺痛。

处方3 苦楝皮流浸膏10000毫升，冰醋酸200毫升，甘油明胶10000克。

【用法】取苦楝皮低温干燥（维持在60摄氏度以下），粉碎成中等粉，用氯仿水渗漉（按中国药典操作），浓缩成100%浓度即得苦楝皮流浸膏。甘油明胶按一般操作，明胶、甘油、水的比例是4∶10∶3。每取流浸膏100毫升，加冰醋酸2毫升，混匀；另取甘油明胶100克，在水浴上加温至完全熔化后加入以上溶液，搅匀，放冷至50摄氏度左右，倾入模子，置冰箱冷冻2小时，取出包装即得。本品刺激性小。将栓剂放入阴道内，每晚或隔晚使用1枚，5次为1个疗程。

【说明】按本处方配制的甘油明胶栓的熔化为36.5～37摄氏度比较理想。

处方4 鲜猪肝1小叶，硫黄30克，白矾20克，轻粉1克。

【用法】先将后3味研细，混入猪肝内，捣绒，搓成小条。每晚用1条塞入阴道内，约2小时左右取出。再用蛇床子30克，苦参30克，文蛤20克，花椒20克，白葱子40克，活麻柳树皮40克，加水煎汁，倒入盆中，熏洗坐浴，直至治愈。

【说明】轻粉又名汞粉，为粗制的氯化亚汞结晶，具有强烈的毒性反应，内服易中毒。本方用量较大，调敷时慎防入口，外用亦应中病即止。

处方5 桃树叶30克，黄柏30克，马尾连30克，苦参20克。

【用法】将以上4味药混合捣碎，加水2000毫升，取汁1600毫升，用8层纱布滤过3次。如用于

第六章 妇科疾病

治疗滴虫性阴道炎、老年性阴道炎，在使用时需加醋 10 毫升；如用于治疗霉菌性阴道炎，需加碳酸氢钠 2 克，用做冲洗阴道或坐浴，每日 1 次。

【说明】用此方治疗妇女阴道炎，疗效满意。

处方 6 苦参 15 克，蛇床子 15 克，鹤虱 15 克，黄连 10 克，黄柏 10 克，花椒 10 克，枯矾 10 克，冰片 3 克。

【用法】上药共研细。先用 3% 小苏打液清洗阴部。再用消毒纱布 1 块涂上凡士林，再撒上少许药粉，折成条状，睡前纳入阴道，次晨取出。一般 10 次左右即愈。

【说明】本方宜于真菌性阴道炎。

处方 7 乌梅 25 克，鸦胆子 25 克，白头翁 25 克。

【用法】上药加水 600 毫升，文火煎至 500 毫升，先熏后洗，或冲洗阴道。严重者，用带线棉球浸药液后塞入阴道，12 小时后取出，每日 1 次，10 次为 1 疗程。为了巩固疗效，以每次经净后反复用 1 疗程。

【说明】滴虫性阴道炎中医称带下（湿毒型），由脾虚湿盛，土反侮木，木郁生热，湿热下注而致，故治之以清热解毒为主。白头翁性味苦寒，有清热解毒、杀灭滴虫之效；乌梅、鸦胆子均为酸性，不利于滴虫生存，故能增强阴道的抵抗力。3 药合用，防治结合，标本兼治，且无副作用。

处方 8 苦参。

【用法】取苦参，用 95% 乙醇浸渍，渗漉，回收乙醇，得生药量约 10% 的浸膏。以甘油明胶为基质，制成每栓约相当生药 5 克的成品。每颗栓剂重约 3~3.5 克。每用 1 枚，塞往阴道后穹隆。

【说明】杀虫止痒。适用于阴道滴虫病。

处方 9 紫花地丁、马鞭草各 30 克。

【用法】加水煎煮 2 次，合并滤液浓缩至 400 毫升，备用。每次取 200 毫升，用冲洗器或注射器冲洗外阴及阴道，每日 2 次，每次 15~20 分钟，7~10 日为 1 个疗程。

【说明】霉菌性阴道炎。症见

白带增多，色白如乳块状或豆渣状，外阴瘙痒。本方紫花地丁可清热解毒，马鞭草可以消肿止痛。2味相配具有利湿止带，清热止痒的作用。

处方10 荆芥、防风、地肤子、蛇床子各15克。

【用法】上药加水煎煮，滤汁，倒入盆中，先熏后洗，每日早、晚各1次。每日1剂。一般3日可愈。

【说明】对外阴湿疹、滴虫性阴道炎、真菌性阴道炎等所致的阴痒均有效。

健康生活提示

患病期间严禁性生活。经常保持外阴部清洁，注意月经期卫生。内裤每日1换，并用开水烫洗，或用84消毒液稀释后洗涤，于阳光下曝晒。应勤洗澡，但避免去公共场所洗澡、游泳。饮食宜清淡，富有营养，易于消化，多食新鲜蔬菜及水果，平时多吃莲子、山药、红枣、薏苡仁、白果等；忌食辛辣、油腻食品。

宫颈炎

病症介绍

宫颈炎是常见的一种妇科疾病，有急性和慢性2种。急性宫颈炎常与急性子宫内膜炎或急性阴道炎同时存在，但以慢性宫颈炎多见。慢性宫颈炎多于分娩、流产或手术损伤子宫颈后，病原体侵入而引起感染。慢性宫颈炎有多种表现，如宫颈糜烂、宫颈肥大、宫颈息肉、宫颈腺体囊肿等，其中以宫颈糜烂最为多见。慢性宫颈炎主要是行经和性生活对宫颈的刺激所致，相当于中医学"带下病"范畴，主要症状是白带增多。

第六章 妇科疾病

秘方选用

处方1 蛇床子4克,血竭7克,没药9克,乳香、冰片、硼砂、硇砂各4克,儿茶11克,雄黄14克,钟乳石12克,樟丹50克,白矾60克。

【用法】上药研末,加麻油调成膏状。先擦净阴道及宫颈表面分泌物,在带线棉球上涂上宫颈炎散,紧贴宫颈糜烂面。每周2次,5～10次为1个疗程。上药时注意勿碰到阴道壁,以免损伤阴道壁黏膜。上药后宫颈糜烂面有碎片状组织脱落下来,脱皮时有时可伴少量出血或黄水,白带增多。这是上药后宫颈糜烂面被腐蚀脱落的现象,不需处理。

【说明】适用于慢性宫颈炎。

处方2 黄柏、枯矾、五倍子各60克,雄黄15克,冰片、乳香各3克。

【用法】用时研细末,待月经干净3日,用1∶5000高锰酸钾溶液洗阴道,然后用窥阴器将带线棉球放上述溶液内浸湿,蘸上药面,贴敷于宫颈上,次日换药。

【说明】可清热解毒、收敛生肌。

处方3 大桉叶12.5千克,小桉叶12.5千克,乌臼叶(鲜)25千克,三桠苦12.5千克,鸭脚皮12.5千克。

【用法】取上药加水浸过药面,煎煮浓缩至25000毫升,冷后加入防腐剂尼泊金、苯甲酸钠各适量,备用。用本品冲洗阴道。然后将了哥王冰片粉(了哥王3/4量,冰片1/4量,混合磨成粉末)涂擦于阴道、宫颈。每日1次,7天为1疗程。

【说明】清热消炎。适用于宫颈炎。

处方4 猪苦胆5～10个(吹干约30克),石榴皮9克。

【用法】上2药研细粉,用适量花生油或菜籽油调成糊状,装瓶备用。先用桑叶煎清水洗患部,擦干宫颈分泌物,再用棉球蘸药糊敷患处,每日1次。

【说明】中医认为宫颈糜烂为湿热毒邪浸淫所致。方中猪苦胆能清热解毒润燥,石榴皮有涩肠止泻治带之作用，故对宫颈糜烂有效。

处方 5 金银花 1000 克，40% 的酒精 1500 毫升。

【用法】将金银花粉碎成粗末，放入 40% 的酒精中浸泡 48 小时，过滤，煎至 400 毫升。取适量局部上药，每日 1 次，2 周为 1 个疗程。

【说明】清热解毒。治宫颈糜烂，症见白带量多、色黄质稠，或小腹胀痛。

处方 6 水黄连 100 克，凡士林适量。

【用法】将水黄连研成末或敷成浸膏，用凡士林配成 30% 的水黄连软膏备用。直接阴道放药，每日 1 次，睡前给药为宜。7 日为 1 疗程。

【说明】水黄连为龙胆科獐牙菜属植物川东獐牙菜。具有清热解毒、消炎、止痛功效。

处方 7 山豆根适量。

【用法】研粉，清洁后涂撒糜烂面，1～3 日换药 1 次，10 次为 1 个疗程。

【说明】清热解毒。治宫颈糜烂，症见白带量多、色黄质稠，或小腹胀痛。

处方 8 无花果叶 100 克（鲜品加倍）。

【用法】以一盆水煎至半盆水，用此汤趁热坐浴，每日 1 次。

【说明】此法简便易行，效果较好，具有清热、解毒、防腐之功效。是治疗慢性宫颈炎的又一单方。

处方 9 取黄柏、血竭各 100 克，龙骨 200 克，白芷、桔梗、儿茶各 50 克，冰片 15 克。

【用法】用时除冰片另研外，全药净干后粉碎过 120 目筛，经高压消毒后将冰片加入混匀。常规消毒外阴用 1∶5000 的高锰酸钾溶液，再将上药喷在糜烂面上。间日 1 次，7～10 日为 1 个疗程。

【说明】本方可清热利湿、收敛生肌。

第六章 妇科疾病

健康生活提示

（1）宜穿全棉织品的内裤，并要勤换洗，保持会阴部清洁。

（2）避免不洁性生活，治疗期间禁止房事。

（3）饮食宜清淡，忌辛辣、油腻之品。

（4）定期做妇科检查，一般1年或半年1次，发现问题及时治疗。

盆腔炎

病症介绍

慢性盆腔炎是盆腔生殖器官，周围结缔组织以及盆腔腹膜发生的慢性炎症。一般为急性盆腔炎未能彻底治愈，或因体质较差，抵抗力低下，病程缠绵，反复感染所致。但相当多的患者无急性盆腔炎的病史，而常有流产、分娩、宫腔内不洁操作，或经期、产褥期性交史。本病是导致不孕的常见原因。

临床表现为下腹部隐痛下坠，腰骶部酸痛，常在劳累、性交后、排便时或月经前后加重，月经量多，或月经期延长，白带增多，性交痛，下腹部或可触及包块。

秘方选用

处方1 白花蛇舌草30克，半支莲20克，蒲公英15克，白芷15克，桃仁10克，皂角刺10克，红花5克，龙葵25克，连翘15克，黄柏15克。

【用法】上药研细末，白酒调成糊状，敷于子宫穴，2日换1次，7日为1疗程，共需3个疗程。

【说明】此法治疗子宫内膜炎

疗效较好。

处方2 虎杖、菖蒲、王不留行各60克，当归、山慈姑、穿山甲、肉苁蓉各30克，生半夏、细辛、生附子各15克，生马钱子10克，乳香、没药、琥珀各30克，肉桂、蟾蜍15克。

【用法】马钱子前药味煎3次，然后去渣浓缩，再把乳香以下药物研末过筛加入和匀，烘干后研末，用时取粉末5克加白酒、蜂蜜适量。麝香少许，再加风油精3～4滴，调匀成膏备用。用时将药膏置入脐孔，纱布盖，胶布固定，然后用热水袋适宜温度加热，隔日1次，7次为1个疗程。

【说明】盆腔炎。症见少腹疼痛，白带增多，经行腹痛，或瘀血量多，瘀血块排出则痛减，经前乳房胀痛，情志抑郁，舌暗滞，有瘀斑，脉弦涩。

【说明】本方用当归、山慈姑、穿山甲、乳香、没药活血行气止痛，王不留行、细辛、半夏、琥珀利湿行气化湿，附子、马钱子、蟾蜍解毒止痛。诸药合用共奏活血、消瘀、止痛之功。

处方3 大黄、苍术、香附各6克，黄柏10克，姜黄、白芷、陈皮、厚朴、红花、防风各8克，炒艾叶、泽兰各12克，透骨草、天花粉各15克，乌头1.5克，丹参9克，乳香、没药各5克。

【用法】将上药共研为极细末，装入干净瓶内密闭备用。用时取药末适量，用温热水或白酒调成糊状，装入布袋中，敷于腹部病变处（阿是穴）。布袋上加热水袋，保持一定的热度，不要烫伤皮肤，可增加效果。每日或隔日1次。每次0.5～6小时。以晚睡敷为最佳时间。

【说明】应用上药外敷治疗盆腔炎患者300余例，随机追访其中的94例，结果：痊愈13例，显效29例，好转49例，无效3例，总有效率为96.8%。

处方4 刘寄奴180克，败酱草120克，白花蛇舌草240克，山慈姑90克，桂枝60克。

【用法】根据身材大小，用白布制成口袋形长腰带，约70～100

第六章 妇科疾病

厘米长、20~30厘米宽。将以上药物除去杂质，烘干，研成粗末，和匀。将药末装入腰带状口袋内，缝合袋口，制成药带。将药带贴皮肤系于腰腹部，每10日更换1次药带，连续30日为1个疗程，可连用2~3个疗程。

【说明】适用于慢性盆腔炎，证属气滞血瘀者。症见少腹疼痛，白带增多，经行腹痛，或瘀血量多，瘀血块排出则痛减，经前乳房胀痛，情志抑郁，舌暗滞，有瘀斑，脉弦涩。

本方刘寄奴活血消肿，败酱草利湿清热，白花蛇舌草清热利湿止痛、山慈姑化痰散结、清热解毒，桂枝通阳利水。诸药合用可以利湿清热，消肿止痛。

处方5 桂枝30克，茯苓20克，桃仁20克，赤芍20克，丹皮15克，乌头10克，艾叶40克，鸡血藤60克，透骨草30克，追地风30克，五加皮20克，山甲10克。

【用法】纱布包后水蒸使其发热后再外敷。每日2次，每包可用1周。10日为1疗程。

【说明】使用本方治疗炎性包块及子宫肌瘤56例，痊愈35例，有效率达93.2%。

处方6 桂枝、茯苓、牡丹皮、桃仁、赤芍各等份。

【用法】上药加水适量浓煎成200毫升，分早晚2次肛门滴灌，亦可再煎1剂内服。每日1次，10天为1个疗程。

【说明】本方主治急/慢性盆腔炎，证属瘀血内阻者。症见高热寒战，腹痛拒按，腹部包块刺痛不已，带下黄臭，腰脊酸痛，头痛纳减，伴腹胀，甚至恶心呕吐，舌红苔黄腻，脉滑数。

方中桂枝温阳通脉，芍药养血和营，桃仁破血消瘕，牡丹皮活血散瘀，茯苓益气养心。诸药合用功能活血化瘀，消炎止痛。

处方7 黄芩、黄柏、黄连各15克，虎杖30克。

【用法】上药水煎取汁100毫升，将温度调至38摄氏度左右保留灌肠。每日1剂，10次为1个疗程。

【说明】清热解毒。治慢性盆腔炎。如盆腔内扪及包块，加丹参10克。行经期间暂停治疗。

处方8 大黄、黄柏、侧柏叶各60克，薄荷、泽兰各30克。

【用法】上药共研细末，以水或蜜调成糊状备用。贴敷下腹部，外以纱布盖上，胶布固定。每日换药1次，敷至治愈为止。

【说明】清热，燥湿，凉血，活血。适用于急性盆腔炎局部发热较甚者。

健康生活提示

（1）需食清淡易消化食品，如赤小豆、绿豆、冬瓜、白扁豆、马齿苋等。

（2）应食具有活血理气散结功效的食品，如山楂、桃仁、果丹皮、橘核、橘皮、玫瑰花、金橘等。

（3）适当补充蛋白质，如瘦猪肉、鸭肉、鹅肉和鹌鹑等。

（4）禁食生冷之物，如冷饮、瓜果等；忌食辛辣温热、刺激性食物，如辣椒、羊肉、狗肉、公鸡等；不宜食肥腻、寒凉黏滞食品，如肥肉、蟹、田螺、腌腊制品等；禁烟酒。

子宫脱垂

病症介绍

子宫脱垂是指子宫偏离正常位置沿着阴道下降，低于子宫颈外阴道口到坐骨棘水平以下甚至完全脱出阴道口外的症状。中医称"阴挺"、"阴颓"、"阴疝"等。多发于产后体质虚弱，气血受损，分娩时用力太大，或产后过早参加重体力劳动，致使气弱下陷，脉络胎宫松弛，不能

第六章 妇科疾病

稳固胞体，因而形成下坠。由于胞宫经络与肾相连，所以肾气衰虚，或产育多，内耗肾气，也可使胞宫脉络松弛导致子宫脱垂。妇女在过劳、排便时用力太过、剧咳等情况下，都可能反复发作。

秘方选用

处方1 五味子、菟丝子、韭菜子、蛇床子各10克，升麻5克，黄芪15克。

【用法】上药共研细末，装瓶备用。取药末适量，用米醋调为稀糊状，敷于肚脐处，上盖纱布，胶布固定。每日换药1次。

【说明】温肾，益气，升提。主治子宫脱垂。

处方2 升麻、黄芪、柴胡、党参各10克，麝香0.3克，枳壳15克，陈醋适量。

【用法】除麝香另研外，诸药混合研成细末，以醋调和为膏状，备用。患者平卧床上，取麝香0.15克纳入脐孔穴中央，再将药膏敷在脐窝上，外以纱布覆盖，胶布固定。每3日换药1次，10次为1个疗程。

【说明】本方适用于气虚型子宫脱垂。症见子宫脱垂，甚或脱出阴道口外，卧或收入，劳则坠出更甚，自觉小腹下坠，神疲气短，心悸乏力，舌质淡，苔薄白，脉细弱。

处方3 升麻、茄根各30克。

【用法】上药烧成灰，研末，香油调匀，涂于纸上，卷成筒状，送入阴道，晨起取出，1日1次。

【说明】子宫脱垂。升麻具有升提作用，茄根色黄入脾，能补益中气，2药合用，对中气下陷之子宫脱垂有效。

处方4 蓖麻仁30克，麝香0.3克。

【用法】捣烂后敷贴百会穴及脐部，收效后即去药。

【说明】本方主治子宫脱垂。

处方5 蓖麻子100克，米饭20克。

【用法】将蓖麻种仁同米饭捣烂敷脐部,子宫收缩后去药。

【说明】蓖麻仁捣烂敷百会穴治疗子宫脱垂、脱肛。

处方6 艾叶9克,枳壳30克。

【用法】每晚睡前煎汤熏洗1次,每次约20分钟,连用7日。

【说明】收敛升提。治产后子宫脱垂,少气乏力。若配合服用补中益气丸,可提高疗效。

处方7 明矾50克,矮杨梅根50克,乌梅30克,五倍子50克草鱼汤,金芥麦根各30克。

【用法】将上药加水1000毫升煎成300毫升,纱布过滤后用棉笺搽洗脱垂部位,然后用手把脱垂部位推回原位。再用艾条炙百会穴、关元穴、中极穴各15分钟,连用7天,若不好可再用7天。

【说明】治疗期间应避免重体力劳动,体倦乏力者可加服补中益气丸。

健康生活提示

(1)避免负重和剧烈活动,忌食生冷、辛辣刺激之品。

(2)保持大便通畅,避免增加腹压。

(3)注意个人卫生,保持外阴清洁,避免感染。

乳腺炎

病症介绍

乳腺炎是乳房的急性化脓性感染。临床以乳房结块,局部红、肿、热、痛,并有发热为特征。多见于初产后哺乳妇女,如产妇哺乳时未将

第六章 妇科疾病

乳汁排尽，导致乳汁瘀积，即易引起乳腺炎。本病起病急，发展迅速，极易酿脓，故需及早、有效地处理。本病属于中医学乳痈范畴。

秘方选用

处方1 葱60克。

【用法】将葱切段，压扁，包入纱布，敷于患处，外压热水袋，每次20分钟，每日多次。

【说明】适用于排乳不畅者。注意不要烫伤皮肤。

处方2 新鲜仙人掌60~90克。

【用法】剥掉外皮，切细、捣烂成糊泥状，加入鸡蛋清适量，和匀后摊于布或敷料上敷于患处，用胶布固定包扎，每日换药1~2次。

【说明】清热解毒。治急性乳腺炎。如有合并发热或腋下淋巴结肿大者，可加用抗生素药物治疗。

处方3 砂仁20克。

【用法】研细末贮瓶备用。用时，取少许糯米饭与砂仁末拌匀，搓成条索状如花生仁大小，外裹以消毒纱布须是棉织品塞鼻孔。左侧乳腺炎塞右鼻孔，右侧乳脉炎塞左鼻孔，亦可左右交替塞。

【说明】每隔12小时更换药1次，直至炎症消失而愈为止。

处方4 南天仙子15克。

【用法】研细，用温开水调成饼状，趁热外敷患处，纱布覆盖，胶布固定。每日更换1次。一般3日左右即愈。

【说明】天仙子即莨菪子，有大毒。操作时慎防入口。

处方5 生半夏干燥根块1枚。

【用法】取大小适中者，清水洗净。左乳患之纳右侧鼻孔，反之纳左侧鼻孔。当天可使乳汁滴沥而通，肿痛消散。

【说明】此方仅用于乳痈初起者。生半夏有毒，慎防入口。

处方6 芒硝200克，陈醋适量。

【用法】将上药混合均匀，用

两层纱布包好做成饼状,面积20厘米×20厘米大小,敷压于乳房上,3~4次/日,每次20分钟。

【说明】应用芒硝外用治疗乳腺病(急性乳腺炎、乳腺小叶增生、产后回乳等)60余例,效果显著。一般用药3~10日见效。经期暂停,治疗期间,禁忌辛辣、酒、肥腻等刺激性食品,保持良好情绪。

健康生活提示

(1)应多吃清淡、容易消化的饮食,不要吃刺激性食品。

(2)要保持乳房卫生,经常用温开水擦洗。

(3)临产前1~2个月,经常用酒精棉球擦洗乳头,乳头凹陷者,应在产前设法拉出。经常用温水、肥皂擦洗。产后乳房较大,可用布带托起,但不要束得太紧。

(4)在炎症期间应将患侧乳房的乳汁用吸奶器吸出,以利炎症消退。

(5)患侧乳房的乳汁不应喂婴儿,以免影响婴儿健康。

(6)不要用手挤压发炎的乳房,以免炎症扩散。

(7)如脓肿形成及时去医院请医生切开排脓。

乳腺增生

病症介绍

乳腺增生是乳房的非炎症性疾病,其特点是乳房单侧或双侧出现肿块,大小不一,表面光滑,推之可移动。患者主诉乳房疼痛,多发生在月经前,行经后疼痛减退或消失。本病多与内分泌失调有关。属中医学乳癖范畴。

第六章 妇科疾病

秘方选用

处方1 白芥子60~120克。

【用法】将上药研为细末（1次量）装入消毒纱布袋内，先用温水外洗乳房患处，再用生姜汁涂患处皮肤，然后将纱布袋敷盖患处，绷带固定，3日换药1次。内服中药煎剂，在辨证的基础上加用白芥子15克（后下）。上法均在月经来潮前3~5日开始用药，待经止后停药，此为1个疗程。

【说明】用白芥子外敷治疗乳腺纤维囊性病患者，效果显著，一般3~4个疗程即可治愈。附验案1例，仅用药1个疗程肿痛明显减轻，肿块变小，数量减少。3个疗程治愈。半年未见复发。

处方2 补骨脂150克，蜈蚣10条，食醋1000毫升。

【用法】将补骨脂、蜈蚣入食醋内浸泡，半月后用药液局部外搽，每日3~4次，连用1~3个月，直至治愈。

【说明】补肾助阳，软坚散结。治乳腺增生。若配合补骨脂内服可提高疗效。方法：补骨脂500克，文火炒微黄，研细末，每次3克，每日3次，开水送服。

处方3 乳香、没药、大黄各等份。

【用法】将上药研为极细末，入冰片研匀，合鸡蛋清调成膏状物。用时，取药膏外敷患处，胶布固定，外用热水袋热敷半小时，每24小时换药1次，直至乳核消失为止。

【说明】用上药膏外敷治疗乳核（乳腺增生）患者38例，治愈36例，好转2例，总有效率为100%。疗程中未见不良反应。

处方4 公丁香末2克。

【用法】研细末，用薄层药棉包裹，做成纺缍形，塞入一侧鼻腔嗅闻。

【说明】1日3次，每次半小时，双侧鼻交炎替使用。经期停用。

处方5 三七适量。

【用法】用白酒少许磨成糊

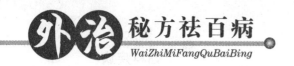

状，或将三七焙干研粉与白酒调成糊状，涂于结块上，外用敷料固定，每日换药1次。

【说明】活血消肿，止痛。治乳腺增生伴乳痛。

健康生活提示

（1）保持心情舒畅，有助于疾病的康复。

（2）饮食以清淡为主，多食蔬菜和水果，忌食辛辣、热性食物。

（3）可配合局部按摩，但勿挤压、碰撞。

（4）定期进行妇科、外科检查，必要时手术治疗。

更年期综合征

病症介绍

更年期综合征是指妇女在绝经前后（45～55岁）由于卵巢功能衰退所致的内分泌失调和自主神经功能紊乱为主的一组综合征。中医有"经继前后证候"、"经断前后诸证"等称。临床表现有潮热、汗出以头颈部以上为多、眩晕、心悸、高血压、关节痛、失眠、健忘、耳鸣、乏力及情绪不稳定、精神焦虑、易激动、紧张、恐惧、悲观抑郁、猜忌怀疑、食欲不振、便秘、腹泻、尿痛、尿频等症状。多有性欲减退，月经周期紊乱或绝经，第二性征不同程度退化等。

秘方选用

处方1 吴茱萸12克，龙胆草20克，硫黄6克，朱砂0.6克，明矾3克。

【用法】上药共研细末，加小

第六章 妇科疾病

蓟根汁60克,用凡士林适量拌匀。取少许外敷双侧期门穴(第6肋间隙,距前正中线3.5寸处)和双侧涌泉穴(足掌心,第2跖骨间隙的中点凹陷处),纱布覆盖,胶布固定。每日1换。连续3~5日愈。

【说明】本方亦同时宜于脏躁症的治疗。

处方2 太子参60克,朱砂、琥珀各15克,白豆蔻、薄荷各10克。

【用法】上药共研成细粉和匀备用。治疗时,取药粉适量与温水调成膏敷于病人肚脐内,外盖纱布,然后用胶布固定。每日换药1次,可连续应用。本方太子参补气养阴,朱砂、琥珀安神助眠,白豆蔻化湿开胃,薄荷开窍醒神。全方具有安神开窍、清热养阴的作用。

处方3 吴茱萸适量。

【用法】研细末,于月经干净后3~5日开始用药。患者取平卧位,先用酒精消毒肚脐窝,然后用吴茱萸粉将肚脐填满,再以伤湿止痛膏敷贴固定(对橡皮膏过敏者用纱布包扎固定亦可)。每3日换药1次,5~7次为1个疗程,一般需连续使用3个疗程,最多可用至5个疗程。

【说明】调理肝脾。治绝经前后诸症。

处方4 苏木40克,血竭25克,红花25克。

【用法】共为细末,每次5克,日2次,口服。又加花椒10克,以上药末10克,用香油调成泥状敷于脐穴,日1换,7日为1疗程。

【说明】该药有通经活络、祛瘀止痛之功,对更年期综合征和经前期综合征均有良效外,对痛经、月经闭止有奇效。

处方5 黑豆、磁石各1000克。

【用法】上药分别打碎(磁石打碎成米粒大小),和匀,装入枕芯,制成药枕。

【说明】黑豆补肾养阴;磁石重镇安神。二者合用具有滋肾安神除烦的作用。

健康生活提示

（1）保持心情舒畅，适当加强体育锻炼，注意自我调节。

（2）不吃或少吃辛辣或生冷食物，不喝浓茶、浓咖啡，应禁烟、酒等。

（3）适当补充钙及维生素D，如氨基酸螯合钙胶囊、氯甲双磷酸盐等，以防因激素减少而引起的骨质疏松及骨折。

（4）可长期服用六味地黄丸，以起补肾阴、调节阴阳的作用。

（5）注意合理运用雌激素，但一定注意剂量。

不孕症

病症介绍

育龄妇女婚后同居2年以上，性生活正常，配偶健康，未避孕而不孕者称为原发性不孕症。根据婚后是否受过孕又可分为原发性不孕和继发性不孕。原发性不孕指从未妊娠过；继发性不孕指曾有过妊娠，以后1年以上未避孕而未再妊娠。根据不孕的原因可分为相对不孕和绝对不孕。相对不孕是指夫妇一方因某种原因阻碍受孕或使生育力降低，导致暂时性不孕，如该因素得到纠正，仍有可能怀孕。有文献报道在10对夫妇中有一对夫妇患不孕症。据统计未避孕的夫妇中85%～90%在1年内怀孕，约有4%在婚后第2年怀孕。中医称为"全不产"、"无子"或"断绪"，认为肾气旺盛，精血充沛，任脉畅通，太冲脉盛，月事正常才能受孕。如果肾气虚弱，气血失调，冲任受阻等病机，都可导致不孕。

第六章 妇科疾病

秘方选用

处方1 五灵脂、白芷、食盐各6克,麝香0.3克,面粉适量,艾炷适量(如黄豆大)。

【用法】将以上药物混合碾为细末,贮瓶密封备用。临用时取面粉加水调和制成面条,以之围绕脐孔四周,取药末填满脐中,以艾炷点燃置于药末上灸之。连续灸至患者脐中有温暖感觉即停灸。每隔3天填药灸1次,10次为1个疗程。

【说明】本方适用于下元子宫寒冷,久婚无子,冲任不调。

处方2 水蛭、三棱、莪术、当归、丹参、山药、党参、白术、薏苡仁、陈皮、川楝子、蛰虫各等量。

【用法】每剂加水500毫升,浓煎至150毫升左右,凉至50摄氏度,排便后保留灌肠,每日1次,每10天1疗程,根据月经周期在排卵前11天开始用药。

【说明】方中首选破血逐瘀、消症散结之水蛭、蛰虫、棱莪归丹活血消积行滞,参术苡米健脾祛湿,使湿无内生,川楝陈皮理气行滞,气行津布。痰湿瘀滞俱去,输卵管即可通畅。

处方3 延胡索、五加皮、乳香、白芍、杜仲各10克,菟丝子、川芎、女贞子各20克。

【用法】上药共研细末,用凡士林适量调和成软膏状备用。取药膏适量,敷于关元穴、三阴交穴(双)上,上盖纱布,胶布固定。每日换药1次。

【说明】补肾益肝,行气止痛。主治不孕症。

处方4 吴茱萸、川椒各240克。

【用法】上药研末,炼蜜为丸,如弹子大,棉裹,纳入阴道口,日夜1换,1个月后子宫和暖,即可成孕。

【说明】暖宫散寒。治宫寒不孕,少腹有冷感,小便清长。

处方5 透骨草200克,红藤15克,赤芍15克,三棱10克,莪术10克,牡丹皮10克,虻虫10克,海藻10克,路路通15克,皂角刺10克。

【用法】上药共加温水拌潮，装入布袋，淋洒白酒30毫升，置锅内蒸20分钟，取出待温，贴敷下腹部40～60分钟，上加热水袋。每晚1次，每4日换药1次。一般连用45次即可受孕。

【说明】本方宜于输卵管阻塞而引起的不孕症。行经期间停用。据临床经验，本方连用45日左右，其有效率为94%。

处方6 蛇床子150克，芫花150克。

【用法】上2味共为细末，取枣大，用纱布袋盛。将纱袋放入阴道内。

【说明】适用于妇人子藏偏僻，冷结无子。便时须去，任意卧著，慎风冷。

处方7 食盐30克，制附子10克，花椒10克，王不留行10克，木通10克，小茴香10克，乌药10克，延胡索10克，红花10克，川芎10克，五灵脂10克，麝香0.1克，生姜10片，艾炷21壮，麦粉适量。

【用法】先将食盐、麝香分别研细。再将其他药共研细。麦粉制成面条，绕脐1圈（直径2寸），然后用食盐填满略高1厘米，上放艾炷点燃。连续7壮后，去食盐。再用麝香填脐，上放药末适量，铺上姜片，灸14壮。每3日灸1次。一般3～20日即可治愈而孕。

【说明】本方宜于输卵管阻塞而引起的不孕症。

健康生活提示

注意婚龄、月经及生活情况，用过哪些避孕措施、时间长短、有无并发症或副反应，有无人工流产及宫内操作史，既往有无盆腔感染或盆腔手术史，有无结核病及性病史。盆腔炎如能及早治疗，注意休息，有利于受孕。从事接触放射性、某些有毒物质的工作，从事高温工作，应认真采取措施，自我保护。

第六章 妇科疾病

妊娠呕吐

病症介绍

妊娠6周左右出现择食、食欲不振、恶心、清晨呕吐、头晕等症状，称为早孕反应。如果恶心、呕吐只在清晨发生，症状不严重，不影响工作和生活，无需特殊治疗，症状多在妊娠12周左右自然消失。少数孕妇反应严重，持续恶心呕吐剧烈，不能进食，称为妊娠呕吐。

妊娠呕吐的原因目前还不十分清楚。一般认为，与绒毛膜促性腺激素水平增高有关。但是，妊娠呕吐的严重程度并不与激素含量成正相关。神经系统功能不稳定、精神过度紧张的孕妇妊娠呕吐较为多见。有人认为，本病的发生是大脑皮质与皮质下中枢神经功能失调，致使丘脑下部自主神经功能紊乱所致。

妊娠呕吐多在停经40日前后出现。轻症患者表现为反复呕吐，偏食，厌食，软弱无力。重症患者呕吐频繁，不能进食，呕吐物除了食物外，还有胆汁和咖啡渣样物。严重呕吐者可引起失水和电解质紊乱。

秘方选用

处方1 丁香5克，党参5克，白术5克，半夏20克，生姜30克。

【用法】先将前4味研细，再将生姜绞汁，共调成糊状。取适量敷脐，胶布固定，每日1次，2日可愈。

处方2 半夏、丁香各20克，苏叶15克。

【用法】将上药共研为极细末，装入干净瓶内备用。同时取药末适量，用生姜煎汁调为糊状，敷于脐部（神阙穴），外用胶布固定。每日换药1次，5次为1个疗程，连续用药至症状消失止。

【说明】 应用上药敷神阙穴治疗妊娠呕吐患者，效果显著。有患者采用上药敷脐1次后，呕吐即止。调治15日，治愈。

处方3 半夏15克，砂仁、白豆蔻各3克。

【用法】 将上药粉碎，过80目筛。另取老姜250克，捣取汁1小杯。用生姜汁调和药末如糊状备用。药糊不宜过稀以免流失。用时先用生姜片擦患者脐孔发热，再把药糊涂敷脐孔上，外用纱布、塑料纸覆盖，胶布固定，每天用药2～3次，以效为度。

【说明】 本方用半夏化痰和胃降逆；白豆蔻宽中行气化湿；砂仁开胃醒脾；生姜可温中止呕，为止呕之圣药。诸药合用具有化痰和胃降逆，温中止呕的作用。

处方4 鲜芫荽30克，苏叶、藿香、陈皮各15克，砂仁10克。

【用法】 加水适量煮沸，患者坐在旁边用鼻吸闻药物之气味，每日早、晚各1次，每次20～30分钟。药汁可温服。

处方5 鲜香菜1把，紫苏叶、藿香各3克，陈皮、砂仁各6克。

【用法】 上药用水煮沸后，倒入壶内，壶嘴对准孕妇鼻孔，令其吸气，数分钟后即可进食。每日数次，熏后可少食多餐。

【说明】 降逆止呕。治严重妊娠呕吐。

健康生活提示

注意饮食卫生，应当补充充足的糖类和蛋白质，食物以易于消化为原则；不宜食用生冷、辛辣之品。尽量使心情放松，控制情绪，以防因精神过度紧张而引起的病情加重或服药无效。保持环境干净卫生，居处舒适，通风良好，并有充足的阳光。适当进行一些活动，如到公园散步等，亦可有效地减轻病情。

第六章 妇科疾病

产后缺乳

病症介绍

产后缺乳是指产妇于分娩3天后,乳汁甚少或全无的一种症状,又称乳汁不足、乳汁不行。引起缺乳的原因很多。由于母亲体质不佳,乳腺发育不良,或产妇厌食、挑食,使营养物质吸收不足或不平衡,或产后大出血、急性乳腺炎,产妇过于紧张、恐惧、忧虑等,也可引起乳汁分泌减少。

秘方选用

处方1 金银花根30克,通草20克,当归6克,芙蓉花叶60克。

【用法】上4药捣烂,外敷贴患处或乳房胀痛部位,每日2次,3日为1个疗程。本方也可外洗,具体方法如下:水煎,先熏后洗乳房。每日3~4次,可连续应用。金银花根具有安神、养血补虚、通乳之效;通草性微寒、味甘、淡,可通气下乳;当归甘、辛、温,归肝、心、脾经,可补血活血;芙蓉花叶味辛、平、无毒,可凉血解毒、消肿止痛。诸药合用共奏消痈通乳之功。

处方2 生姜10克,葱白10克。

【用法】将上药加水250毫升,煎煮后取药汁,产妇自行用棉球或纱布蘸药汁推搓乳房,每日2次,5天为1个疗程。

【说明】适用于产后缺乳。症见产后乳汁分泌少或全无,乳房柔软无胀感,或有胀感但乳汁极少,清稀,纳差,舌淡苔白,脉细弱无力。本方用生姜开胃行气,葱白温通阳气。2药可助乳汁分泌。

处方3 淘米水1000毫升。

【用法】煮沸,待温,将乳头

放入温热的淘米水内浸泡片刻，立刻以手慢慢擦洗。如发现乳头中有白丝，可将其扯出，并挤出淡黄色液体少许，即效。

【说明】温通乳络。治产后乳汁排出不畅或乳汁全无。

处方4 三棱15克。

【用法】加水300毫升，煮沸15分钟，去渣取汁，用纱布浸药敷乳房上，同时熏洗乳房。每日2次，3日为1个疗程。

【说明】化瘀通络。治产后缺乳属乳房瘀滞不通者，症见产后乳汁少或排出不畅，乳房胀满或痛，乳腺成块，挤压乳汁疼痛难出，舌紫或暗，脉弦。

健康生活提示

应使产妇情绪保持乐观，注意充分休息，并为其创造舒服轻松的哺乳环境，若产妇乳汁分泌不足，也不应埋怨焦急，可试用食疗或服中药催乳。

授乳方法不正确有时也可能导致缺乳，例如哺乳次数过少，乳汁排空不够时，乳汁的进一步分泌就会受到影响，有可能产生继发性的缺乳。因此，如果婴儿体质比较瘦弱，无法将乳汁完全吸出时，应该用人工的方法吸出乳汁，以保持乳汁的分泌，防止乳汁瘀滞引起的乳管阻塞，乳量减少。

第七章 儿科疾病

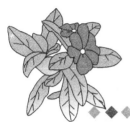

小儿厌食症

病症介绍

小儿厌食症是小儿常见的病症。它以不欲饮食,或食欲减退,或严重挑食为特征。引起厌食的原因很多,它不是一种单纯的、独立的病,而是一种症状。中医理论认为"脾主运化"、"胃为水谷之海",只有脾胃功能正常,才能化水谷而生气血,输布营养全身。如脾胃有病,功能受阻,则表现为厌食等症状。引起厌食的主要原因有:食滞、虫积、脾为湿困、先天禀赋不足、元气虚弱、脾胃虚弱等。其中以食滞、虫积最为常见。

秘方选用

处方1 玄明粉3克,胡椒粉0.5克,为1次量。

【用法】上药共研细末,置脐中,外盖消毒塑料纸及纱布,胶布固定。每日换药1次,连敷1~5次。

【说明】适用于脾虚有积滞,腹胀、腹痛者。

处方2 丁香、吴茱萸各30克,肉桂、细辛、木香各10克,白术、五倍子、朱砂各20克。

【用法】将上药共研为极细末，装入瓶中密封备用。用时取药末5～10克，用酒或生姜汁调成稠糊状，敷于神阙穴（以肚脐填满为度），外用医用胶布或伤湿止痛膏固定。勿让药粉外漏。每日换药1次，7～10日为1个疗程。

【说明】采用上药外敷神阙穴治疗小儿厌食症患者90例，痊愈6例。总有效率为93.3%。

处方3 炒神曲、炒麦芽、焦山楂各10克，炒莱菔子6克，炒鸡内金5克。

【用法】上药共研细末，加淀粉1～3克，用白开水调成糊状，临睡前敷于患儿脐上，再用绷带固定，次晨取下，每日1次，5次为1个疗程。不愈者，间隔1周，再行第2个疗程。

【说明】本方主治小儿厌食。兼有乳食停滞者加陈皮6克，酒大黄5克；兼有脾虚湿困中焦加白扁豆、薏苡仁各10克；兼有先天不足加人参3克（或党参6克），干姜、炙甘草各6克；兼有脾胃虚弱加党参、山药各10克，白术6克；兼有呕吐恶心加半夏、藿香、枳壳各6克；兼有大便稀溏加苍术10克，诃子6克。

处方4 猪牙皂30克，砂仁12克，茯苓12克，肉豆蔻12克，党参10克，白术10克，厚朴10克，木香6克，冰片2克，麝香0.4克，焦神曲12克，炒麦芽12克，炒山楂12克。

【用法】上药共研细，用凡士林调成膏状，取适量涂于纱块上，分贴中脘穴（脐上4寸）、气海穴（脐下1.5寸），纱布覆盖，胶布固定。每3日更换1次。一般数次即愈。

处方5 炒神曲、炒麦芽、焦山楂各10克，炒莱菔子6克，炒鸡内金5克。

【用法】共研细末，取适量加淀粉1～3克，用白开水调成稠糊状，临睡前敷于患儿脐上，绷带固定，次晨取下，每日1次，5次为1个疗程。不愈者间隔1周，再行第2疗程。

【说明】消食和胃，散瘀化积，理气化痰，补中健脾。治小儿厌食症。

第七章 儿科疾病

健康生活提示

（1）在治疗期间要及时改善喂养方法，纠正偏食习惯。

（2）食物以清淡、微酸、微咸为宜，可多食蔬菜，常食扁豆、山药、薏苡仁等具有清补作用的食物，少给油炸甘甜厚味之品。

（3）适当加强运动，提高消化能力。

小儿腹泻

病症介绍

小儿腹泻是以腹泻为主的胃肠道紊乱综合征。根据病因的不同，可分为感染性和非感染性2类。小儿腹泻是婴幼儿时期的常见病。发病年龄多在2岁以下，其中较多发生于周岁以内，是威胁婴幼儿身体健康的常见疾病。

婴幼儿易发生腹泻，是由其生理特点决定的。婴儿时期是人的一生中生长发育最快的时期，这一时期所需的营养素最多，婴儿每天要喂食6~7次才能满足生长发育的需要，因此消化道负担很重。而婴幼儿的消化系统发育不成熟，胃酸浓度低，抗感染能力差，消化酶的分泌量少且活性低，肠道的有益菌群也未建立起来。此外，婴幼儿血液中的免疫球蛋白也较成人低。所以，如果喂养不当或感染了细菌、病毒，就很容易造成消化功能紊乱，引起消化不良或感染性腹泻。

秘方选用

处方1 巴豆、黄蜡各30克。
【用法】 将上药研细做饼如铜钱大，敷脐，敷料覆盖，胶布固定，1次/日。并用热水袋敷脐半小时，2次/日，3次为1个疗程。并用诃子散：诃子、罂粟壳（去蒂蜜炙）、炮姜、橘红。每日1剂，水煎服。

【说明】外贴内服治疗小儿腹泻100例，用2~7日后，治愈86例，好转12例，无效2例，总有效率为98%。

处方2 胡椒（黑白均可，黑者去壳）2粒，生姜1克。

【用法】上药共捣糊状，置脐内，外用胶布固定。可保留15日。一般3日左右见效。7日内治愈。

【说明】本方宜于小儿慢性泄泻。如连续施用，大便会出现燥结。

处方3 生苍术、炒白芍各1克，升麻、陈皮、吴茱萸、五倍子、煨豆蔻、焦山楂、川椒、丁香各0.5克（本方为3次外用量）。

【用法】将上药共研为细末，加藿香正气水适量，调成糊状。外敷脐部，每日换药1次，3日为1个疗程。并用车前子100克，炒至焦黄，研粉；2匙/次，3次/日，冲服。

【说明】中药敷脐加车前子末口服治疗小儿腹泻60例，显效（≤3日，腹泻止，大便常规指标复常）51例，有效5例，无效4例，总有效率为93.3%。

处方4 黄丹5克，大葱白7厘米。

【用法】上药共捣烂，外敷脐部，纱布覆盖，胶布固定。一般10小时见效，24小时痊愈。

【说明】黄丹即铅丹，又名广丹、东丹，为用铅加工制成的四氧化三铅粉末，有毒。操作时慎防入口。

处方5 樟脑、松香、朱砂、明矾各等份。

【用法】上药分别研末，然后混合研匀，贮瓶，勿令漏气，3~5日后即融合成膏状。用时挑取少许，捻如绿豆大，置脐中，胶布固定。因本证为暑湿泄泻，致病原因有湿有热，故方中的樟脑用于除湿，松香燥湿，朱砂清热解毒，明矾清热燥湿。全方共起清暑热燥湿止泻的作用。

处方6 肉桂10克，补骨脂10克，木香4克。

第七章 儿科疾病

【用法】将肉桂、补骨脂、木香和匀，磨成细粉，加温开水调成糊状，敷于骶骨部，外用纱布覆盖，胶布固定，每日1换，7天为1疗程。

【说明】脾肾阳虚泄泻，食入即泻，久泻不止，粪质清稀，夹有不消化残渣，四肢不温。

处方7 酒曲1块，乱发1束（剪碎），葱白7根，生姜3片，胡椒7粒。

【用法】取鸡蛋1个，破壳入碗中，将上药分别捣后和入碗中调匀，用油煎成1饼，贴敷脐腹处，盖上夹有塑料薄膜的纱布，再用布带扎好，冷后则煎热再贴，每日2~4次。积食泄泻的发生原因是积食后患儿又外感寒邪，所以方中用酒曲健脾消食。葱白发汗解表，生姜温中，胡椒温中止痛。全方共起的作用是健脾消食、解表温中止泻。

健康生活提示

（1）控制饮食。轻症患儿，宜适当减少乳食，缩短喂奶时间或延长间隔时间。重症患者，初起须禁食8~12小时，以后随病情变化，可逐渐恢复少量乳食或米汤。

（2）大便后，宜用温水清洗臀部，并扑上滑石粉，防止发生红臀症。

（3）有中毒症状及明显脱水症状者，应当住院治疗。

小儿疳积

病症介绍

疳积是指小儿由于内伤乳食，停聚中焦，积而不化，气滞不利所形成的一种肠胃疾患。其证候以不思乳食，腹部胀满，食而不化，嗳腐呕

外治秘方祛百病

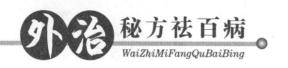

吐，大便酸臭或便秘而积滞；日久形体日渐羸瘦而形成疳积。

引起本病的原因，多因乳食不节或喂养不当，乳食无度，或食难以消化的食物，而伤害脾胃，运化失职，升降失调，乳食停滞，积而不消，乃成积滞；食久成积，积久成疳；或脾气虚弱，病后体虚，脾气虚损，令乳食停蓄，每多形成虚中夹实的积滞或疳积。除此外，虫、湿热等均可形成疳疾。

秘方选用

处方1 黄芪、茯苓、白术、炙甘草、制厚朴、槟榔、山楂、麦芽、神曲、陈皮、益智仁、木香、砂仁、山药、莪术、使君子、川楝肉、胡黄连、芜荑各15克。

【用法】麻油熬，黄丹收，朱砂3克搅匀。

【说明】本方适用于脾虚型疳积（积滞）。症见面色萎黄，困倦无力，不思乳食，食则饱胀，腹满喜按，形体消瘦，或呕逆不化，大便溏薄或夹有乳食残渣，唇舌淡白，苔白厚腻，脉细弱或细滑，指纹多见淡红。本方对虚中有积证者有效。

处方2 生干地黄15克，地骨皮0.3克，细辛0.3克，五倍子6克。

【用法】上药共研为细末。每用少许撒于患处。

【说明】适用于肾疳。

处方3 红花、栀子、飞箩面各15克，阿魏10克，葱白6寸，蜂蜜45克，麝香0.6克。

【用法】先将红花、阿魏、栀子共研为细粉，与飞箩面混合，另将葱白切碎捣烂加入蜂蜜与前药共调成膏，装入瓷罐封固，不使透气，备用。上药分为2份摊于黑布上，再将麝香研细分调于2贴膏药上，先用1贴贴敷脐部，外以长布缠裹固定，勿使脱落，3天后换另1贴；过3天再将前膏药加少许贴如前法，前后共贴12天即可去膏药。用药5～6天后，患儿即渐思饮食，腹部由硬渐软，哭泣减少，精神安定而渐活泼，去药后注意饮食调理，即可康复。

【说明】主治小儿疳积。

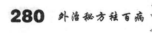

第七章 儿科疾病

处方 4 焦山楂、炒神曲、炒麦芽各 10 克,炒鸡内金、炒莱菔子、生栀子各 5 克。

【用法】共研为细末,装瓶备用。用时取适量药末,以开水调成糊状贴于脐中,纱布、胶布固定,每天换药 1 次,5 次为 1 个疗程。方中的山楂、神曲、麦芽消食化积和胃,鸡内金消食健胃,莱菔子消食除胀,山栀清热解毒。全方可以起到消食化积和胃的作用。

处方 5 生栀子 9 克。

【用法】将栀子研成细末,加面粉、鸡蛋清调成 3 个饼,分别敷在脐部和两足心。

【说明】小儿疳积。生栀子有清热,泻三焦火,凉血,清胃脘功效,故治小儿食积化热型疳积。

处方 6 桃仁 10 克,杏仁 10 克,生山栀 10 克,冰片 1 克,樟脑 1 克。

【用法】诸药晒干后研末,贮藏备用。用时取药 5~10 克,用鸡蛋清调成糊状,外敷内关穴,然后用纱布包扎,松紧要适宜,24 小时后解除,隔 3 日可继用。

【说明】凡面色黄萎瘦弱,烦躁易怒,胃纳欠佳,偏食香甜,大便稀溏,舌苔白腻的小儿疳积症者均适用。

处方 7 栀子、丁香、胡椒、皮硝、杏仁各 30 克,葱头适量,面粉少许,荷叶 7 枚,鸡蛋清 1 只,白酒适量。

【用法】将上药前 5 味共研为细末,过 6 号筛,加后 5 味药共研成糊。取本品涂于纱布上(面积同足跟底,厚约 0.5 厘米),敷贴于双足跟底面,包扎,保留 24 小时,每次间隔 7 日,2 次为 1 个疗程。共治疗 218 例,用 2 个疗程以上,治愈 189 例,显效 21 例,有效 8 例。

健康生活提示

保持环境安静,空气新鲜,注意勿过寒过暖。应保持患儿皮肤清洁,食具要经常消毒。要与传染病患者隔离。忌食生冷硬食物。定期测量患儿的体重、身高，一般每月1次，重症者应每周测1次体重，以便掌握病情变化，了解治疗效果。注意精神护理，性急烦躁、哭闹不安者，应耐心劝慰，勿训斥打骂；精神委靡、反应较差的患儿，不要过多地加以刺激、打扰。及时防治各种急、慢性感染，彻底治疗慢性消化道疾病及各种消耗性疾病或寄生虫病。对长期卧床的患儿注意避免发生褥疮。口疮患儿要做好口腔护理，可用棉签蘸银花甘草煎液清洗口腔。腹泻患儿要注意脱肛及会阴部湿疹的防治。

应给疳积患儿多食用动物肝脏、瘦肉、骨头汤、蛋类、鸡、鱼、虾、乳类、粗制米和面、大豆及豆制品、新鲜蔬菜和水果等食品。

腮腺炎

病症介绍

腮腺炎是由腮腺炎病毒引起的急性呼吸道传染病。主要发生于4~15岁儿童和少年。临床以腮腺的非化脓性肿胀及疼痛为特征，也可侵犯其他器官，引起脑膜炎、睾丸炎、卵巢炎和胰腺炎等。轻型感染仅表现为上呼吸道感染症状，称为亚临床感染。

潜伏期2~3周。多数无前驱症状而以耳下部肿大为最早病象。约1/4病人仅一侧肿大。腮腺肿大以耳垂为中心向周围蔓延，至下颌后沟消失，局部有疼痛及感觉过敏，张口及吃硬酸食物时疼痛加重。表面灼热，有弹力感及触痛。4~5日后肿胀渐见消退，全程为1~2周，少数仅有颌下腺、舌下腺肿而无腮腺肿。脑膜脑炎、睾丸炎、附睾炎、胰腺炎是本病的主要并发症。

秘方选用

处方1 枯矾50克，黄柏50克，雄黄50克。

第七章 儿科疾病

【用法】上药共研细。取适量用水调成糊状，匀摊在纱布上，敷贴患处，胶布固定。每2日更换1次。一般1~2日热退，3~4日治愈。

【说明】雄黄为含硫化砷的矿石，有毒。本方剂量较大，操作时慎防入口，外用亦不可过度，中病即止。

处方2 鲜黄花败酱草，鲜梨头草各50克。

【用法】上药混合加青盐少许，捣烂如泥，敷贴患处。每日用药1次。

【说明】如合并睾丸炎，用醋浆草（酢浆草科）50克，水煎熏洗睾丸，每日2~3次。

处方3 黄连10克，大青叶10克，雄黄10克，大黄10克。

【用法】上药共研细，用凡士林调匀，取适量涂于患处。每12小时更换1次。一般连涂3次即愈。

【说明】雄黄为含硫化砷的矿石，有毒。慎防入口，外用亦不可过度，中病即止。

处方4 断肠草叶50~100克。

【用法】上药置锅里加250~500毫升冷水。旺火煮沸20~30分钟，取下冷却用小毛巾淋洗颈部、颌下、腋下等淋巴结肿大部分，反复多次，每次15~20分钟，每日1~2次。

【说明】禁止内服和入目。本方门诊临床验治300余人次。均获得满意效果。3~5次淋洗后盗汗减少，局部淋巴结明显缩小，饮食大量增加，淋洗7~10次见效。

处方5 生大黄适量。

【用法】研细末，取3~4克，加食醋调成糊状，外敷患处，每日1~2次。或取大黄粉15克，浸入食醋30毫升半天，以棉签蘸药液外涂患处，每日6~7次。

【说明】清热解毒，消肿止痛。治流行性腮腺炎。

处方6 芙蓉叶、赤小豆各30克，白及15克。

【用法】敷贴。将上3药共为细末混匀，取药粉适量加鸡蛋清调敷患处，每天2~3次。方中芙蓉叶解毒消肿止痛，赤小豆清热解毒、消肿排脓，白及消肿生肌。全方有清热解毒、消肿止痛、生肌的作用。

处方7 雄黄，明矾各15克，冰片3克。

【用法】上药共研为末，加75%酒精或醋适量调匀，用消毒棉签蘸药液搽患处，每天3~4次。

【说明】本方用于腮腺炎重症。

处方8 胡椒粉1克，小麦粉8克。

【用法】敷贴。将上2药以温水调成糊状，涂纱布上贴敷患处，每日更换1次。方中的胡椒粉清热解毒，可治腮腺炎。

健康生活提示

（1）早期发现，及时隔离治疗，隔离时间从腮腺出现肿痛前3日至腮腺完全消肿。

（2）在春季传染病流行的季节，不宜带孩子到人多的地方去，更不要到腮腺炎患者家串门。

（3）对接触过腮腺炎患儿的孩子要密切观察，口服板蓝根冲剂有一定的预防作用。

（4）春季腮腺炎容易在幼儿园和小学流行，对儿童较密集的场所可用食醋熏蒸或每日打开窗户让空气对流半小时以上。

百日咳

病症介绍

百日咳是指由百日咳杆菌引起的急性呼吸道传染病，俗称鸡咳、鹭鹚咳。病程长达2~3个月，以冬春季节为多，可延至春末夏初，甚至高峰在6、7、8三个月份。病人及无症状带菌者是传染源，从潜伏期

第七章 儿科疾病

到第 6 周都有传染性，通过飞沫传播，人群对本病普遍易感，约 2/3 的病例是 7 岁以下小儿，尤以 5 岁以下者多。因婴幼儿从母体得到的特异性抗体极少，最为易感。

秘方选用

处方 1 黑丑、白丑各 50 克，白矾 15 克，面粉、米醋各适量。

【用法】将黑白丑和白矾分别研碎为细末，加入面粉调拌均匀，再掺入米醋适量调和如糊状。用时取药糊适量分别敷布于肚脐和两足心处，外以纱布盖上，胶布固定，每日换药 1 次，连敷 2～3 日则疹出透彻。

【说明】适用于小儿麻疹，疹发不透，患儿发热气促。

处方 2 生大蒜 1 个。

【用法】将生大蒜去皮，捣为蒜泥，放于玻璃瓶内，加入温开水适量，把瓶口放到患儿鼻前吸入其气，每次 5～10 分钟，每日 3～5 次。

【说明】本法可用于百日咳预防。

处方 3 蛇胆川贝散 1～2 支。

【用法】将蛇胆川贝散用米醋适量调匀如泥糊状，敷于双手心及肚脐孔处，敷料包扎，胶布固定，每日 1 次，连用 5～7 日。

【说明】清热解毒，宣肺止咳。治百日咳。蛇胆川贝散为中成药，药店有售。

处方 4 五倍子 20 克。

【用法】研细。取适量用凡士林调成糊状，敷脐，胶布固定。每日更换 1 次，至愈为止。

主治：小儿百日咳。

处方 5 冰硼散 1～2 克，百部、黄连、连翘各 6 克，鸡蛋 1～2 个，米醋适量。

【用法】将诸药研末混匀备用，2 岁以下用 1.5 克，3 岁以上用 3 克，用鸡蛋清、米醋调成糊状，每晚睡前敷于双手心，外盖油纸纱布固定，次晨取下。每晚 1 次，10 日为 1 个疗程。

【说明】清热解毒，宣肺止咳。治百日咳。冰硼散为中成药，药店有售。

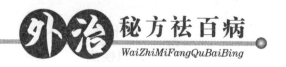

健康生活提示

（1）患者从发病开始需隔离40天以上。

（2）要充分休息，可在户外进行适当活动，但空气要新鲜，避免烟尘异味等不良刺激。

（3）应供给患者易消化饮食，忌鱼腥海鲜等食品。

（4）患儿病后可获对百日咳的持久免疫力。

（5）平时注意保护易感儿，注射预防针及服用预防药。

麻 疹

病症介绍

小儿麻疹多发于冬、春两季，为麻疹病毒所致。中西医都称此病为麻疹。中医认为麻疹是由温毒侵犯肺脾二经所致，并按发展趋势将麻疹分为顺证和逆证。所谓顺证是指疹毒易透出，按期出齐，没有出现并发症，预后好；所谓逆证是指疹毒不能透出，而内犯脏腑和血脉，常产生肺炎、脑炎、喉炎、心力衰竭、腹泻等并发症，多预后不良。麻疹顺证按疹出的前后，一般分为疹前期、疹发期、收疹期。临床常用的外治法有敷贴法、擦洗法、熏洗法、灌肠法和灸法等。

秘方选用

处方1 鲜葱白、紫苏叶、鲜芫荽各15克，面粉10克。

【用法】上述药物洗净捣烂，加面粉调和，贴敷肚脐和涌泉穴，纱布固定，每日换药1次。

【说明】麻疹高热不退，烦躁不安，隐疹不退者。方中的葱白发汗解表；浮萍发汗解表；芫荽发表透疹。全方可起到发表解表透疹的作用。

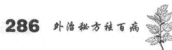

处方2 阿魏18克，甜葶苈子2克。

【用法】捣碎、混匀，每次取10克外敷膻中穴，用胶布固定。不见效者可隔2日再敷1次。

【说明】小儿百日咳。

处方3 前胡8克，葛根、牛蒡子、连翘各6克，荆芥、桔梗各5克，薄荷、蝉蜕各2克。

【用法】上述药物水煎3次，取液混合，浓缩成30毫升，过滤后待温时保留灌肠15分钟，每日1次。

【说明】麻疹透出不畅。方中的前胡宣散风热，葛根透疹，牛蒡子疏散风热透疹，连翘清热，荆芥发表透疹，桔梗宣肺，薄荷疏散风热、透疹，蝉蜕疏散风热、透疹。全方可起到疏散风热、宣肺透疹解毒的作用，故可用于麻疹的疹出不畅。

处方4 椿树皮、侧柏叶各50克，老芫荽杆20克。

【用法】将上药煎汤倒入大盆内兑适量水，用毛巾轻洗。

【说明】治疗麻疹初期，透疹效果显著。在洗浴时，室内不宜通风。

处方5 大枣100~500克。

【用法】将枣放入火盆内，以文火烧熏，使患儿闻到烧枣气味，时间愈长愈好。

【说明】对麻疹初期透发不畅，烦躁等症有较好疗效。

处方6 芫荽子，芹菜籽，升麻根，野葡萄根各30克。

【用法】将上药加水2000毫升，煎煮15分钟，去渣，趁热用毛巾湿润擦洗全身，每日1次，连用2天。

【说明】本方用于初热期和见形期，可帮助透疹及减少并发症的发生。

健康生活提示

（1）8个月以上小儿，凡未患过麻疹者，接种麻疹病毒活疫苗，可有效地预防麻疹，控制流行。其免疫期4~6年。

(2) 居室应经常开窗通风，并保持适宜的温度和湿度。

(3) 麻疹流行期间尽量不带孩子去人群聚集的公共场所，不与患麻疹的病儿密切接触。

(4) 饮食应清淡、易消化，多饮温开水，多吃新鲜蔬菜和水果，少食油腻、辛辣、煎炸、过酸和生冷的食品。

(5) 天气变化时注意保暖，防止因受凉而致抵抗力下降。

(6) 橄榄核适量，晒干，捣碎，研成细粉，掺入面粉中，做成馒头、糕点或面条，当主食吃，麻疹流行期间能预防麻疹。

(7) 鸽蛋煮熟食用，每次1个，每日2次。麻疹流行期间食用能预防麻疹。

水 痘

病症介绍

水痘是由水痘病毒引起的出疹性急性呼吸道传染病，多见于2~6岁的幼儿，偶尔出现于成人及婴儿。主要通过空气飞沫经呼吸道传播，也可因接触患儿疱疹内的疱浆通过衣服、用具、玩具传染，传染性较强。一年四季均可发病，多见于冬春季节，容易造成流行。预后一般良好，愈后皮肤不留瘢痕。患病后可获终身免疫。

中医认为水痘是由外感时行邪毒引起的急性发疹性时行疾病。以发热，皮肤分批出现丘疹、疱疹、结痂为特征。因其疱疹内含水液，形态椭圆，状如豆粒，故称水痘。水痘的辨证要点在于辨别轻证和重证。轻证痘形小而稀疏，色红润，疱内浆液清亮，或伴有轻度发热、咳嗽、流涕等症状，病在卫气。重证水痘邪毒较重，痘形大而稠密，色赤紫，疱浆较混，伴有高热、烦躁等症状，病在气营，易见邪毒闭肺、邪陷心肝变证。

第七章 儿科疾病

秘方选用

处方1 骂章柏（白石榴）叶茎适量。

【用法】上药煮沸温洗，每日1~2次。

【说明】此为傣族民间习用之良方。

处方2 柴胡10克，黄芩12克，赤芍药16克，黄柏15克，甘草6克。

【用法】开水煎，浓缩后加乳汁少许，热泡洗，每日1次。此方适应性很广，适用于水痘、麻疹出不透的病例，可内服和外洗，疗效较高。

处方3 滑石10克，石膏10克，甘草10克。

【用法】将上药研细粉用适量生香油调后敷于痘疮处即可。每日1次。

【说明】痘后疮指小儿水痘感染之溃疡，上述药物系生品为佳。

处方4 生萝卜1个，铅粉3克，燕子窝泥15克，鸡蛋清1个。

【用法】将以上诸药混合捣至融烂如泥状，再把鸡蛋清加入药泥拌匀，调成糊状，备用。用时取药糊适量直接涂敷在患儿脐窝上，盖以纱布，胶布固定。每日换药1次。连敷3~4日为1个疗程。涂药至高热退清之后，当撕去药物，否则会有副作用。

健康生活提示

（1）水痘流行期间尽量不让孩子与患儿接触。

（2）注意防寒保暖。

（3）多饮开水，饮食宜清淡、易消化，少吃辛辣、海味、生冷食品。

（4）经常开窗通风，保持室内空气清新洁净。

（5）注意皮肤的清洁卫生。

(6) 已患水痘，应避免患儿搔抓，不要给患儿洗澡，防止继发性感染。

鹅口疮

病症介绍

鹅口疮又名"雪口病"，为白色念珠菌感染所致的口炎。多见于新生儿、营养不良、腹泻、长期使用广谱抗生素或激素的患儿。中医称之为"口疮"、"口疳"、"口疡"、"赤口疮"、"热病口疮"等，认为口疮的病因复杂，外多与风、火、燥邪上冲，或口腔不洁，口内破损邪毒直入有关；内多与心、脾、肾等脏腑功能失调关系密切。一般将口疮辨证分为心脾积热、阴虚火旺、气血两虚、阳虚夹湿型。均应随证加减，辨证论治。

秘方选用

处方1 茵陈、黄柏、黄连、生地黄、白术、甘草等量。

【用法】上药一起研细末，用蜂蜜及75%乙醇调成糊状，敷贴脐部；以纱布块覆盖，周围用胶布固定，敷剂时间3～4小时揭去，每日敷贴1次，4次为1个疗程。口腔患处先用4%苏打水清洗，再涂以"溃疡散"（泼尼松2.5毫克×3片，维生素B₅毫克×3，锡类散0.9克，共研成细末。）每日6次，4天为1个疗程。

处方2 吴茱萸8克，胆南星、细辛各2克，黄连3克。

【用法】上药研为细末，混合均匀，加陈醋适量调成糊状，涂敷于双足，用纱布包扎，12小时后除去。方中吴茱萸散寒止痛；胆南星清热；细辛祛风散寒止痛；黄连清热解毒。方中既有清热药又有散寒止痛药，故可治疗各类的口疮。

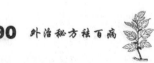

处方 3 吴茱萸 5 克，食醋适量。

【用法】先将吴茱萸磨成细粉，加入食醋调成糊状。临睡前敷于涌泉穴（双），外用胶布固定，次日早晨揭去，每日 1 换，7 天为 1 疗程。注意如外敷后局部起疱，则必须停用，以防感染。

处方 4 黄连、黄柏、栀子各 3 克，冰片、硼砂各 1 克。

【用法】上药研为细末，取药粉适量填满肚脐，胶布固定，2 天换药 1 次。方中黄连、黄柏泄火解毒、栀子清热，硼砂、冰片清热解毒。五药合用清热解毒，可治口疮。

处方 5 六神丸 2 粒，硼砂 3 克，玄明粉 1.5 克，正梅片 0.3 克，朱砂 0.9 克，人中白 3 克。

【用法】上药共研细。取适量涂敷患处。每日 3~4 次，直至愈合。

【说明】正梅片即梅片，为龙脑冰片，其质上等，非一般机制冰片。

健康生活提示

（1）注意饮食卫生，食物新鲜、清洁，餐具应煮沸消毒，吮乳前清洗乳头周围。

（2）乳母不宜过食辛辣、刺激之品。

（3）注意口腔清洁，防止损伤口腔黏膜。

（4）如果患儿出现明显呼吸困难，考虑有气道梗阻，应急送医院处理。

佝偻病

病症介绍

佝偻病是指由于缺乏维生素 D 导致的全身性慢性营养缺乏症。又名软骨病。中医属"五迟五软"、"龟胸龟背"、"汗症"、"解颅"、"疳症"等范畴。本病多发于3岁以内婴幼儿,6个月至1岁婴儿更为多见。骨骼变形、多汗、易惊、烦躁易怒、夜寐不安、肌肉松弛、食欲减退是本病的主要临床表现。早期仅见囟门闭合迟缓或加大、牙齿发育缓慢,继则颅骨软化、胸骨变形,逐渐发展可见严重鸡胸、肋骨串珠、膝内翻或外翻、脊椎变形。且易发生呼吸道、消化道等感染性疾病,如肺炎、肠炎等并发症。

秘方选用

处方1 黄柏3克,瘪桃干6克,糯稻根6克。

【用法】研细末,水调成糊状,敷双乳头。

【说明】清热敛汗。治小儿佝偻病盗汗。

处方2 熟地、山萸肉、鹿角霜、白术、云苓各3克,苍术、五味子各1.5克,龙骨、牡蛎、山楂、麦芽、鸡内金、神曲各3克。

【用法】五色丝线7根,绛色生绢25平方厘米2块。上药研末,分2份,分别放于2块生绢中,缝成2个三角形药囊。用五色丝线围绕患儿颈部做一项链状圆环,将1药囊悬吊于丝线环上置胸前正中线上;另1药囊用五色丝线做成镯状,围在腕横纹处,少则10余日,多则月余。

【说明】此法常用于五迟、五软、解颅等小儿患者。

健康生活提示

(1)增加户外活动,增加阳光照射的机会。

(2)婴儿应尽量吃母乳,及时增加辅食,注意钙质补充。

(3)勿使患儿过早或过多地坐立和行走,以免发生骨骼畸形。

第七章 儿科疾病

流涎

病症介绍

流涎俗称流口水,指儿童口涎不自觉地从口内流溢而出,以3岁以下的幼儿最为多见。长期流出口水,致使口周潮红糜烂,尤以两侧口角最为显著。常因口、咽黏膜炎症和面神经麻痹、延髓麻痹、脑炎后遗症或小儿呆小病等神经系统疾病引起。

秘方选用

处方1 吴茱萸30克,胆南星20克,胡椒10克,醋适量。

【用法】将上药研细末,混匀,瓶贮备用。每次15克,用醋调成糊膏状,洗脚后敷贴于涌泉穴,用纱布扎紧。12小时换药1次。

【说明】小儿流涎。

处方2 肉桂10克。

【用法】将肉桂10克(1次量)研为极细末,用米醋调成糊饼状,每晚睡前将药饼摊于两块布上,分别贴于双侧涌泉穴,胶布固定,次晨揭下。

【说明】用肉桂外敷涌泉穴治疗小儿口角流涎属脾阳虚患者6例,均获得显著效果。一般连续敷药3～5次即告痊愈。

处方3 胆南星10克,吴茱萸20克,蜂蜜适量。

【用法】将上药共研细末,每次取药末1克,用蜂蜜调为膏,敷于脐部,用消毒纱布覆盖,胶布固定。每日换药1次,5天为1个疗程。

【说明】小儿流涎,表现为大便溏薄,小便清长等。

处方4 制天南星30克,生蒲黄12克。

【用法】上药共研细。取适量

外治秘方祛百病 293

用醋调成糊状，做成2个饼，分敷双侧涌泉穴（足掌心，第2跖骨间隙的中点凹陷处），绷带缠绕固定，外套袜子。每12小时更换1次。一般2~3次愈。

处方5 焦栀子、糯米粉各适量。

【用法】将焦栀子研细末，取适量栀子末及糯米粉，开水调成糊状，敷脐部，纱布固定。每日1次。

【说明】清热解毒。治小儿流涎。

健康生活提示

（1）注意口腔清洁，保持口周、下颌、颈部等部位的干燥。
（2）因出牙而引起流涎者，不属病态。

夜啼症

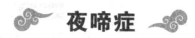

不少孩子白天好好的，能安静入睡，可是一到晚上就烦躁不安，或哭闹不止，或时哭时止，或每夜定时啼哭，甚则通宵达旦，人们将这些孩子称为"夜啼郎"。这是婴儿时期常见的睡眠障碍。多见于新生儿及6个月内的小婴儿。新生儿及婴儿常以啼哭表达要求或痛苦，饥饿、惊恐、尿布潮湿、衣被过冷或过热等均可引起啼哭。此时若喂以乳食、安抚亲昵、更换潮湿尿布、调整衣被厚薄后，啼哭可很快停止，不属病态。

婴儿夜间不明原因的反复啼哭，中医认为主要由脾寒、心热、惊恐所致，寒则痛而啼，热则烦而啼，惊则神不安而啼。

第七章 儿科疾病

秘方选用

处方1 陈茶叶3克。

【用法】陈茶叶研极细末,白酒调和,敷患儿脐部,上盖纱布垫,再用绷带包扎固定。

【说明】凡多种原因引起的夜啼皆可应用。

处方2 朱砂0.5克,五倍子1.5克。

【用法】将上药共研为极细末,与适量捣烂或嚼碎的陈细茶拌匀,加水少许,捏成小饼状,外敷于肚脐(神阙穴),胶布固定,每晚更换1次。

【说明】用上药外敷神阙治疗小儿夜啼患者,一般外敷2～6次症状消失。

处方3 酸枣仁、郁李仁各5克。

【用法】将2味药捣烂敷脐,外用伤湿止痛膏固定,每日1换,连续3～5天。

【说明】可养肝安神,适用于小儿夜啼。

处方4 朱砂20克,炒酸枣仁10克。

【用法】分别研为细末,和匀,以30%二甲基亚砜适量调成软膏。每晚取如黄豆大一团,置于胶布中心,贴于患儿涌泉穴及膻中穴,每晚换药1次。方中朱砂镇心安神,酸枣仁养心安神。2药合用共起安神止夜啼的作用。

处方5 刘寄奴20克,地龙3克,甘草2克,灯心草2克。

【用法】将上述药物用200毫升清水浓煎成30～40毫升,每晚睡前2小时保留灌肠。一般灌3～4次即愈。有些小儿的夜啼是因为食积心中烦热所致,故方中的刘寄奴消食化积,地龙清热,灯心草清心除烦,甘草调和诸药。全方可清心除烦、消食化积、止夜啼。

处方6 黑丑50克,米汤适量。

【用法】将黑丑研为细末,以米汤和药末拌之成糊状,贮存备用。用时取药糊适量涂满于患儿脐部,外以纱布覆盖,胶布固定之。

外治秘方祛百病 295

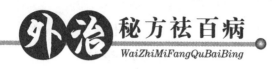

每晚于睡前1小时涂药,连续涂药至痊愈为度。

【说明】适用于小儿食积型夜啼。症见小儿入夜啼哭不休,或定时夜间啼哭,腹胀,吮乳,大便带不消化之物,舌质淡红,苔白腻。

处方7 胡椒6粒,艾叶6片,葱白2个。

【用法】胡椒为末,余2药捣烂入热米饭内,趁有一定温度放小儿脐孔上,布带扎紧固定。每日换1次,3日可治愈。

【说明】适用于小儿夜啼,无发烧者。

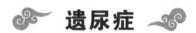

(1)仔细观察,找出小儿啼哭的原因,以便有针对性采取措施。

(2)平时勿惊吓小儿,以免使小儿因精神紧张而夜啼。

(3)环境应保持清洁、安静,寒热应适宜,避免受风寒。

(4)饮食应卫生,以易消化食物为主,避免过饥过饱。

遗尿症

病症介绍

遗尿是指5岁以上的小儿不能自主控制排尿,经常睡中小便自遗,醒后方觉的一种病症。小儿遗尿大都在上半夜一定的钟点,有时一夜遗尿数次,亦可持续数月,有时消失后再出现,还有持续数年到性成熟前自然消失的。临床可分为原发性遗尿和继发性遗尿2种,前者是指持续的或持久的遗尿,其间控制排尿的时期从未超过1年;后者是指小儿控制排尿至少1年,但继后又出现遗尿。本病大多病程长,或反复发作,重症病例白天睡眠中也会发生遗尿。

第七章 儿科疾病

秘方选用

处方1 覆盆子、金樱子、菟丝子、五味子、仙茅、山茱萸、补骨脂、桑螵蛸各6克，丁香、肉桂各30克。

【用法】上药共研细末装瓶，防止挥发漏气失效。用时取药粉约1克，倒满患者肚脐眼，滴1~2滴乙醇或高粱酒后，再贴上暖脐膏药（中药房出售）。暖脐膏药烘干时不可太热，防止烫伤皮肤；或用薄层棉花或纱布1层覆盖，外加塑料薄膜贴上胶布亦可，每3日换药1次。

【说明】本方适用于肾阴不足，肾关不固所致的遗尿。症见睡中遗尿，醒后方觉，经常如是，每夜可达数次，腰酸，智力低下，肢冷畏寒，脉象沉细无力。

处方2 螵蛸、远志、龙骨、当归、茯苓、党参各30克，龟甲20克。

【用法】上药共研细末，装瓶备用。用时取药末适量，用米醋调为稀糊状，敷于双足心涌泉穴，上盖纱布，胶布固定。每晚换药1次，连用5~7日。

【说明】调补心肾，固涩止遗。主治小儿遗尿。

处方3 五倍子、何首乌、龙骨各等分。

【用法】将上药共为细末备用。用时将药粉醋调糊敷脐，外用胶布固定，每晚临睡前贴上，次晨取下。方中五倍子固精，何首乌补肾，龙骨补肾固精。3药合用有补肾固精止遗的作用。

处方4 黑胡椒粉20克。

【用法】取适量填入脐部，外盖伤湿止痛膏。每日更换1次。一般1周后即愈。

【说明】适用于小儿遗尿。如偶有皮肤微热感、便干者，药停即消。

处方5 桂枝、食醋。

【用法】将桂枝研为极细末，装入瓶内备用。用时取桂枝粉适量，用食醋调成饼状，睡前用温水熨脐10分钟后，贴于脐部，纱布固定，次晨取下，每晚1次。

【说明】 用上药外用治疗小儿遗尿症。疗程短者3～4次，最长者连续敷药半个月即可收效。

处方6 连须葱白（去青叶部分）8根，硫黄30克。

【用法】 上药共捣汁，睡前敷脐上，连敷3～5夜即可。

【说明】 温阳固涩。治小儿遗尿。

健康生活提示

（1）儿童患遗尿常感到羞耻，精神负担重，常少言寡语。怕别人谈及此事，故大人要耐心说服，使其解除精神负担，增强战胜疾病的信心；不要采取斥责、体罚方法，应积极给予治疗。

（2）患儿宜侧卧位睡眠，垫褥不宜太厚。被子不要裹脚。

（3）平时生活要有规律，白天不要玩耍过累。

（4）平日饮食不宜太咸，晚饭尽量少食稀汤。睡前不要饮水，排空小便后再睡。

（5）入睡后按时唤醒，定时排尿。

（6）小儿遗尿的饮食调养宜用有补气、补肾、收敛作用的食品；忌用寒凉、过咸、过甜的食物。

第八章 男科疾病

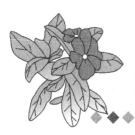

前列腺炎

病症介绍

前列腺炎是一种男性生殖系统较常见的炎症，致病菌多为葡萄球菌、大肠杆菌，常由尿道感染直接蔓延引起，亦可经血液、淋巴侵入前列腺，可分急性与慢性。前者并发于急性尿道炎，病程较短，易被忽视，因此临床表现多为慢性，尿道口时有乳白色黏液分泌，可伴有会阴部不适及排尿刺痛等症状。急性前列腺炎表现为发热、全身不适、尿频、尿急、尿痛，有时排尿困难，终末血尿。慢性前列腺炎表现为部分病人无症状，部分病人尿道有白色黏液，轻度尿频，会阴坠感，腰背酸痛并向腹股沟、睾丸及大腿部放射，伴有性欲下降、遗精。

秘方选用

处方1 生大黄9克。

【用法】放入沙锅内加水400毫升煎至200毫升左右，倒入盆中熏洗会阴部，待药液不烫手时再用毛巾浸液擦洗会阴处。同时用手指在局部作顺时针按摩，早晚各1次，每次30分钟，每剂熏洗2次。

【说明】清热利湿，祛瘀解毒。治慢性前列腺炎。

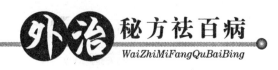

处方 2 吴茱萸 60 克。

【用法】研细。取适量用酒、醋各半调成糊状,外敷中极穴(脐下 4 寸)、会阴穴(会阴部正中),纱布覆盖,胶布固定。每日 1 换。连用 20 日可愈。

处方 3 牛膝、吴茱萸、川楝子、小茴香、肉桂各等量。

【用法】共研细末,每次 3~6 克,用白酒调成糊状,敷于曲骨穴,外用止痛膏贴盖,3~7 日换药 1 次。

【说明】温经散寒,行气散结。治慢性前列腺炎。曲骨穴位于下腹部,前正中线上,耻骨联合上缘的中点处。

处方 4 麝香 0.15 克,白胡椒 7 粒。

【用法】上药分别研细。先将麝香置于脐中,再加入胡椒粉,胶布固定。每 7 日换 1 次,数次即愈。

处方 5 生地 50 克,虎杖、仙人球各 30 克,大黄 10 克,白酒 30 克。

【用法】先将虎杖、大黄共捣粉状,加入白酒调匀,后加入生地和仙人球(仙人球应先去刺)共捣烂,敷于小腹部中极穴,用布包扎,1 日 2 次。生地和虎杖若是鲜者,则不必加白酒。

处方 6 黄柏 20 克,车前子 30 克,苦参 20 克,龙胆草 30 克,柴胡 20 克,吴茱萸 50 克,肉桂 30 克,小茴香 50 克,生姜 30 克,地肤子 50 克,麸皮 50 克,三棱 30 克,乌药 20 克,当归 20 克,莪术 30 克,食醋适量。

【用法】将生姜捣烂,诸药加工成粗末,放锅内混合炒热,加适量食醋,干湿度以手握成团,松手即散为宜,趁热以布包敷于会阴穴,秋冬季可加棉垫护外以保温。每次热敷 30 分钟,早晚各 1 次。每剂中药可反复加醋炒 4 次,继用 2 天。7 天为 1 疗程,连用 4 个疗程,每疗程可间隔 2 天。

【说明】治疗期间忌食辛辣刺激性食物,性生活要节制、和谐、规律。视患者年龄及身体强弱,一般 10 天 1 次为宜。合房时勿忍精不射或射精后用冷水洗浴下身,穿宽松洁净柔软内裤,注意保持外阴清洁及大便通畅。骑马式站立练功早晚各 1 次，每次 15 分钟。练功方法：双目微闭，正视前方，双足分开与肩同宽，双臂平举前伸，半握双拳，腰部尽量下蹲，小腿与膝关节屈曲成 90° 为最佳练功姿势。这是治疗本病，改善症状的良好辅助措施。

处方7 麝香 1 克（后入），香附 9 克，乌药、延胡索、小茴香各 6 克。

【用法】上药共研细末，装瓶备用，勿泄气。取药末适量，用清水调为糊状，外敷于肚脐处，敷料覆盖，胶布固定。隔日换药 1 次，4 次为 1 个疗程。

【说明】活血通络，疏肝理气。主治慢性前列腺炎。

健康生活提示

（1）急性期可配合温水坐浴，对有发热、寒战等全身症状者，可配合抗菌消炎药物治疗。慢性期可定期按摩前列腺，以利于脓细胞的排出。

（2）忌食辛燥及油腻食物，忌烟酒。

（3）保持心情舒畅，解除思想顾虑。

睾丸炎

病症介绍

睾丸炎是指睾丸肿胀疼痛为主症的疾病，多数由腮腺炎、伤寒所引起，或由尿道炎、前列腺炎、淋病等所致的附睾炎蔓延引起，亦有因外伤而致者。急性病例常有发热，慢性者仅睾丸胀痛，触之尤甚，日久可致不育。本病亦常继发睾丸鞘膜积液。

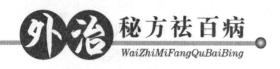

秘方选用

处方1 石燕子15克，冰片3克。

【用法】上药共研细，用香油调成糊状，涂敷患处。每日2次，直至治愈。

处方2 泽兰15克，大黄15克，黄柏12克，黄药脂12克，荔枝核12克，延胡索12克，皂角刺12克，穿山甲12克。

【用法】上药加水煎煮，滤汁，倒入盆中，先熏后洗15分钟。每日2次。1剂可用2日。一般20日愈。

【说明】本方宜于慢性睾丸炎。

处方3 生大黄、大枣（去核）、鲜生姜（去皮）各60克。

【用法】将上药共捣烂如泥，敷贴于肚脐及肾囊，用纱布包扎固定，每日换1次。

【说明】本方适用于睾丸炎。

处方4 马鞭草、山楂、荔枝核、橘核、蒲公英、海藻各20克，泽泻、杜仲炭各15克，芒硝50克，桃仁、牛膝各10克，木香、延胡索各5克。

【用法】上药共研细末，过筛，装瓶备用。取本散适量，用蜂蜜调为稀糊状，敷于肚脐、阴囊患处，必要时加敷双足心涌泉穴，上盖纱布，包扎固定。每日换药1次，5次为1个疗程。

【说明】清热解毒，消肿散结。主治急、慢性睾丸炎。

处方5 大黄、蒲黄、青黛各等份。

【用法】上药共研细末，用米醋调为稀糊状备用。取药糊外敷于患侧阴囊，敷料覆盖，胶布固定。每日换药2次，连用2~3日。

【说明】清热解毒，消肿止痛。主治急性附睾炎。可用鲜马鞭草叶捣烂如泥状，依上法用之，效果亦佳。

第八章 男科疾病

健康生活提示

平时多吃新鲜蔬菜和水果，增加维生素C等成分摄入，以提高身体抗炎能力。少吃猪蹄、鱼汤、羊肉等所谓的发物，以免因此引起发炎部位分泌物增加，睾丸炎进一步浸润扩散和加重症状。注意不要吃辛辣刺激食物，不要吸烟喝酒。不要久站久坐，不要过度房事。

早泄

病症介绍

早泄是指性交时，男方尚未与女方接触或刚准备接触时即发生射精，以致不能继续性交的一种病症。民间称为"见花谢"。其病因包括精神过度紧张；身体处于疲劳状态；长期手淫或纵欲过度；患有神经系统疾病，如神经衰弱；以及一些炎症，如后尿道炎、前列腺炎、精囊炎或精阜炎，引起精阜充血，易受激惹而致早泄。

其临床表现为性交时男子射精过早或不能延长一定时间再射精。但对"过早"尚有争议，从少于30秒到12秒不等（指阴茎插入阴道至射精的时间）；还有人以阴茎在阴道内抽送10次之前射精作为标准。有的学者主张由夫妻双方自己来决定。临床常用的外治法有浸洗法、脐疗法。

秘方选用

处方1 五倍子2克。

【用法】研粉，用健康异性唾液调成糊状，放置脐中，外贴胶布。每24小时更换1次，一般连贴3日即愈。

【说明】五倍子为收涩之品，不可多贴，多则易使射精不畅，甚至不能射精。

处方2 罂粟壳、诃子、煅龙骨各等份。

【用法】上药共研细末，装瓶备用。取药粉适量，用清水调为稀糊状，于性生活前30分钟涂于龟头，而后洗净即可。

【说明】对控制早泄有一定作用。

处方3 细辛20克，丁香20克。

【用法】上药浸入乙醇（95%）100毫升中，半个月后滤汁。取汁少许，在性交前涂搽龟头3分钟。

【说明】温经通阳。治早泄。

处方4 蛇床子、地骨皮各等量。

【用法】煎汤，熏洗阴茎，并用手搽洗，每日熏洗数次，洗时令阴茎勃起为佳。

【说明】温肾壮阳。治肾阳不足之早泄。

处方5 露蜂房、白芷各10克。

【用法】上药研细末，临睡前醋调敷脐，外用敷料包扎固定，每日或隔日1次。

【说明】温经通阳。治早泄。

健康生活提示

（1）建立美满、健康、和谐的家庭环境。注意夫妻之间的相互体贴、配合，一旦出现不射精不可相互责备、埋怨，而应找出原因，共同配合治疗。

（2）注意婚前性教育和性指导。掌握一些性生活知识，了解和掌握正常的性交方法和性反应过程，不宜过度节制性生活。因性生活次数太少，不利于雄激素的释放。

（3）注意生活要有规律，加强体育锻炼，如打太极拳、散步、气功等均有益于自我心身健康和精神调节。

第八章 男科疾病

遗 精

病症介绍

遗精是指无性交而精液自行泄出的病证。临床对有梦而遗者，称为"梦遗"；无梦而遗，甚至清醒时精液自行滑出者，称为"滑精"。

中医学认为梦遗多由阴虚火旺、湿热下注，扰动精室所致，滑精多由肾虚不能固摄精液所致。

秘方选用

处方1 黄柏、知母、茯苓、枣仁各20克，五倍子30克。

【用法】将上药共研细末，装瓶备用。临睡前用乙醇等清洁脐部，取上药末10克，加蜂蜜调成糊状捏成圆形药饼，贴于脐窝，上覆清洁塑料薄膜1块，外盖纱布，胶布固定。1次/日，10日为1个疗程。

【说明】神阙穴敷贴治疗遗精18例，治疗1～4个疗程后，痊愈10例，好转、无效各4例，总有效率为77.8%。

处方2 生地黄、白芍、川芎、当归、麦冬、黄柏（酒炒）、知母（蜜炒）、黄连（姜汁炒）、栀子、炮姜、山萸肉、牡蛎（煅）各等份。

【用法】麻油熬，黄丹收；贴肾俞。

【说明】治阴虚火动梦遗者。症见头晕耳鸣，腰膝酸软，失眠多梦，精泄梦遗。本方主治君火亢盛，心阴暗耗，心火不能下交于肾，肾水不能上济于心，水亏火旺，扰动精室，致精液走泄之证。用生地黄、白芍、川芎、当归、麦冬养血滋阴，黄柏、知母泻相火，黄连、栀子清心泻火，炮姜反佐以防苦寒太过，山萸肉补益肝肾，牡蛎涩精止遗。诸药合用，俾水升火降，心肾交泰，则遗泄自止。

处方3 五倍子适量。

【用法】将上药磨成细粉,用生理盐水调成糊状,置于长3~4厘米的胶布上并贴于四满穴(脐下2寸旁开0.5寸处),3日换1次,3次为1个疗程。

【说明】用上药治疗遗精患者35例,显效9例,有效19例,无效7例。2~3疗程收效。

处方4 仙鹤草30克,黄芩、丹皮各9克。

【用法】上药水煎后用热水洗足,每晚睡前洗1次。

【说明】固涩止遗。治遗精、早泄。

处方5 龙骨、牡蛎、芡实、沙苑子各30克,补骨脂、五味子、龟甲各20克,菟丝子15克。

【用法】上药共研细末,装瓶备用。取本散适量,用米醋调为稀糊状,外敷双足心涌泉穴,敷料覆盖,胶布固定。每日换1次,7日为1个疗程。

【说明】遗精、早泄、腰酸耳鸣、倦怠乏力等。屡用有效,一般用药2个疗程即可见效。

处方6 党参、黄芪、当归各15克,甘草、苍术、五味子、远志、白芷、红花、紫梢花、肉桂、附子各10克。

【用法】麻油1000克熬,黄丹收,加鹿角胶32克,乳香、丁香各6克,麝香3克,芙蓉膏6克搅匀,贴脐。

【说明】本方适用于气血两虚所致遗精。

处方7 紫花地丁60克。

【用法】将紫花地丁捣烂如膏状,贴敷于肚脐上,盖以纱布,胶布固定。每日换药1次,病愈方可停药。

【说明】本方适用于湿热内蕴型遗精。症见遗精频作,或尿时少量精液外流,尿热赤浑浊,口苦或渴,心烦少寐,口舌生疮,或见脘腹痞闷,苔黄腻,脉濡数。紫花地丁有清热作用,外用敷脐可清下焦湿热,故可用之。紫花地丁以用鲜品为好,干品可加适量淡盐水,有同样疗效。

处方8 川椒50克,韭菜子、附子、肉桂蛇床子各20克,独头蒜200克,麻油500毫升。

第八章 男科疾病

【用法】先将前5味药研末，以独头蒜与上诸药末混合，捣融如膏，放入麻油500毫升，熬成黑膏，摊开6~8平方厘米牛皮纸上，分别贴于曲骨、神阙、关元穴处，可配合灸条在膏药上回旋灸。

【说明】本方适用于各种遗精。

处方9 甘草5克，甘遂5克。

【用法】上药共研细粉。于睡前取1克纳脐，胶布固定，次晨揭去，直至治愈。

健康生活提示

（1）治疗前应明确遗精的原因，然后对因治疗，多可治愈。

（2）不能认为只要是肾虚，就采用温补方法。如果因湿热引起，而采用温补，只会加重病情。

（3）患者应学习必要的性知识，不要观看淫秽书籍和黄色影视节目。

（4）保持健康的心理状态，积极参加健康的文体活动，提高自信心，消除紧张状态。

（5）晚餐不宜吃得过饱，禁饮浓茶、烈酒，入睡前不宜看书。

（6）内裤不能过紧，被褥不宜太厚，以减少对阴茎的刺激。有手淫习惯者，要逐渐戒除。

（7）如因阴茎包皮过长、尿道炎、前列腺炎等疾病所致，应及时医治。

阳　痿

病症介绍

阳痿是指男性阴茎勃起功能障碍，表现为男性在有性欲的情况下，阴茎不能勃起或勃起不坚，或者虽有勃起且有一定程度的硬度，但不能保持性交的足够时间，因而妨碍性交或不能完成性交。中医认为阳痿是青壮年男子，由于房劳太过、频繁手淫、惊恐、湿热等原因，致使宗筋失养而弛纵，引起阴茎痿弱不起，临房举而不坚，或坚而不能持久的一种病证。病位在肾，与脾、胃、肝关系密切，主要有命门火衰、心脾受损、恐惧伤肾、肝郁不舒、湿热下注等分型。

秘方选用

处方1 蛇床子0.9克，菟丝子草汁20毫升。

【用法】上2味，和如泥，涂上，日5遍，3日大验。

【说明】治阳气衰微，终日不起。蛇床子温肾壮阳，"主男子阳痿湿痒"（《神农本草经》）；菟丝子补阳益阴，固精缩尿，有平补阴阳之功，"治男女虚冷，填精益髓，去腰疼膝冷"（《药性论》）。二药合用，温阳散寒，壮阳起痿。对命门火衰，下元虚冷，阳痿不起，阴囊湿冷者尤宜。

处方2 五味子、炙黄芪各6克，硫黄3克，炮穿山甲2片。

【用法】上药共为细末。用大附子1个（重约45克）挖空，将上药末装入；再将附子放入250毫升白酒中，微火煮附子至酒干，取出附子捣烂成膏；最后取麝香0.3克，放入脐中，再用上药膏敷上面，包扎固定，3日取下。10日敷药1次，一般3~5次可愈。

【说明】本方适用于命门火衰型阳痿。若因湿热致痿者不宜。治疗期间忌房事。

处方3 蛇床子、细辛、藁本、吴茱萸、川椒、枯矾、紫梢花各15克。

【用法】上为细末，每用药末15克，水3碗，煎至2碗，临卧稍热淋浴。

【说明】治阳痿。蛇床子温肾壮阳，散寒除湿；细辛、藁本、吴茱萸、川椒温阳散寒，除湿；紫梢花载于《本经草图》，为淡水海绵科动物脆针海绵的干燥群体，味甘性温，益阳涩精；枯矾涩精气。合

第八章 男科疾病

用则有温肾壮阳，祛寒除湿的作用，治命门火衰，阳事不举，精薄清冷之症。

处方4 阳起石、蛇床子、香附子、韭菜子、大枫子（去壳）、麝香、硫黄各3克，土狗7个（去翅足煅过）。

【用法】上药共为细末，炼蜜丸如指顶大，以油纸盖护贴脐上，用绢带子缚住，阳事兴壮。

【说明】本方适用于命门火衰型阳痿。症见阴茎痿软不举，或举而不坚，或初举有力，旋即痿软，腰膝酸软，畏寒肢冷，舌淡苔白，脉沉细。

处方5 小茴香、炮姜各5克。

【用法】2味药共研末，加食盐少许，用人乳或蜂蜜调糊状，敷于脐，外加胶布固紧，5~7天换1料，3~5料即愈。

【说明】主治命门火衰型阳痿。

处方6 淫羊藿50克，川芎20克，菟丝子10克，蛇床子50~100克。

【用法】取上药放入沙锅中，加适量的水，煎煮30分钟，去渣煎成1000毫升，趁温热时，以毛巾蘸药液清洗阴囊、阴茎10分钟，并在小腹部、双侧腹股沟到肛门蘸药液涂擦各90次，每7~10天为1疗程，如水凉可再加温或加热水。

【说明】壮阳活血，使阴茎血管扩张，阴茎勃起功能明显改善。

处方7 香樟木30克，桂枝12克，羌活9克，独活9克，伸筋草15克，苏木30克，当归12克，红花6克，川芎9克。

【用法】上药入锅炒热，装入布袋。患者俯卧，先在腰骶部施用滚按法5分钟，再作横向平推法，由腰下移至骶部，至感到局部温热向内渗透为止。然后用药袋热敷于腰与骶部。每2日1次，直至治愈。

处方8 艾叶30克，床子30克，木鳖子（带壳生用）2个。

【用法】以上3味共研细末，用消毒纱布包裹，置于脐上，再用热水袋熨之。

【说明】适用于脾肾阳气不足型阳痿。

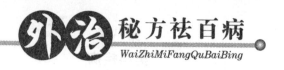

健康生活提示

阳痿大多数属功能性病变，经过适当治疗调养后一般可以得到治愈，预后是良好的。

（1）在预防方面，因起病与恣情纵欲有关，故应清心寡欲，戒除手淫；如与全身衰弱、营养不良或身心过劳有关，应适当增加营养或注意劳逸结合，节制性欲。

（2）在治疗方面应适当进行体育锻炼等，这些都有辅助治疗的作用。

（3）在饮食方面以软食为主，适当地进食滋养性食物，如蛋类、骨汤、莲子、核桃等。宜进食壮阳食物，如麻雀、鸡肉、海马、羊肾、乌龟、泥鳅、河虾、鹌鹑蛋、海参、金樱子、韭菜、蛇床子等。宜补充锌，含锌较多的食物如牡蛎、牛肉、鸡肝等。宜常吃含精氨酸较多的食物，如山药、银杏、鳝鱼、海参、章鱼等。不要酗酒。禁食肥腻、过甜、过咸的食物。

男性不育症

病症介绍

不育分为原发性和继发性不育。原发性不育是指正常育龄夫妇同居1年以上，有正常规律的性生活，未采用避孕措施而未孕育者，且夫妇双方既往无生育史；继发性不育是指夫妇双方曾孕育过，但经过1年以上，有规律的性生活，未采用避孕措施而未再孕育者。

男子不育的发病原因很多，如性功能障碍、先天发育不良、精子异常等，中医认为不育的病因病机为肾虚、血瘀、温热、肝郁、血虚等所致。

第八章 男科疾病

秘方选用

处方1 五灵脂15克,白芷、肉桂各10克,麝香1克。

【用法】先将五灵脂、白芷、肉桂共研为极细末,取麝香与上药混合均匀,密闭贮藏瓶中备用。用时取药末1克放于神阙穴处,用胶布贴紧,防止药粉脱掉。夜间去掉脐上胶布,保留药粉,用艾条隔姜灸脐部,灸至脐中温暖为度,慎防烫伤。灸后用棉签拭去药粉,换上新药末1克,再贴上新胶布。30日为1个疗程,根据病情,可隔1周后,再用第2个疗程。

【说明】应用药物敷脐并配服中药治疗男性不育症35例,治愈18例(其妻已产育),其余多数病例如精液不液化、精子量、精子的活动力、不射精等情况均有不同程度的改善。有一患者经用药3个月后,其妻已怀孕,足月顺产1女婴。

处方2 麻黄适量。

【用法】上药研细末,装瓶备用。取本散适量,用米醋调为稀糊状,敷于肚脐处,外用麝香止痛膏固定。每日换药1次,连用7~10日。

【说明】适用于男子不育。

处方3 巴戟天、淫羊藿、菟丝子、熟地、红花、香附、人参各30克,川椒6克。

【用法】上药共为细末,瓶装备用。临用时取药末10克,以温开水调和成团,涂肚脐中,外盖纱布,胶布固定。3日换药1次,10次为1个疗程。

【说明】补肾活血。治肾阳虚之男性不育。

处方4 杜仲、小茴香、川楝子、牛膝、续断、甘草、大茴香、天麻子、紫梢花、补骨脂、肉苁蓉、熟地黄、锁阳、龙骨、海马、沉香、乳香、母丁香、没药、木香、鹿茸各适量。

【用法】如法制成膏药。温热化开,男子贴肾俞穴,妇女贴于脐部,每3~5日换药1次。

【说明】适用于下元虚弱,梦遗滑精,疝气偏坠,腰酸腿软,男子不育等。

外治秘方祛百病

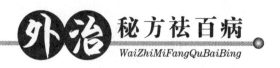

健康生活提示

（1）适量食用有助于增加精子数量并提高精子活性的食物。如适量食用肝、肾、肠、肚、心等动物内脏，有利于提高体内雄激素的分泌，增加精子数并促进生殖功能。

（2）精氨酸是精子组成的必要成分，有益食物有鳝鱼、鲇鱼、泥鳅、海参、墨鱼、章鱼、蚕蛹、鸡肉、冻豆腐、紫菜、豌豆等，它们有助于精子的形成和质量的改善。

（3）宜食用含锌食品。富含锌的食物有牡蛎、牛肉、鸡肉、肝、蛋黄、花生米、猪肉等。多食含钙食品。

（4）钙离子能刺激精子成熟，改善男子生殖能力。虾皮、咸蛋、乳类、蛋黄、大豆、海带、芝麻酱等含钙较多。